RECHERCHES

EAUX MINÉRALES

DES PYRÉNÉES

TOULOUSE, IMP. VIALELLE ET Cᵉ, RUE TRIPIÈRE, 9

RECHERCHES

SUR LES

EAUX MINÉRALES

DES PYRÉNÉES

Par Édouard FILHOL

DIRECTEUR DE L'ÉCOLE DE MÉDECINE ET PROFESSEUR A LA FACULTÉ
DES SCIENCES DE TOULOUSE

ŒUVRE POSTHUME

PUBLIÉE PAR LES SOINS DE

M. le Dr Léon JOULIN

MAITRE DE CONFÉRENCES A LA FACULTÉ DES SCIENCES DE TOULOUSE

MASSON, ÉDITEUR

BOULEVARD SAINT-GERMAIN, 120, PARIS

1888

RECHERCHES

SUR LES

EAUX MINÉRALES

DES PYRÉNÉES

Par Édouard FILHOL

DIRECTEUR DE L'ÉCOLE DE MÉDECINE ET PROFESSEUR A LA FACULTÉ
DES SCIENCES DE TOULOUSE

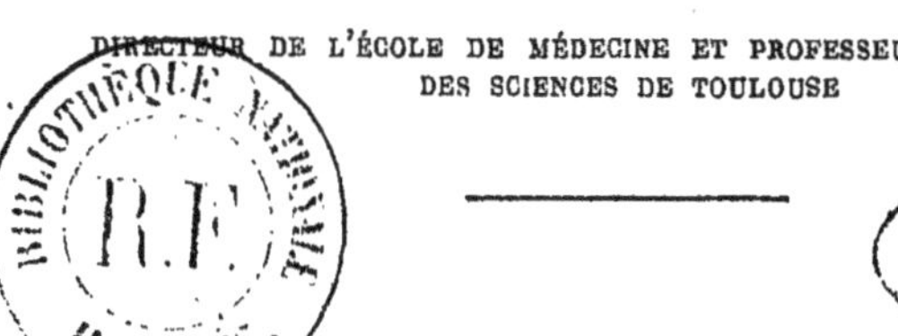

ŒUVRE POSTHUME

PUBLIÉE PAR LES SOINS DE

M. le Dr Léon JOULIN

MAITRE DE CONFÉRENCES A LA FACULTÉ DES SCIENCES DE TOULOUSE

MASSON, ÉDITEUR

BOULEVARD SAINT-GERMAIN, 120, PARIS

1888

Au moment où il a été frappé en pleine santé et
dans toute l'activité de sa verte vieillesse, Edouard
Filhol mettait la dernière main à une nouvelle
édition de ses *Recherches sur les Eaux minérales
des Pyrénées,* qui devait comprendre les travaux de
divers ordres, — analyses proprement dites, rapport
de la composition des sources et des terrains au
milieu desquels elles apparaissent, recherches sur
le principe sulfuré et la matière organique de ces
eaux, contributions aux conquêtes nouvelles de la
thérapeutique,— qu'il avait accompli dans les trente
années écoulées depuis la publication de son premier
livre. La préface que l'on va lire a été écrite en
mai 1883 ; un mois après Filhol était enlevé à l'affection de sa famille et de ses amis.

Bien que, dans sa longue carrière scientifique,
Filhol ait embrassé avec un égal succès de nombreuses branches des sciences naturelles : chimie générale,
chimie végétale, botanique, paléontologie, pharmacie,
on peut dire que l'œuvre maîtresse qui lui avait fait,
dans le monde savant, la grande place qu'il occupait,
ce sont ces études sur les Eaux minérales des
Pyrénées, provoquées par les administrations publi-
ques ou privées des principales stations, et qui ont été
couronnées à différentes reprises par l'Institut et
l'Académie de médecine. Aussi, était-il jaloux de
réunir dans un même ouvrage, tous ses travaux qui,
depuis trente ans, avaient fait l'objet de publications

nombreuses, mais restées isolées dans les recueils les plus recommandables.

Les manuscrits qui nous ont été remis contenaient une partie presqu'entièrement rédigée: l'étude générale des Eaux sulfurées sodiques des Pyrénées. Le travail relatif aux différentes stations était moins avancé; à côté de monographies complètes, figuraient des parties encore frustes, dont les éléments devaient être recherchés dans des notes de laboratoire, et ces notes se trouvaient quelquefois incomplètes, du moins pour un autre que l'auteur.

La Société des Sciences Physiques et Naturelles de Toulouse a souhaité que cette dernière manifestation de l'activité scientifique de son éminent fondateur occupât une place d'honneur dans le bulletin de ses travaux; c'est à cette généreuse pensée qu'est due la publication de cette nouvelle édition des *Recherches sur les Eaux minérales des Pyrénées.*

Chargé par M. Henri Filhol fils de réaliser le vœu de la Société des Sciences Physiques et Naturelles, j'ai pris à tâche de reproduire aussi exactement que possible l'œuvre de l'auteur, préférant laisser de côté nombre de matériaux presqu'en état, plutôt que d'apporter dans des questions aussi délicates, des opinions personnelles qui n'eussent pas été conformes à celles de mon vénéré maître.

L. J.

PRÉFACE

La première édition de cet ouvrage, publiée en 1853, a été rapidement épuisée. Je crois pouvoir dire qu'elle a contribué, malgré ses imperfections, aux progrès de la science hydrologique. L'Institut, l'Académie de médecine, le Conseil d'hygiène de la Seine, le Comité des sociétés savantes lui ont accordé leur approbation.

Les encouragements qui m'ont été prodigués par les hommes les plus compétents, m'imposaient le devoir de poursuivre sans relâche l'étude si attrayante, et en même temps si difficile, des eaux minérales des Pyrénées. Je puis dire, que je n'ai pas cessé de m'en occuper pendant les trente années, qui se sont écoulées depuis la publication de mes premiers travaux. J'ai recherché avec la plus scrupuleuse attention les erreurs que j'avais pu commettre, afin de les corriger, et, profitant des découvertes les plus récentes de la chimie, j'ai cherché à mettre le livre que je publie au niveau de la science actuelle.

Toutes mes analyses ont été refaites, et j'ai utilisé pour les rendre aussi exactes que possible les procédés les plus délicats. Toutes ont été contrôlées avec un soin minutieux par des moyens qui rendront la vérification facile.

Chaque station thermale a été de ma part l'objet d'une étude approfondie et proportionnée autant que possible à son importance.

Quoique j'aie suivi dans la plupart des cas la marche que les chimistes regardent comme la meilleure pour l'analyse des eaux minérales, j'ai eu recours, pour certaines d'entr'elles, à des procédés de recherche qui me sont propres et qui m'ont paru présenter quelques avantages sur ceux généralement employés.

J'ai puisé pour la rédaction de cet ouvrage des documents précieux dans les travaux d'un grand nombre de savants, que j'aurai soin de citer quand il m'arrivera de leur faire des emprunts. Je signalerai, comme m'ayant été fort utiles, l'*Annuaire des eaux minérales de la France*, publié sous les auspices du Ministère de l'Agriculture et du Commerce, en 1851; les *Annales de la Société d'Hydrologie médicale de Paris*, le *Journal d'Hydrologie de Nancy*, divers journaux spéciaux publiés dans ces dernières années à Barèges, Saint-Sauveur, Cauterets, Bagnères-de-Luchon, Bagnères-de-Bigorre, etc. Je mentionnerai encore l'excellent *Traité d'Hydrologie* de M. J. Lefort, les travaux publiés en France par M. Berthelot sur le partage qui s'effectue entre les acides et les bases dans des dissolutions très étendues, et en Danemark par M. Thomsen sur le même sujet ; les mémoires de M. Béchamp sur la constitution chimique des eaux sulfurées ; les travaux d'O. Henry, de Poggiale, de Réveil sur les eaux minérales des Pyrénées ; les analyses récentes de M. Willm ; les mémoires publiés à l'étranger par Berzélius, Bunsen, Frésénius, etc.

En ce qui concerne le côté médical, j'ai donné la place principale aux observations des médecins qui ont fait de l'étude clinique et thérapeutique des eaux minérales, l'objet particulier de leurs travaux.

Tout en appréciant ce que les données géologiques offrent d'intéressant lorsqu'il s'agit de rechercher les causes de la minéralisation des eaux, je n'ai pas cru devoir leur attribuer une grande place, parce qu'elles n'ont, au point de vue médical, qu'un intérêt secondaire. Toutefois, je leur ai consacré à propos de chacune des principales sortes d'eaux minérales un article spécial, et l'on trouvera dans mon livre plusieurs analyses de roches prises au point d'émergence des sources.

Je me suis attaché surtout à dévoiler, aussi bien que possible, les différences que présentent, aux points de vue chimique et thérapeutique, les eaux des principales stations pyrénéennes, essayant de compléter ainsi l'œuvre d'Anglada, qui s'était surtout proposé de mettre en évidence les analogies que présentent la plupart d'entr'elles.

C'est ainsi qu'en étudiant les sources sulfureuses thermales, j'ai été conduit à insister, comme je l'avais fait en 1853, sur l'altérabilité remarquable des eaux de Bagnères-de-Luchon, et à appeler l'attention des médecins sur le parti qu'ils pourraient tirer de l'action exercée sur l'économie par l'acide sulfhydrique déversé dans l'air par ces eaux, en quantité plus grande que dans la plupart des autres stations thermales sulfureuses. J'ai fait aussi de nombreuses observations concernant l'alcalinité comparée des eaux sulfurées, et j'ai montré que dans le groupe des Pyrénées-Orientales, à l'alcalinité due au composé sulfuré, s'ajoute celle du carbonate et du silicate de soude qui s'y trouvent en quantité plus considérable que dans les sources des autres stations.

J'ai montré qu'à Bagnères-de-Luchon la part de l'alcalinité totale attribuable au composé sulfuré est relativement forte, tandis que celle qui revient aux carbonates ou silicates alcalins est très faible. J'ai opposé l'altérabilité des eaux de Luchon à la stabilité de celles de Barèges.

J'ai signalé encore les eaux de Bonnes comme se distinguant par leur assortiment minéral, plus riche en sels calcaires, et par leur faible alcalinité ; j'ai aussi appelé l'attention sur leur richesse en chlorures.

Les altérations que les eaux minérales peuvent subir par leur contact avec l'air, ont été de ma part l'objet d'une étude spéciale. J'ai analysé avec soin les eaux pulvérisées, afin de me rendre compte des changements qu'elles éprouvent avant d'arriver au contact des organes malades. J'ai aussi déterminé la composition chimique et la richesse en hydrogène sulfuré des atmosphères confinées dans les salles d'inhalation, les étuves, les salles de bains ou de piscines, les appareils de humage, etc.

Les eaux minérales des Pyrénées peuvent se classer de la manière suivante :

Eaux sulfureuses sodiques ;
Eaux sulfureuses calciques ;
Eaux salées ;
Eaux alcalines ;
Eaux salines séléniteuses ;
Eaux ferrugineuses.

Les eaux sulfureuses sodiques sont généralement chaudes ; quelques-unes (Cadéac, Labassère), dont la température est peu élevée, doivent cependant être considérées comme thermales, en raison de la constance de cette température.

Les eaux sulfureuses calciques sont toujours froides.

Les sources ferrugineuses des régions élevées des Pyrénées contiennent la majeure partie du fer à l'état de sulfate de protoxyde. Les sources carbonatées ou crénatées se trouvent, en général, dans les régions moins élevées.

Les eaux salées des Pyrénées sont pour la plupart très riches en éléments minéralisateurs, et particulièrement en chlorure de sodium. Elles contiennent aussi des bromures et des iodures.

Les eaux alcalines, peu nombreuses, se trouvent exclusivement dans les Pyrénées-Orientales.

Avant d'aborder l'étude des eaux minérales des Pyrénées, j'exposerai dans quelques chapitres préliminaires des considérations générales sur les sujets suivants :

Action thérapeutique des eaux minérales ;

Variations qu'éprouvent la température, le débit et la composition des eaux minérales;

Analyse des eaux minérales;

L'étude de chaque groupe d'eau sera faite d'abord à un point de vue général; les différentes stations d'un même groupe seront ensuite étudiées en particulier et comparées entr'elles.

Je joindrai à l'exposé de mes recherches sur la composition chimique des principales sources, les résultats des observations faites par les praticiens les plus distingués relativement à leur action thérapeutique. On pourra voir par ce rapprochement, si l'étude clinique confirme dans la majeure partie des cas les données de la chimie, ou si, comme le croient certains médecins, ces dernières sont en opposition avec les faits qu'on observe tous les jours dans les établissements thermaux.

Je présente ce livre avec confiance aux médecins et aux chimistes, parce qu'il a été préparé lentement et avec un grand soin, sans aucune préoccupation d'intérêt personnel ou d'amour-propre. Je serai heureux, s'ils jugent, qu'en l'écrivant j'ai servi les intérêts de la science et ceux des malades.

Toulouse, mai 1883.

INTRODUCTION

CHAPITRE PREMIER

CONSIDÉRATIONS GÉNÉRALES SUR LA THÉRAPEUTIQUE DES EAUX MINÉRALES

En considérant le nombre de malades qui se rendent tous les ans dans les établissements thermaux pour rétablir leur santé, en se rappelant que la vogue de la plupart des eaux minérales date de plusieurs siècles et que des savants d'un grand mérite ont laissé des travaux remarquables sur plusieurs d'entr'elles, on est naturellement porté à penser que l'action thérapeutique de ces eaux doit être bien connue. Cependant, un simple coup-d'œil jeté sur les ouvrages que nous possédons, suffit pour montrer que la science est loin d'avoir dit son dernier mot sur ce sujet. Il serait injuste toutefois de ne pas reconnaître qu'un progrès considérable a été accompli depuis la publication de la première édition de ce livre. En effet, d'une part, des praticiens éminents ont écrit des ouvrages importants sur l'action curative des eaux des principales stations thermales ; d'autre part, des sociétés savantes, au premier rang desquelles se placent l'Académie de médecine et la Société d'Hydrologie médicale de Paris, ont imprimé à ces études une vive impulsion ; enfin, les chimistes, mettant à profit les moyens d'investigation dont la science moderne dispose, ont pu découvrir dans différentes sources des substances nouvelles, et assigner, d'une manière plus sûre, le mode de combinaison des divers éléments qui les minéralisent.

Aujourd'hui, les faits bien étudiés ne manquent pas ; c'est

par milliers que l'on compte les observations recueillies par des médecins consciencieux et éclairés. Il manque toutefois une discussion approfondie qui dissipe l'obscurité ou l'incertitude qui règne encore sur certains points, et fasse jaillir de l'ensemble des résultats, une doctrine rationnelle, entièrement basée sur l'expérience.

Action physiologique des eaux minérales. — Quand on lit attentivement les principaux ouvrages d'hydrologie médicale, on est surpris de la similitude apparente d'action de plusieurs eaux, qui pourtant diffèrent beaucoup les unes des autres au point de vue de la composition. Parcourez la nomenclature des maladies qu'on traite avec succès dans certaines stations thermales, et vous trouverez qu'elle est presque la même. Ce fait étrange, pour qui voit superficiellement les choses, avait depuis longtemps appelé l'attention des médecins, et l'un des plus célèbres, Théophile Bordeu, s'en était préoccupé. « On ignore, disait-il (1), pourquoi les mêmes maladies ou qui paraissent être les mêmes, se guérissent quelquefois par toutes nos eaux indistinctement. Cela viendrait-il d'une propriété qui leur est commune à toutes ou du caractère des maladies tellement bénin, que tout remède, pour ainsi dire, pourrait les guérir. »

Disons toutefois que l'incertitude n'est pas la même aujourd'hui qu'au temps où vivait Bordeu. L'hydrothérapie est devenue une science qui ne le cède en rien aux autres, sous le rapport de la sûreté des doctrines et de l'exactitude, aussi bien que de la richesse des observations.

On sait fort bien qu'il faut distinguer dans l'action thérapeutique d'une eau thermale, la part du calorique, de celle qui revient à l'eau et aux principes minéralisateurs. L'eau et le calorique sont les éléments d'action communs à beaucoup de sources thermales ; la nature des composés qu'elles tiennent en dissolution sont, au contraire, leurs éléments différentiels.

« L'efficacité d'une Eau Minérale, dit Anglada (2), est incon-

(1) Bordeu, Œuvres complètes, par Richerand. Théor. cxxxviii.
(2) Anglada, tome II, page 371.

testablement subordonnée à sa température, à la qualité, à l'assortiment et aux proportions des matériaux qu'elle entraîne. »
Et, il ajoute plus loin (1) ;

« Dans l'ensemble des causes qui peuvent contribuer à modifier l'efficacité des Eaux Minérales, les aptitudes de l'eau elle-même n'occupent-elles pas une assez grande place, et ont-elles été évaluées jusqu'ici aussi rigoureusement qu'elles méritaient de l'être ?

« Considérée comme agent thérapeutique, l'eau seule, aidée de certaines températures, produit des effets médicinaux si diversifiés, qu'on peut se promettre de trouver en elle une foule de médicaments différents.

« La matière médicale n'offre sous ce rapport aucune puissance qui puisse lui être assimilée. Protée médicinal, l'eau se reproduit avec de nouvelles vertus dans tous les médicaments. Par elle, on produit des effets émollients, tempérants, toniques, astringents, stupéfiants, antispasmodiques, excitants, rubéfiants, escarotiques, diurétiques, sudorifiques... etc.

« Pour transformer aussi ses modes d'efficacité, il suffit de faire varier sa température, et de l'employer tiède, froide, à l'état de glace ou dotée de température chaude plus ou moins élevée......

« Ainsi le même liquide, qui de 35° à 37° peut passer pour émollient, devient puissamment excitant de 39° à 41°, et se transforme en un irritant énergique de 42° à 45°, température qu'on ne peut supporter que quelques instants.

« Les différences de température, si puissantes par elles-mêmes pour changer le mode d'action du liquide thermal, exercent aussi une haute influence pour modifier l'impression produite par les autres agents médicamenteux ; que le principe sulfureux, l'acide carbonique, les carbonates alcalins, les sels ferrugineux et les autres matières salines agissent sur le corps de l'homme, alors que la chaleur du véhicule aura placé les organes dans un état d'excitation, d'éréthisme ou de sensibilité expansive très prononcée, l'impression qui en résultera sera tout autre, par son intensité ou par son caractère, que si ces dispositions avaient été amorties à l'aide de températures moins élevées. »

(1) Anglada, tome II, page 381.

Anglada s'explique ainsi pourquoi des eaux thermales d'une constitution chimique semblable, se prêtent souvent à des médications différentes, suivant que leur température est plus ou moins élevée, et pourquoi des eaux fort différentes par leur composition, peuvent souvent convenir au traitement des mêmes maladies.

Nous retrouvons des idées analogues à celles qui précèdent dans les écrits d'un grand nombre de savants.

« Je me chargerai, écrivait A. Fontan, de calmer la susceptibilité nerveuse d'une petite maîtresse avec un bain d'eau de la Grotte de Bagnères-de-Luchon, appliqué à 32° ou 33° centigrades, et d'exciter un hercule avec la source de la Preste, ou celle du Pré, à Cauterets, à la température de 44° à 47°. »

On voit clairement pourquoi des maladies fort nombreuses peuvent être traitées avec un égal succès par des eaux minérales de nature très différente ; ces maladies sont celles dont on peut déterminer la guérison par l'emploi bien entendu de l'eau et du calorique.

C'est peut-être pour n'avoir pas tenu un compte suffisant de cette distinction, que quelques médecins ont considéré toutes les eaux minérales comme agissant de la même manière, et ont attribué leurs bons effets à l'excitation qu'elles impriment sur l'organisme tout entier. « Toutes les eaux sont excitantes, disait Léon Marchant ; l'excitation minérale réside principalement dans l'assemblage des matières terreuses, salines et gazeuses qu'elles renferment ; cette excitation dépend aussi de leur température, lorsqu'elle dépasse celle de la chaleur humaine ; elle se manifeste par l'abattement des forces, la douleur, la fièvre ; elle se manifeste dans toutes les maladies par ces caractères symptomatiques, ainsi que par le rétablissement d'anciens couloirs, soit sanguins, soit humoraux ; par l'activité des foyers en suppuration, par le développement des tumeurs, par l'apparition d'exanthèmes, par le passage d'un état chronique à un état aigu, etc. » Marchant reconnaissait que la chaleur a sa part dans l'action excitante, propre selon lui à toutes les eaux minérales ; mais il croit aussi à l'action spéciale des principes minéralisateurs.

Les observations recueillies par les meilleurs médecins ne sont pas toujours en harmonie avec la théorie qui envisage les effets des eaux comme se rapportant exclusivement à l'excitation. Il faut d'ailleurs, avant tout, s'entendre sur le sens qu'on attribue au mot *excitation*. Si l'on désigne ainsi une manière d'agir propre à augmenter l'énergie vitale des organes, à faciliter l'accomplissement des fonctions, une stimulation générale de l'économie sous l'influence de laquelle la guérison d'une multitude d'affections liées à un état d'asthénie bien prononcé peut être obtenue, il est juste de reconnaître que les eaux agissent ordinairement de cette manière ; mais il y a loin de cette stimulation douce et à peine sensible des organes, à la manière d'agir plus brusque, plus violente, qu'on désigne habituellement sous le nom d'excitation.

C'est ainsi que l'ont entendu les auteurs de l'*Annuaire des Eaux de la France*, dans l'article consacré à l'action thérapeutique des eaux (1). « C'est dans l'excitation de l'organisme et de la partie malade que réside la principale force médicatrice des Sources sanitaires ; lorsque cette excitation est lente et modérée, elle facilite la solution des maladies chroniques ; mais, trop forte, elle les exaspère, ranime les inflammations latentes, et précipite le progrès des dégénérescences organiques. Le talent du médecin consiste à maintenir cette excitation dans des limites convenables, à la *doser* suivant la nature, la période de la fonction morbide, et le tempérament du malade. Ce mode *excitant*, commun à la plupart des sources, est facile à constater en étudiant leurs effets physiologiques, soit en boissons, soit en bains ; mais les eaux qui renferment un principe actif prédominant, tel que le soufre, le fer, le bicarbonate de soude, etc., possèdent outre l'action excitante, une action spéciale, altérante, qui modifie nos humeurs dans les maladies diathésiques.......

« En résumé, les Eaux Minérales, par leur *mode excitant*, relèvent graduellement les forces singulièrement affaiblies dans les maladies de long cours, et substituent à un état chronique un état momentanément aigu, qui réveille les organes engourdis, active les sécrétions, et provoque des crises salutaires par les

(1) *Annuaire des Eaux de la France*, pages 342 et 343.

urines, les sueurs, etc.; tandis que leur mode altérant ramène, par un travail lent, insensible, mais continu, les liquides altérés à leur état normal. De cette simultanéité d'action résulte une puissance curative, à nulle autre pareille, pour le traitement des affections chroniques. »

Cette manière d'envisager l'action thérapeutique des eaux se trouve exprimée dans les ouvrages d'un grand nombre de praticiens. Ballard l'a adoptée dans son livre sur les eaux de Barèges ; suivant lui, ces eaux minérales ne guérissent qu'en faisant passer à l'état aigu des maladies devenues chroniques, chez des sujets dont la réaction vitale n'était pas assez forte pour amener la résolution. Il pense même que les malades, chez lesquels une exacerbation des symptômes n'a pas lieu, ne doivent pas être regardés comme sûrement débarrassés, quoiqu'en apparence guéris.

Scoutetten, de son côté, pense que toutes les eaux sont excitantes ; l'excitation est souvent portée assez loin pour occasionner la fièvre. Ce savant attribue, du reste, l'efficacité des eaux à l'électricité. Je cite textuellement les conclusions de son étude :

« 1° Toutes les eaux, même celles des rivières, réagissent sur le corps de l'homme en produisant des actions électriques d'une intensité variable, et en déterminant un courant appréciable par les instruments.

« 2° L'intensité du courant varie selon la nature de la minéralisation, la température du liquide et surtout son origine.

« 3° Les eaux depuis longtemps au contact de l'air agissent faiblement, tandis que les eaux qui surgissent des profondeurs de la terre jouissent de propriétés actives exceptionnelles.

« 4° Les réactions électriques, lorsque l'homme est au bain, déterminent un courant positif, c'est-à-dire que le courant part de l'eau qui devient négative pour se diriger vers les liquides du corps; dans ce cas, l'eau joue le rôle de base et nos liquides celui d'acide. Aucune eau ne fait exception.

« 5° La réaction a lieu en sens contraire lorsque l'eau minérale est introduite dans la bouche, et probablement dans l'estomac. Alors le courant part de la sueur pour se diriger vers l'eau contenue dans la bouche. Conséquemment, la sueur joue le rôle de base et l'eau celui d'acide. Mais il y a une exception pour les eaux sulfureuses qui agissent en sens contraire.

« 6° Lorsque l'urine est substituée à la sueur, les réactions se produisent avec le même caractère ; l'urine joue le rôle de base et l'eau minérale celui d'acide. Il faut encore ici excepter les eaux sulfureuses qui déterminent un courant en sens opposé.

« 7° Si les bains d'eau minérale donnent des effets électriques, c'est qu'ils développent dans le corps une électricité qui ne s'y trouvait pas. Il y a donc excitation produite.

« 8° Les eaux minérales ont une double action : l'une dynamique, l'autre médicamenteuse ; celle-ci n'est qu'un accessoire, la première est la principale. »

Ainsi, pour Scoutetten, toutes les eaux minérales seraient excitantes, et l'électricité jouerait le rôle principal dans leurs effets. Il commettait une erreur en supposant que tous les médecins considèrent les eaux minérales comme excitantes ; la théorie de l'excitation a été combattue par plusieurs d'entr'eux.

Th. Bordeu ne les regardait pas comme très excitantes, car il allait jusqu'à s'en servir pour combattre des maladies aiguës.

Camus, qui a exercé pendant plusieurs années la médecine à Cauterets, a soutenu dans ses écrits que les eaux sulfurées, en particulier, produisent des effets qui sont loin de se rattacher d'une manière uniforme à l'excitation, et que ce n'est même pas en stimulant, qu'elles agissent dans la majorité des cas où elles produisent de bons effets.

Fabas est du même avis en ce qui concerne l'action thérapeutique des eaux de Saint-Sauveur. Il ne rapporte aucun cas dans lequel ces eaux aient provoqué des phénomènes d'excitation ou de révulsion ; suivant lui, elles ne procurent aux malades qu'une moiteur, une transpiration continue, mais peu sensible, et un peu d'agitation dans les sucs qu'elles délaient. Elles sollicitent les organes à suivre avec plus de règle les lois de la santé ; elles sont détersives, fondantes, antispasmodiques, diurétiques, dépuratives, etc.

Gigot-Suard a vivement combattu la théorie de Scoutetten.

« Sous l'influence de l'eau de la Raillère, prise en boisson et à certaine dose, — un verre au moins, — écrivait cet habile médecin, le pouls d'une personne en santé descend au-dessous

de son rythme normal durant les trois premières heures qui
suivent l'ingestion de l'eau ; tandis qu'il se relève bien au-dessus au bout de cinq à six heures. Voilà donc des effets tout à
fait opposés, suivant l'époque de la journée à laquelle on les
observe.

« Pendant un bain préparé avec la même eau, et marquant de
34° à 35°, le pouls diminue de fréquence, tandis qu'il commence
à s'élever dès la première demi-heure qui suit le bain, et dans
le cours de la journée le nombre des pulsations dépasse de beaucoup la moyenne ordinaire. D'un autre côté, la chaleur de la
peau, mesurée avec le thermomètre, augmente et finit même
par surpasser son chiffre initial d'un degré, si les bains restent à la même température, et si leur usage est continué
quelque temps. Dans ce cas, le sang se porte du centre à la
périphérie, et il ne survient aucun malaise, aucun dérangement
dans les fonctions. Au contraire, si l'eau est à 37° ou 38° centigrades, le pouls s'accélère pendant le bain, puis il diminue de
fréquence après, pour s'élever encore, plus tard, au-dessus de
son rythme normal. La température de la peau, qui ne varie
que d'un à trois dixièmes de [degré dans la journée, tombe
au-dessous de la moyenne ordinaire au bout de quelques jours.

« Alors, il n'est pas rare d'observer, après un certain nombre
de bains, de l'agitation, de l'insomnie, de l'inappétence, etc...
Évidemment, il y a là appel du dehors en dedans, c'est-à-dire
un effet inverse de celui qui se produit quand la température
est maintenue entre 34° et 35° centigrades.

« On voit combien il est facile de se méprendre sur les véritables effets des eaux minérales, et qu'il ne faut pas confondre
l'excitation physiologique qui produit, comme disait Bordeu,
un remontement général, sans troubler l'harmonie des principales fonctions de l'organisme, et que caractérisent l'accéléra-
tion non fébrile du pouls et l'augmentation réelle de la chaleur
de la peau, avec les phénomènes qui ont donné naissance aux
vieilles doctrines de la saturation et de la fièvre thermale. Ces
phénomènes, dus ordinairement à des congestions internes, ne
peuvent qu'induire en erreur, si l'on juge par leur intensité et
la rapidité avec laquelle ils se produisent, de l'activité et des
propriétés thérapeutiques des eaux. »

Gigot-Suard fait observer enfin que les effets stimulants se produisent précisément lorsque l'eau n'est plus en contact avec le corps. Il semble que l'inverse devrait avoir lieu si les idées de Scoutetten étaient vraies. Il en est de même quand l'eau est prise en boisson.

La théorie de l'excitation par l'électricité ne peut pas rendre compte davantage de l'action spéciale et si remarquable des eaux de Cauterets sur la muqueuse des voies aériennes et génito-urinaires; car, si elle est due à l'électricité, on devrait la constater aussi après l'usage des eaux de Plombières, de Néris, de Bourbonne, etc..., qui donnent lieu aux mêmes phénomènes électriques que les eaux sulfurées des Pyrénées.

Le Dr Armieux a, de son côté, observé des faits semblables à ceux que nous venons de citer. Cet habile praticien a vu aussi la fréquence du pouls diminuer après l'usage des eaux de Barèges, administrées soit en bains, soit en boissons.

Je pourrais multiplier les citations de ce genre; mais ce qui précède suffit pour bien préciser le sens qu'il faut attribuer au mot *excitation*, quand on l'emploie pour indiquer les effets produits par les eaux minérales administrées en boissons ou en bains, à température modérée. On voit quelle est la part qui revient au calorique, et quelle est celle de l'agrégat minéral.

Influence du mode d'administration. — 1° *Bains.* — Les expériences de Kahltor, faites à Vienne en 1882 (1), ont prouvé que le séjour d'une heure dans un bain de 12°5 à 18°75, augmente le poids du corps de 2ᵏ5 à 3ᵏ5; si la température est de 27°50, il n'y a plus que 2ᵏ d'augmentation; de 32°50 à 33°75, pas de changement de poids; à 36°25, le poids du corps éprouve déjà une diminution de plus d'un kilogramme. En portant la température à 56°25, le même expérimentateur est parvenu à diminuer le poids du corps de 4ᵏ 25.

La température à laquelle on prend habituellement les bains, varie de 27° à 28° Réaumur (33°75 à 35° cent.). Tout bain pris à une température plus basse peut être considéré comme un bain re-

____

(1) *Annuaire des Eaux de la France,* page 345.

lativement froid. Le bain est chaud lorsque la température dépasse 29° R. (36°25 cent.).

Les phénomènes généraux que produit un bain relativement froid (25° R, ou au-dessous), préparé avec les eaux de Baden en Suisse, ont été décrits de la manière suivante, par le docteur Alloys Minnich (1) :

On éprouve en entrant dans le bain un léger frémissement de tout le corps ; une sensation de froid, saisissante et désagréable, surtout aux endroits du corps qui sont en contact avec la surface de l'eau ; le pouls devient petit, contracté, dur, et se ralentit aussitôt de quelques pulsations ; la peau se crispe, et il survient bientôt un besoin d'uriner, mais en petite quantité seulement. Si l'on prolonge un peu trop le bain, il se manifeste une pesanteur générale, de l'oppression, du dégoût même, et enfin des frissons.

Après le bain, la peau se gonfle très promptement ; les légers frissons font place à une agréable chaleur. Quand le bain n'a été que de courte durée, il se trouve que le corps a considérablement gagné en élasticité ; il semble posséder plus de vie. On se sent plus fort, plus dispos, et, pour l'ordinaire, on éprouve le besoin de manger. La durée d'un bain frais doit être moindre que celle du bain tiède.

Les éléments minéralisateurs de l'eau amoindrissent considérablement les inconvénients qui résultent de l'usage des bains frais ; ils produisent une légère excitation à la surface de la peau. L'enchifrènement et la toux sont moins à craindre à la suite d'un bain frais pris avec l'eau minérale qu'à la suite d'un bain pris à la même température avec de l'eau ordinaire.

Le bain tempéré, 35° centigrades environ, fait éprouver aux malades un sentiment de bien-être tout particulier ; une chaleur douce et agréable pénètre insensiblement toutes les parties du corps ; le nombre de pulsations du pouls change très peu ; cependant, si la température de l'eau est un peu inférieure à celle du corps, le pouls se ralentit, la sécrétion urinaire augmente. Si le bain se prolonge, on éprouve une tendance marquée au sommeil, et en quittant le bain une légère sensation de froid, qui

____

(1) Alloys Minnich. *Des Eaux thermales de Baden en Suisse.*

ne dure que quelques instants, suivie d'une sensation de bien-
être assez prononcée.

Le bain chaud produit les phénomènes suivants : au moment
de l'immersion, la peau devient chaude, rougit un peu et se gonfle désagréablement; bientôt après, le visage devient rouge et se
couvre de sueur ; on se sent surexcité ; plus tard, la tête s'em-
barrasse ; on éprouve des vertiges, le pouls s'accélère et devient
inégal ; enfin, arrivent des palpitations, l'obscurcissement de la
vue, des vomissements, la syncope... etc. Après le bain, on éprouve
de la fatigue, de la somnolence, sans pouvoir dormir ; le pouls
reprend lentement sa régularité ; il survient ordinairement des
symptômes gastriques et de la constipation.

M. le Prof^r Leichtenstern dans son *Traité de Balnéothé-
rapie*, publié à Leipzig, a étudié les effets physiologiques et thérapeutiques, résultant de l'action des eaux minérales dans le
traitement de certaines maladies. Il fait observer qu'en prescri-
vant des bains, on cherche à utiliser : la température (effets
thermiques), la masse liquide (pression, action mécanique),
l'action de l'agrégat minéral (1).

A une température comprise entre 34° et 35° centigrades (température indifférente), l'action thermique d'un bain de 15 à 25
minutes de durée, peut être considérée comme nulle, quand
même l'eau tient en dissolution des gaz ou des substances salines. Il n'y a aucune action spéciale, ni sur la température du
corps, ni sur la déperdition ou sur la reproduction du calorique.

Il n'en est pas de même après un bain frais ou froid. Suivant Liebmeister, quand la surface extérieure du corps subit
un refroidissement qui n'est ni trop intense, ni de trop longue durée, la température centrale s'élève légèrement. Si, au
contraire, le refroidissement est assez considérable et de longue durée, la température centrale s'abaisse à son tour. Des
bains de 9 à 11 degrés amènent ce résultat.

Après une déperdition de calorique faible et de peu de durée,

---

(1) J'emprunte ce document à une analyse de l'ouvrage de Leichtenstern par le Dr Spillmann, qui a paru dans la *Revue d'Hydrologie médicale
française et étrangère de Nancy.*

pendant laquelle la température du corps est restée constante, ou même s'est élevée légèrement, on observe toujours une période pendant laquelle la température du corps est inférieure à ce qu'elle était avant le bain ; mais, à ce refroidissement passager, succède bientôt une légère élévation de la température du corps.

Quand le refroidissement porte sur des points limités du corps (douches froides, draps mouillés, bain de siège), la température centrale ne s'abaisse pas ; on observe même une élévation de température analogue à celle qui se produit à la suite des bains tièdes de courte durée.

Un homme sain, plongé dans un bain froid, éprouve une perte de calorique proportionnelle à la différence de la température du corps à celle du bain. Si la température du corps se régularise et se maintient à un degré constant, cela tient à ce que la perte de calorique est compensée par la production au sein de l'économie d'une quantité équivalente de chaleur. Liebmeister a constaté qu'en pareil cas, la quantité d'acide carbonique, éliminée par la respiration, augmente proportionnellement à la déperdition de chaleur.

Sous l'influence directe du froid, ou par l'intermédiaire de l'excitation réflexe partie des nerfs de la peau, les vaisseaux cutanés se contractent. Ce phénomène se produit aussi bien dans un bain simple que dans un bain salé ou gazeux. La production de calorique est régularisée par le système nerveux. On admet même que l'excitation produite par le froid sur les nerfs cutanés provoque par voie réflexe la production de chaleur. Liebmeister pense que les muscles sont surtout le siège d'une production intense de chaleur.

Quand la déperdition normale de calorique est entravée par l'usage d'un bain chaud, le calorique produit dans l'économie s'accumule, et la température du corps s'élève.

En résumé, les recherches physiologiques les plus récentes paraissent établir que les bains simples ont une action semblable à celle des bains minéraux, quant à la production ou à la déperdition du calorique et à la variation de température qui en résulte.

Tous ces faits montrent, que le mode d'administration des eaux peut exercer une très grande influence sur les effets qu'elles produisent. Quand on voit le parti considérable qu'on tire, dans les établissements d'hydrothérapie, de l'emploi de l'eau seule appliquée à diverses températures ; quand on étudie les mille artifices auxquels la médecine a recours pour faire varier l'action des deux agents mis en jeu, l'eau et la chaleur ; et, quand on songe que tout cela peut être utilisé dans les établissements thermaux, on comprend toute l'étendue des ressources dont peut disposer le médecin d'eaux minérales.

Dans les établissements d'hydrothérapie, le mode d'administration constitue le fond du traitement ; dans les établissements thermaux, il est seulement un adjuvant précieux, quand la maladie est d'une nature telle que sa guérison exige l'action spéciale de l'élément minéralisateur.

En général, une eau minérale chaude produit une excitation plus ou moins vive. Le calorique est, en effet, le type des excitants : il provoque un surcroît d'action des fonctions cutanées et pulmonaires ; il active les mouvements du cœur, et peut même rapidement conduire à un état qui rappelle la fièvre éphémère. On peut aussi déterminer un effet excitant général, à l'aide des boissons chaudes, des bains administrés à une température supérieure de quelques degrés à celle du corps humain, des bains de vapeur, des étuves sèches ou humides. Enfin, l'effet excitant local sera obtenu par des bains partiels, les douches, les affusions chaudes, les douches de vapeur, etc. On peut même déterminer un effet irritant local énergique, à l'aide de certaines eaux très chaudes. Dans ce dernier cas, on peut produire, soit une simple rubéfaction, soit une vésication complète ; le calorique est alors utilisé comme agent irritant et transpositif.

Quand on a besoin de recourir surtout à l'action altérante ou spéciale de l'eau minérale, on trouve un grand avantage à éliminer l'influence, en quelque sorte perturbatrice, du calorique en excès. On y parvient aisément en employant des eaux dont la température est égale à celle du corps humain ou n'en diffère que fort peu. C'est ainsi que l'on traite les malades délicats ou disposés aux congestions viscérales, ceux atteints de phlegmasies ou d'autres affections pour lesquelles on recherche l'effet lent et silencieux de l'agrégat minéral. Le froid est rarement utilisé par les médecins d'eaux thermales ; cependant plusieurs sources doivent une bonne partie de leur réputation aux effets produits par une température peu élevée. Celles d'Ussat sont dans ce cas.

« Sans l'influence curative adjuvante de la thermalité, écrivait G. Astrié, il faudrait renoncer à appliquer la médication minérale à une multitude de maladies ; comment traiter les névropathies en général sans l'influence sédative du froid ou du calorique tempéré, les rhumatismes, les bronchites, sans l'élément chaleur ?....

« L'hydrothérapie balnéaire prête un concours précieux à la médication minérale dans toutes les maladies qui peuvent trouver leur solution dans les actes d'excitation fonctionnelle et d'élimination humorale (affections nerveuses, rhumatismes, congestions sanguines, accidents locaux, etc.) ; mais l'efficacité de ce concours diminue à mesure que la maladie est diathésique, et guérit le plus souvent sans crises apparentes (dartres, scrofule, syphilis, etc.). »

Les eaux minérales, administrées avec le concours des ressources variées que fournit l'hydrothérapie, produisent des effets qui peuvent être rapportés : au mode excitant général et spécial ; au mode hypercrinique, dépurateur ; au mode irritant et révulsif ; au mode perturbateur ; au mode stimulant et tonique ; au mode sédatif, hyposthénisant spécial ; au mode altérant spécifique.

Le praticien est presque toujours le maître d'obtenir les effets qui se rapportent à tel ou tel mode de médication. Les modes altérant, hyposthénisant spécial et hypercrinique, dépendent seuls de la nature des éléments chimiques de l'eau minérale ; tous les autres peuvent être produits par un emploi convenable de l'eau et de la chaleur. Si la maladie que l'on veut combattre n'est pas de celles qu'on peut guérir par l'action de l'eau et de la chaleur, s'il faut recourir à l'action altérante spéciale des principes actifs de l'eau, il faut compter, en général, beaucoup plus sur les effets de la boisson que sur ceux des bains. Les éléments de l'eau minérale prise en boisson sont, en effet, absorbés avec plus de rapidité que si le malade se contente de se baigner.

2º *Boisson.* — Il serait difficile de tracer des règles précises sur la quantité d'eau que les malades peuvent boire sans inconvénient; elle doit varier avec la composition de l'eau, avec sa température, avec la nature de la maladie, l'âge, le tempérament et l'état général du malade. Il faut d'ailleurs tenir un grand compte des effets dus à l'idiosyncrasie, et ne pas oublier que là même eau peut produire des effets immédiats diamétralement opposés chez des individus qui se trouvent placés en apparence dans les mêmes conditions. C'est ainsi que les eaux sulfureuses des Pyrénées, qui déterminent le plus habituellement de la constipation, provoquent chez quelques personnes une diarrhée assez forte, même à faibles doses.

Les malades ne doivent pas perdre de vue que les eaux minérales sont des médicaments dont l'activité est plus grande qu'on le croit en général, et qu'ils s'exposeraient souvent à des accidents fâcheux, s'ils en buvaient de trop grandes quantités à la fois. Trousseau a décrit avec un grand soin les phénomènes cachectiques qui résultent de l'abus des alcalins, et c'est avec raison que M. Durand-Fardel blâme les malades qui, dans l'espérance d'être plus tôt guéris, boivent des doses exagérées d'eau de Vichy. « Que leur arrive-t-il alors ? dit cet éminent praticien, ce que vous prévoyez : la stimulation devient excessive, la fièvre s'allume, des inflammations se développent, souvent encore les accidents qu'ils étaient venus combattre s'aggravent. Et si des accidents plus fréquents ne s'observent pas, c'est que, par une circonstance heureuse, souvent avant que la saturation n'arrive, la satiété survient, le dégoût apparaît, et les malades s'arrêtent d'eux-mêmes, à moins que le désir de s'alcaliniser ne l'emporte sur l'intérêt de leur santé » (1).

Les eaux minérales alcalines bicarbonatées sont rares dans les Pyrénées, où l'on ne peut guère citer que celles du Boulou. Mais ceci s'applique de tout point aux eaux sulfurées, dont l'activité ne le cède en rien à celle des eaux alcalines.

Des malades nerveux, délicats, atteints d'affections des voies

____

(1) Durand-Fardel, *Des Eaux de Vichy*, p. 45.

respiratoires, ne boiraient pas impunément, à doses un peu fortes, les eaux sulfureuses des Pyrénées. Ce n'est qu'avec les plus grandes précautions et en graduant doucement la quantité, que les habiles médecins de Cauterets ou des Eaux-Bonnes les prescrivent aux personnes atteintes de phthisie commençante, et encore arrive-t-il quelquefois qu'une faible dose d'eau sulfurée détermine chez eux de graves accidents.

Les eaux salines séléniteuses des Pyrénées (Encausse, Aulus, Audinac, Capvern, Bagnères-de-Bigorre, etc.), sont celles dont on abuse le plus. On voit quelquefois dans ces localités des malades boire, dans une journée, de vingt à trente verres d'eau minérale.

On doit, autant que possible, boire les eaux minérales auprès de la source, car un certain nombre d'eaux se modifient au contact de l'air. Les eaux ferrugineuses et les eaux sulfurées sont particulièrement altérables.

Ce n'est pas seulement en boisson que les principes actifs de l'eau minérale sont absorbés ; ils le sont également par la peau pendant la durée du bain. Cette absorption s'effectue généralement avec lenteur ; cependant certains sels pénètrent assez rapidement dans l'économie par cette voie. L'urine devient alcaline quand on prend des bains d'eau de Vichy ; il en est de même à la suite des bains d'eaux sulfurées des Pyrénées (1).

3° *Etuves humides et sèches.* — Il est des eaux minérales qui laissent dégager constamment dans l'atmosphère des gaz dont l'influence ne saurait être négligée. Les bicarbonatées alcalines émettent de l'acide carbonique ; les sulfurées (Bagnères-de-Luchon, etc.), de l'acide sulfhydrique ; plusieurs donnent lieu à un dégagement d'azote. En pareil cas, on doit s'efforcer de distinguer dans les effets qu'éprouvent les malades, ceux qui sont dus à l'eau elle-même, de ceux qui tiennent à l'action des gaz dont nous venons de parler. Ce dégagement de gaz est quelquefois assez considérable pour que certaines personnes en soient incommodées.

---

(1) Les expériences faites par l'auteur sur l'absorption cutanée, contestée récemment encore, n'ont malheureusement pas été retrouvées.

Dans certains établissements, les dispositions adoptées permettent d'utiliser l'action des gaz et des vapeurs qui se dégagent de l'eau thermale. Tantôt on administre les vapeurs à la façon des bains de vapeur ordinaires (étuves humides); tantôt on tire parti seulement de l'action de la chaleur et des gaz qui se dégagent de l'eau (étuve sèche); tantôt enfin, on combine les effets de la vapeur et du gaz sous forme d'inhalation ou de humage, comme cela se pratique au Vernet, à Luchon, ainsi que dans quelques autres établissements.

J'entrerai dans de plus longs détails sur ces atmosphères confinées et sur le parti qu'on en peut tirer, quand je décrirai les localités thermales où l'on emploie ce mode d'administration. J'étudierai aussi les eaux pulvérisées dont on fait aujourd'hui un usage très avantageux.

Les bains de piscine sont considérés par les médecins comme un des plus puissants moyens thérapeutiques. Plusieurs circonstances contribuent, en effet, à leur donner une supériorité marquée sur les bains ordinaires : les malades peuvent s'y mouvoir dans tous les sens et se livrer à une sorte de gymnastique avantageuse dans beaucoup de cas. L'eau qui agit sur le corps se renouvelle ordinairement d'une manière continue; les vapeurs qui se répandent dans l'air confiné des salles, en font une véritable atmosphère médicamenteuse. Aussi, dans les Pyrénées, les médecins qui prescrivent des bains de ce genre comptent-ils beaucoup sur l'effet de ce qu'ils appellent la buée de vapeur. Je rapporterai plus loin les expériences que j'ai faites pour constater le degré d'altération que font éprouver à l'air des piscines les émanations gazeuses d'une part et l'oxydation de l'eau sulfureuse de l'autre.

Veut-on joindre à l'action des principes minéralisateurs l'influence sédative du froid, on prescrira des bains dont la température soit un peu inférieure à celle du corps ; veut-on utiliser purement et simplement les effets de la minéralisation, c'est aux bains tempérés qu'on aura recours ; veut-on, enfin, joindre à l'action spécifique de l'eau, les effets de l'excitation par la chaleur, on emploiera de préférence les bains chauds; mais ceux-ci devront être de courte durée, surtout si leur température dépasse de plusieurs degrés celle du corps humain. On sait tout le parti qu'on tire au Mont-Dore de ces bains à température élevée.

4° Douches. — Employées sous forme de douches, les eaux minérales peuvent produire les effets les plus variés. En général, l'action des douches est attribuée beaucoup plus à la chaleur et au choc plus ou moins violent que l'eau minérale fait éprouver aux parties sur lesquelles on la dirige, qu'aux matières qu'elle tient en dissolution. Cependant, il ne faudrait pas croire que ces dernières soient absolument étrangères aux bons effets que l'on obtient de l'usage des douches ; l'expérience démontre le contraire dans un grand nombre de cas.

La température de la douche varie nécessairement suivant les indications à remplir ; sa durée ordinaire est de quinze à vingt secondes. Cette durée est moindre quand il s'agit de douches ascendantes.

L'action de la douche extérieure, comme celle du bain, varie avec la température à laquelle on l'administre. La douche froide produit un ébranlement brusque de la vie nerveuse, un refroidissement suivi de frissons de courte durée. A ces symptômes succède une réaction plus ou moins rapide et un sentiment de chaleur bien prononcé. On fait rarement usage de douches froides, à moins qu'on ne combine leur emploi avec celui de la douche chaude, comme cela a lieu dans la douche écossaise. La douche chaude, employée le plus habituellement, produit des effets analogues à ceux du bain chaud ; la peau se gonfle, devient rouge, le réseau capillaire se dilate et s'épanouit, le pouls devient plus rapide, une sueur abondante couvre la surface du corps, etc.

Les détails dans lesquels je viens d'entrer montrent combien sont variés les moyens dont les médecins d'eaux minérales peuvent disposer. A l'emploi de l'eau elle-même, ils ajoutent quelquefois les frictions et le massage qui excitent la circulation capillaire et donnent à la peau un plus haut degré de tonicité. C'est en utilisant ces précieuses ressources qu'ils obtiennent la guérison de maladies, contre lesquelles les ressources ordinaires de la thérapeutique seraient souvent restées impuissantes.

Action thérapeutique des eaux minérales. — S'il existe des sources dont la température est assez voisine de celle du corps humain, pour qu'on puisse les employer sans les réchauffer ou les refroidir, il en est d'autres, et ce sont les plus nombreuses, qui ne peuvent pas être employées telles que la nature nous les fournit : les unes sont trop chaudes, les autres trop froides. Quand elles sont trop chaudes, on doit pour amener leur température à un degré convenable, les conserver dans des réservoirs où elles puissent se refroidir, ou les mêler avec de l'eau froide. Ce dernier moyen, auquel on a souvent recours, n'est pas à beaucoup près le meilleur, car l'addition de l'eau froide appauvrit considérablement l'eau minérale, et prive le malade d'une partie de l'effet qu'il était en droit d'attendre de l'action des éléments minéralisateurs.

Quand les eaux sont très altérables et ne peuvent, sans inconvénient, être exposées au contact de l'air pendant leur refroidissement, on a recours, dans quelques établissements, à une méthode qui vaut beaucoup mieux que les précédentes : elle consiste à faire passer l'eau minérale dans un serpentin, entouré d'eau froide, dont la longueur a été calculée de manière à produire l'abaissement de température qu'on désire obtenir. En opérant ainsi, on évite les inconvénients de l'action de l'air sur l'eau, et ceux, tout aussi grands, du mélange de cette dernière avec une eau froide dépourvue de principes actifs. Une disposition de ce genre a été adoptée, à Ax, pour refroidir la source Viguerie.

Quand l'eau minérale est trop froide, on ne peut pas songer à la réchauffer en l'exposant à l'action du feu, comme on le fait pour l'eau ordinaire ; il vaut mieux la faire circuler dans des serpentins, qui plongent eux-mêmes dans une chaudière dont l'eau est portée à une température convenable. Il importe que le serpentin soit toujours rempli de l'eau minérale, qui ne doit pas du reste exercer d'action sur le métal du tube.

Il faut aussi tenir compte du mode de captage et d'aménagement des sources. On conçoit, en effet, qu'une source mal captée puisse fréquemment être atteinte par les infiltrations d'eaux pluviales, et perdre ainsi une partie de son efficacité ;

un aménagement défectueux, causer une altération notable de l'eau minérale, sous l'influence de l'air ou d'autres causes. En pareil cas, il peut se faire qu'une source très ferrugineuse à son point d'émergence arrive sur les lieux d'emploi presqu'entièrement dépouillée de son principe le plus actif ; une eau sulfureuse peut s'altérer au point de perdre son odeur caractéristique et ses principales propriétés ; une eau gazeuse, laisser échapper la majeure partie du gaz qu'elle tient en dissolution. Rien de tout cela n'est indifférent.

C'est sur l'eau prise au griffon que portent, en général, les analyses ; le médecin croit donc pouvoir compter sur l'action d'une eau constituée comme elle l'est à son point d'émergence. On observe cependant que des eaux regardées par les chimistes comme ayant la même composition, exercent parfois une action fort différente sur les malades. C'est qu'alors deux sources parfaitement semblables sont, l'une mal captée et mal aménagée ; l'autre, mise à l'abri de toute cause d'altération.

Disons, d'ailleurs, que cette identité de composition n'existe presque jamais. Il y a dans les Pyrénées, comme à Vichy, et comme dans d'autres endroits, des sources qui se ressemblent beaucoup, et qu'au premier coup d'œil on croirait identiques ; quand on y regarde de plus près, on voit cette identité apparente s'effacer peu à peu. Des différences de plus en plus prononcées se décèlent à mesure qu'on les étudie ; et l'observation clinique est ordinairement d'accord avec les indications de la chimie.

Qu'on ne s'y trompe pas, il faut souvent beaucoup de temps pour parvenir à distinguer les nuances légères qui différencient certaines sources ; je dirai même que cela exige plus de temps qu'on n'en consacre habituellement à l'analyse des eaux. Supposons, par exemple, que deux eaux sulfurées contiennent la même quantité de sulfure de sodium, et que l'une d'elles, plus riche que l'autre en acide silicique, laisse dégager dans l'air beaucoup plus d'acide sulfhydrique que la première, l'action thérapeutique de ces deux eaux sera différente, quoique la proportion de l'élément le plus actif soit la même. Nous verrons dans cet ouvrage que des différences de ce genre peuvent être constatées sur les eaux sulfurées des Pyrénées.

Il est donc indispensable, quand on a bien étudié les éléments
minéralisateurs qui dominent dans une eau, de se préoccuper de
l'action que peuvent exercer sur eux d'autres éléments moins
actifs, qui, agissant sur les premiers, peuvent les dénaturer et
changer ainsi les propriétés du médicament. Qu'on cesse donc de
dire que les analyses chimiques sont inutiles ; qu'on dise plutôt
que rien ne peut induire aussi facilement en erreur qu'une analyse incomplète, car elle n'explique pas des différences de
l'ordre de celles que je viens de signaler, qui, pourtant, ont leur
importance.

L'étude de l'action thérapeutique des eaux minérales constitue donc l'un des problèmes les plus compliqués dont la solution
puisse être proposée au médecin. Quand on rapproche les cures
merveilleuses obtenues souvent par la médication thermale, des
faibles doses de principes actifs que contiennent certaines eaux
minérales, on ne peut s'empêcher d'être frappé de la dispro-
portion qui semble exister entre l'exiguité de la dose du médicament et l'importance des effets produits. Aussi, certains
médecins d'eaux minérales sont-ils d'avis que la connaissance
de la composition chimique du liquide thermal est pour le praticien d'une inutilité complète. Ceux qui professent cette manière
de voir, ne sont pas, il est vrai, les plus nombreux, ni les plus
éclairés. Voyez, disent-ils, si les eaux ferrugineuses naturelles
ne produisent pas des effets bien plus prononcés que toute autre
préparation, et cela avec des doses de fer infiniment moindres ?
Voyez encore si les eaux sulfurées artificielles produisent des
effets comparables à ceux des eaux naturelles ?... etc. Non, sans
doute, peut-on leur répondre ; mais est-il raisonnable de ne tenir
compte que du fer quand il s'agit d'une eau ferrugineuse, que du
soufre quand il s'agit d'une eau sulfurée ? Les matières organiques et les divers sels contenus dans l'eau minérale naturelle
existent-ils dans les solutions artificielles qu'on leur compare ?
Assurément non. Est-il certain, d'autre part, que les malades
qui suivent un traitement chez eux, et usent des eaux minérales artificielles, exécutent les prescriptions du médecin avec
la même régularité que ceux qui, dans un établissement
thermal, n'ont d'autre préoccupation que les soins de leur
santé.

Quoi qu'il en soit, on aurait tort de ne pas tenir compte quand il s'agit d'expliquer les effets d'une eau minérale, de tout ce qui entre dans sa composition, et c'est avec raison que Patissier écrivait, en parlant de l'action que les substances contenues dans les eaux minérales exercent sur l'économie : « Ces divers principes agissent, mêlés, combinés, tels que la nature les a réunis, et de leur action réciproque doit résulter une action médicatrice différente de celle que chacun possède dans son état distinct et isolé. »

Faut-il conclure de ce qui précède que la connaissance de la composition chimique des eaux minérales est pour le praticien d'une inutilité complète. En adoptant une pareille manière de voir, on fermerait une voie utile à l'induction rationnelle. Lorsque le médecin prescrit du quinquina, il est bien certain que les principes immédiats que contient cette précieuse écorce, n'agissent pas sur le malade comme le ferait chacun d'eux, s'il était pris isolément, mais bien dans l'état de combinaison intime où les a placés la nature. Faut-il admettre pour cela que la quinine ne constitue pas le principe le plus actif de ceux que renferme le quinquina, et que l'isolement de cette base n'ait jeté aucun jour sur la cause des propriétés thérapeutiques du quinquina ? Personne, je suppose, n'oserait soutenir une pareille thèse. On semblerait oublier qu'à côté d'un principe dont l'action domine habituellement celle des autres, il y a des adjuvants et des correctifs, comme on en introduit tous les jours dans les médicaments ordinaires.

Sans doute, si nous demandions à la chimie seule de nous dévoiler le secret de l'activité des eaux minérales, elle ne pourrait nous fournir que des données insuffisantes. Mais si, mettant de côté l'étude chimique, nous voulons nous en tenir à l'observation pure et simple des faits, nous tombons dans l'empirisme au lieu de suivre une marche vraiment scientifique.

Pour expliquer l'efficacité des eaux minérales, il faut avoir des notions précises sur leur composition chimique, sur l'action que chacun des corps qu'elles tiennent en dissolution, exerce sur l'économie, sur les réactions que ces corps exercent les uns sur les autres, et sur les changements qui peuvent en résulter, soit au point de vue de la composition chimique, soit au point de vue de l'action des eaux sur l'économie. Il faut aussi faire la part qui revient aux altérations que l'eau minérale a pu subir avant d'arriver sur les lieux d'emploi, à la différence de température des sources, au mode d'administration, à l'influence hygiénique de la localité thermale ; à tout cela doivent s'ajouter des notions exactes sur la maladie et sur le malade. Un pareil problème n'est pas toujours facile à résoudre, et sa solution exige des connaissances très variées.

Les eaux minérales sont souvent employées pour combattre des affections chroniques. Si l'on observe leur manière d'agir dans ce cas, on reconnaît que toutes se ressemblent, en ce sens qu'elles modifient la vitalité de nos organes et agissent sur l'ensemble de l'économie. Ainsi que, depuis longtemps, Bordeu l'avait remarqué, elles facilitent l'accomplissement de toutes les fonctions, et, souvent, la guérison d'une maladie locale est beaucoup moins la conséquence de leur action directe sur la partie affectée, que du surcroît d'activité imprimé à l'économie toute entière.

Dans son étude sur les eaux de Vichy, M. Durand-Fardel s'exprime ainsi : « L'organisme souffre de deux manières dans le cours d'une maladie chronique ; d'abord, parce que la solidarité qui unit entr'eux tous les organes et toutes les fonctions fait que la perversion ou l'abolition des fonctions d'un organe, ne peut manquer de se faire sentir sur tous les autres. Le trouble général de l'organisme dans ces sortes de maladies consiste dans un état d'amoindrissement des forces et d'affaiblissement des fonctions qui domine parfois l'appareil morbide tout entier. »

Les eaux minérales ont par conséquent l'avantage de modifier d'une manière heureuse toutes les fonctions, et particulièrement celles des appareils digestif et cutané. « Ces eaux, disait Patissier, agissent principalement sur deux vastes surfaces, sur la muqueuse gastro-intestinale et sur tout l'appareil tégumentaire ; elles excitent ces deux membranes qui, à leur tour, réagissent sur les autres organes liés avec elles par de nombreuses sympathies, activent leurs fonctions et modifient leur vitalité ; elles produisent dans l'économie une transmutation intime ; elles retrempent en quelque sorte le corps malade. »

Ainsi que je l'ai dit plus haut, il n'est pas rare de voir les affections chroniques revêtir sous leur influence quelques-uns des caractères de l'état aigu, et disparaître ensuite avec facilité. L'effet salutaire des eaux minérales n'est pas toujours immédiat ; souvent il se produit avec lenteur, et la guérison n'est complète que longtemps après qu'on en a cessé l'emploi. Ceci est la conséquence nécessaire de la manière d'agir dont nous parlions tout à l'heure. Toute maladie purement locale pourra être promptement modifiée par leur usage ; mais une maladie qui affecte le corps tout entier ou même une maladie locale, qui est sous la dépendance d'un dérangement de l'ensemble des fonctions, ne céderont qu'après le retour de ces dernières à l'état normal, et ce retour s'effectue ordinairement avec une certaine lenteur.

Cette ressemblance dans la manière d'agir de toutes les eaux minérales, a fait penser à quelques auteurs que la distraction, le voyage, le changement d'habitudes et de régime, le séjour dans un air plus pur, etc., contribuaient beaucoup à la guérison dans un grand nombre de cas. Sans doute, on ne saurait nier l'influence favorable que ces diverses circonstances peuvent exercer ; mais, quand on voit les habitants de la localité trouver leur guérison auprès de certaines sources, sans apporter aucun changement dans leur manière de vivre, on est bien obligé de reconnaître que l'action curative des eaux leur est propre.

Choix des eaux. — S'il est démontré, comme nous l'avons dit que nombre de maladies cèdent avec une facilité à peu près égale à l'usage d'une eau minérale quelconque, il est parfaitement établi que d'autres exigent l'emploi de certaines d'entr'elles, et que le choix est loin d'être indifférent. Ainsi, les eaux de Vichy améliorent plus facilement que beaucoup d'autres, diverses affections du foie, du tube digestif ou des voies urinaires ; les eaux de Balaruc sont recommandées pour la guérison de certaines paralysies ; celles de Cauterets et de Bonnés, pour les affections des voies respiratoires ; celles d'Ussat, de Néris, pour les maladies nerveuses ; celles de Barèges, pour les plaies d'armes à feu ; celles de Bagnères-de-Luchon, pour les affections de la peau, les rhumatismes, etc.

Le médecin se laisse guider dans le choix auquel il s'arrête par la nature de l'affection, l'état du malade, son tempérament, et par la période de la maladie ; il tient compte de la température et de la constitution chimique de l'eau, des ressources balnéaires de l'établissement thermal, etc.

En général, les eaux acidules, alcalines et les salines, sont employées plus spécialement pour combattre les affections chroniques des voies digestives ; les sulfureuses, contre les maladies de la peau, les scrofules, le rachitis. Toutes sont plus ou moins utiles contre le rhumatisme ; mais si la maladie est compliquée d'un état nerveux, on se trouvera mieux de l'emploi des eaux à température modérée peu minéralisées, que de celui des eaux trop chaudes et riches en éléments minéralisateurs.

Il ne faut pas oublier que les eaux minéralés peuvent, dans un grand nombre de cas, modifier avantageusement les effets de certains médicaments et soustraire les malades au danger qu'eût présenté l'usage de ces derniers, employés seuls ; c'est ainsi que les préparations mercurielles, administrées concurremment avec les eaux sulfureuses, ne produisent jamais de salivation ; les préparations arsenicales paraissent aussi être mieux supportées quand elles sont associées aux eaux sulfureuses. Le Dr Lambron a fait de nombreuses observations, qui présentent un très haut degré d'intérêt, sur l'usage simultané des préparations mercurielles et des eaux sulfurées. Il a aussi étudié l'influence de certains médicaments, tels que le sirop de salsepareille composé, sur l'eau de Bagnères-de-Luchon mêlée à des doses souvent très fortes de sublimé corrosif ; l'action du sublimé a toujours été considérablement atténuée par l'eau minérale et par la matière organique du sirop.

Les conditions météorologiques au milieu desquelles vivent les malades peuvent seconder ou contrarier les effets des eaux minérales. En général, on se rend aux eaux dans le courant du printemps ou de l'été. Les eaux très actives sont presque toutes situées au voisinage des montagnes, et par conséquent dans des localités où les froids se font sentir de bonne heure et finissent assez tard ; cependant, on se fait, en général, une idée peu exacte du climat des vallées pyrénéennes. Les observations de Gauderats à Bagnères-de-Bigorre, et celles de Piétra-Santa aux

Eaux-Bonnes, montrent que le froid n'y est pas aussi rigoureux qu'on serait tenté de le croire. J'ai vu des malades se trouver très bien de l'usage des eaux pendant l'hiver. Lallemand a beaucoup insisté sur les nombreux avantages qu'on trouverait à ne pas s'assujettir à ne fréquenter les établissements thermaux que pendant la saison chaude. Il est vrai que Lallemand avait en vue, quand il écrivait, le bel établissement du Vernet (Pyrénées-Orientales), où tout est disposé de manière à maintenir, en utilisant la chaleur des sources, une température douce et uniforme dans toutes les parties des bâtiments. Des dispositions analogues ont été adoptées dans d'autres établissements où de nombreux malades viennent passer une partie de l'hiver.

S'il est une saison dans laquelle il soit plus utile de lutter contre les affections chroniques de toute espèce, c'est surtout en hiver, écrivait Lallemand, « parce que c'est dans cette saison qu'elles sévissent le plus cruellement et que les rechutes sont plus graves et plus fréquentes. Il importe donc de guérir ces maladies en hiver, non seulement pour ne pas perdre un temps précieux, mais encore parce que le printemps est la saison la plus favorable à la convalescence, et que les malades ont ensuite tout l'été pour compléter leur rétablissement chez eux, au milieu de leur famille et de leurs amis ; tandis que, quand ils vont aux eaux en été, suivant l'usage, ils ne peuvent entrer en convalescence qu'en automne, et retomber nécessairement, en hiver, sous l'empire des causes qui ont amené le développement de la maladie, etc. »

CHAPITRE II

CONSIDÉRATIONS GÉNÉRALES SUR L'ANALYSE DES EAUX MINÉRALES

Dans l'état actuel de la science, l'analyse d'une eau minérale constitue l'une des recherches les plus délicates que le chimiste puisse aborder. Sans doute, la détermination qualitative ou quantitative de chacun des éléments minéralisateurs, considéré isolément, ne présente pas souvent de difficultés sérieuses; l'analyse chimique a fait des progrès suffisants pour qu'on puisse compter sur l'exactitude des résultats, quand on a recours aux procédés qui sont décrits dans les traités spéciaux. Mais lorsqu'on a constaté dans une eau minérale l'existence des acides sulfurique, phosphorique, azotique, carbonique, silicique, du chlore, de l'iode, de la potasse, de la soude, de la chaux, de la magnésie, et déterminé les quantités de ces corps, on a préparé plutôt qu'achevé l'analyse. Semblable à l'architecte qui réunit les matériaux destinés à la construction d'un édifice et fait donner à chacun d'eux la forme et les dimensions convenables, qui prépare tout, en un mot, pour que chaque pierre n'ait qu'à prendre sa place, le chimiste doit savoir, avec les éléments distincts qu'il a retirés de l'eau, trouver, aussi exactement que possible, la formule du médicament dont il veut arracher le secret à la nature. Il n'est indifférent ni pour lui, ni pour le médecin, de savoir si l'acide sulfurique, par exemple, existe dans l'eau combiné à la chaux plutôt qu'à la magnésie ou à la soude; si le chlore est uni au sodium ou au calcium; si une eau sulfureuse contient de l'acide sulfhydrique libre, un monosulfure, un polysulfure ou un sulfhydrate, etc. Ces divers composés n'agissent probablement pas de la même manière sur l'économie, et il importe qu'on soit fixé sur la véritable constitution des eaux minérales.

Les travaux si remarquables qui ont été publiés sur ce sujet, permettent de tenter aujourd'hui, avec de grandes chances de succès, la solution de ce difficile problème ; et, s'il reste encore des doutes sur certains points délicats, le chimiste peut se prononcer avec confiance dans le plus grand nombre de cas, ainsi qu'on le verra bientôt.

Jetons un coup-d'œil rapide sur les moyens que l'on peut employer pour reconnaître l'ordre suivant lequel les éléments minéralisateurs se trouvent combinés.

Il semblerait naturel, au premier abord, d'avoir recours, pour reconnaître la nature des sels tenus en dissolution, à la concentration du liquide et à la cristallisation successive de chacun d'eux. C'est ainsi qu'on opérait autrefois ; mais le procédé manque absolument d'exactitude. Il suffit, pour s'en convaincre, de se rappeler les observations qui ont été publiées, il y a longtemps, par Green (1). Ce savant a constaté qui si l'on fait évaporer un liquide contenant à la fois de l'acide sulfurique, de l'acide chlorhydrique, de la soude et de la magnésie, il se sépare de la liqueur chaude du chlorure de sodium, et l'eau-mère retient du sulfate de magnésie. Vient-on à refroidir un pareil mélange, c'est du sulfate de soude qui cristallise d'abord, et l'eau-mère contient du chlorure de magnésium. On fait donc varier à volonté la nature des sels qui se séparent ; dès lors, on reste dans le doute relativement à la manière dont les acides et les bases sont combinés. Il est probable que chacun des quatre sels possibles existe dans la solution, mais il est difficile de dire combien il y a de chacun d'eux.

Berthollet pensait, qu'en pareil cas, l'étude de la solubilité comparée des divers sels que peuvent former les acides et les bases, suffisait pour lever la difficulté. « On peut juger, dit-il, par le degré de solubilité, des combinaisons qui peuvent se trouver ensemble dans un liquide, *par exemple dans une eau minérale*, en considérant, pour la commodité du langage, ces combinaisons comme jouissant dans le liquide d'une existence isolée. Ainsi, une eau ne peut contenir en même temps, du carbonate

____

(1) *Journal des Mines*, t. XXIV.

de soude et un sel à base calcaire ; elle ne peut tenir en dissolution un sel à base de chaux avec un sulfate, dans une proportion plus grande que celle qui peut produire la quantité de sulfate de chaux qui peut être tenue en dissolution, en accordant cependant une légère latitude pour l'augmentation de solubilité que peut produire l'action mutuelle des sels » (1).

Les idées de Berthollet sur ce point ne sont pas toujours d'accord avec l'expérience ; il est des cas en effet dans lesquels il faut accorder une grande latitude, pour l'augmentation ou la diminution de solubilité que peut produire l'action mutuelle des sels. Les recherches de Kopp (2) et de Karsten (3) ne laissent aucun doute à cet égard.

Les sels mélangés dans ces expériences étaient neutres et avaient la même base, ce qui excluait la possibilité d'une double décomposition. 100 parties d'eau dissolvent les quantités suivantes de sulfate de potasse :

à 18°8............10,74 — Karsten.
à 18°8............11,63 — Formule de Gay-Lussac.
à 15°1............10,20 — Kopp

100 parties d'eau dissolvent les quantités suivantes de chlorure de potassium :

à 11°80............34,60 — Kopp.
à 13°80............34,90 — Kopp.
à 15°50............34,00 — Kopp.
à 17°60............35,24 — Karsten.
à 17°50............34,02 — Formule de Gay-Lussac.

Quand les deux sels sont mélangés, la solubilité devient :

	Chlorure de potassium.	Sulfate de potasse.
à 14°8	28,20	2,00
à 15°8	27,90	2,30
à 16°1	27,10	3,30
à 18°8	33,10	4,80

(1) Berthollet, *Statique chimique*, t. I, p. 129.
(2) *Annales de Liebig*, t. XXXIV, p. 260.
(3) *Revue scientifique et industrielle*, par Quesneville, t. IX, p. 83.

Il est donc évident, que nous ne pouvons pas déterminer la nature des sels contenus dans une eau minérale, d'après les solubilités comparées de ceux que pourraient produire les acides et les bases qui s'y trouvent, puisque nous ignorons de quelle manière la solubilité des uns influe sur celle des autres.

Murray croyait être parvenu à résoudre la difficulté d'une autre manière ; il raisonnait ainsi. Quand un sel soluble est mis en présence de l'eau, sa cohésion peut être diminuée à tel point par l'influence du dissolvant, qu'il passe à l'état liquide ; en pareil cas, des deux forces antagonistes qui luttaient au moment où la dissolution a eu lieu, l'action dissolvante du liquide sur le sel, et la cohésion du sel sur lui-même, la première l'emporte. Mais si l'on vient à diminuer suffisamment la quantité du dissolvant, l'attraction moléculaire prend le dessus et le sel se sépare de nouveau. Quand la proportion du dissolvant est très considérable par rapport à celle de la matière soluble, l'action du liquide doit avoir son maximum d'effet ; dès lors, il est permis de présumer que les sels qui existent dans cette solution très étendue, sont les plus solubles de tous ceux que peuvent produire les acides et les bases en présence. C'est d'après ces idées que Murray a établi la nature des sels contenus dans l'eau de la mer et dans quelques eaux minérales.

La manière de voir de ce chimiste n'a pas été généralement adoptée ; il est certain que dans un grand nombre de cas, si l'on en juge par les propriétés des eaux, la distribution des éléments est soumise à des lois fort différentes. Il n'est pas rare, par exemple, de trouver des eaux incrustantes, qui contiennent à la fois des carbonates de chaux et de magnésie et du chlorure de sodium. Or, d'après Murray, les sels les plus solubles étant, en pareil cas, les chlorures de magnésium, de calcium et le carbonate de soude, l'eau ne devrait contenir que très peu de carbonates insolubles, ou même n'en pas contenir du tout, si la quantité de sel marin qu'elle renferme est suffisante pour transformer les carbonates terreux ou alcalino-terreux en chlorures. En revanche, elle devrait être plus riche en carbonates alcalins.

Berzélius et Liebig, dans les analyses qu'ils ont publiées, ont considéré les acides les plus forts comme devant être combinés aux bases les plus fortes, et ont réparti le reste des acides, quand il en existait, entre les bases moins fortes. Ces savants ont tenu compte aussi de la solubilité relative des sels, qui pourrait, dans certains cas, changer le mode de combinaison des éléments mis en présence.

Gay-Lussac a publié sur cette question un travail fort important (1). Suivant cet illustre chimiste, lorsque plusieurs sels solubles sont en présence dans un liquide, et que tous les nouveaux sels résultant de leur action mutuelle peuvent rester dissous, il s'établit un véritable pêle-mêle entre les acides et les bases, c'est-à-dire que les acides se combinent indifféremment avec les bases, et réciproquement. Peu importe l'ordre de combinaison, pourvu que l'acidité et l'alcalinité soient satisfaites, et bien évidemment elles le sont, quelque permutation qui s'établisse entre les acides et les bases. La séparation d'un sel, plutôt que d'un autre, dépendra d'une foule de circonstances ; il suffira que l'insolubilité, la densité, la fusibilité, la volatilité, etc., soient plus prononcées pour les nouveaux sels que pour les premiers. Gay-Lussac n'admet donc pas qu'en pareil cas l'acide le plus fort s'unisse nécessairement à la base la plus forte.

Le passage suivant pourra donner une idée de la manière de voir d'H. Rose sur cette délicate question (2) : « En indiquant les parties constituantes d'une eau saline, d'une source salée ou de l'eau de mer, on les cite fréquemment telles qu'on les a obtenues dans l'analyse, quand elle a été exécutée de la manière qui vient d'être indiquée. C'est pour cela qu'on remarque tant de différences entre les diverses analyses d'une seule et même eau. A la vérité, il est impossible d'apprécier avec certitude la manière dont sont unis les principes constituants des deux sels, lorsque ceux-ci se trouvent dissous dans l'eau et qu'ils ne produisent pas de précipité peu soluble ou insoluble. Mais, si nous admettons que dans les dissolutions salines, les sels sont contenus à l'état de sels simples et non de sels doubles ou d'autres combinaisons, ce qu'il y a de plus probable, c'est que la majeure partie du temps les sels existent les uns à côté des

---

(1) *Annales de chimie et de physique*, 2me série, t. LXX, p. 431.
(2) H. Rose, *Traité d'analyse chimique*, t. II, p. 552.

autres dans une dissolution, tels qu'ils se séparent par la cristallisation, lorsque l'eau s'évapore d'elle-même ou à une température aussi peu élevée que possible. En pareil cas, le sel qui est le moins soluble se sépare le premier. » C'est une solution nouvelle de la question, car le sel le moins soluble n'est pas toujours formé par l'union de l'acide le plus fort à la base la plus forte.

Malagutti a essayé de se rendre compte des réactions qui s'accomplissent au sein d'un liquide entre deux sels solubles, pouvant produire par leur décomposition mutuelle deux nouveaux sels également solubles. Il a vu que, dans les conditions où il s'est placé : « l'étendue de la décomposition réciproque de deux sels est en raison des affinités propres à leurs principes constituants et au mode de distribution de ces principes ; ce qui revient à dire que, lorsque, dans un couple salin, la base et l'acide les plus forts se trouvent primitivement réunis, la décomposition est toujours moindre que la moitié de l'équivalent; elle dépasse toujours la moitié, lorsque la base et l'acide les plus forts sont séparés dans les deux sels. » Voici la série des résultats et les coefficients de décomposition obtenus dans vingt-deux expériences :

SELS	Coefficients.	SELS	Coefficients.
Acétate de potasse...... Azotate de plomb.......	92	Acétate de plomb ...... Azotate de potasse......	9
Chlorure de potassium.. Sulfate de zinc	84	Chlorure de zinc........ Sulfate de potasse	17,6
Acétate de baryte ...... Azotate de plomb	77	Acétate de plomb....... Azotate de baryte	22
Chlorure de sodium .... Sulfate de zinc..........	72	Chlorure de zinc........ Sulfate de soude	29
Acétate de baryte ...... Azotate de potasse......	72	Acétate de potasse...... Azotate de baryte	27
Acétate de potasse...... Azotate de strontiane...	67	Acétate de strontiane... Azotate de potasse......	36
Acétate de strontiane... Azotate de plomb	65,5	Acétate de plomb ...... Azotate de strontiane...	33
Acétate de potasse...... Sulfate de soude........	62	Acétate de soude .... Sulfate de potasse	36,5
Chlorure de potassium.. Sulfate de manganèse...	58	Chlorure de manganèse . Sulfate de potasse......	42,5
Chlorure de potassium.. Sulfate de magnésie	56	Chlorure de magnésium. Sulfate de potasse	43
Chlorure de sodium .... Sulfate de magnésie	54	Chlorure de magnésium. Sulfate de soude........	45,8

M. Berthelot s'est longuement occupé des mélanges salins dans les dissolutions, au cours de ses recherches thermochimiques. Cet éminent chimiste n'admet ni la manière de voir de Berthollet, ni celle de Gay-Lussac. Il montre par des expériences nombreuses et délicates que, dans certains cas, les choses se passent tout autrement, et il discute dans une série de mémoires (1) les conditions qui peuvent déterminer la répartition des acides et des bases dans une dissolution.

Dans un mémoire relatif au partage d'une base entre plusieurs acides dans les dissolutions, M. Berthelot est conduit par ses expériences aux conclusions suivantes :

« Les réactions opérées dans les dissolutions, spécialement le partage d'une base entre deux acides monobasiques, peuvent être prévues d'après le signe thermique des phénomènes calculés *à priori*. Il suffit d'évaluer la chaleur dégagée en l'absence de l'eau, tous les corps correspondants étant amenés au même état physique, et de tenir compte des combinaisons définies et stables que chacun des corps réagissant, acides et sels, peut contracter ensuite avec l'eau séparément. Ceci posé, l'observation tend à établir que :

« 1° La somme thermique et positive des effets évalués en l'absence de l'eau, règle la réaction des corps anhydres aussi bien que la réaction des mêmes corps dissous, toutes les fois qu'ils subsistent à l'état anhydre dans les dissolutions.

« 2° La somme thermique et positive des effets rapportés aux hydrates définis que forment les acides et les sels, règle la réaction des corps dissous, toutes les fois que ces hydrates sont stables et subsistent dans les dissolutions, sans éprouver de dissociation (monohydrate des acides ou des alcalis, sels terreux, etc.).

« 3° Dans le cas où les hydrates sont dissociés, tels que les hydrates des sels alcalins ou les hydrates secondaires de l'acide chlorhydrique, on ne doit pas en tenir compte dans le calcul, ni dans la prévision des phénomènes, toutes les fois que la réaction des corps anhydres ou des hydrates stables sera telle que

____

(1) *Annales de Chimie et de Physique*, t. XXIX, p. 94, 289, 433 ; t. XXX, p. 145, 433, 456 ; 1873.

la portion de ces corps éliminés dans une transformation exothermique, soit susceptible d'être régénérée indéfiniment au sein de la liqueur, par le fait même de la dissociation ; or, cette circonstance se présente presque toujours dans le cas des acides monobasiques.

« En résumé, les nombreuses expériences que je viens d'exposer tendent à établir que la distribution d'une base entre deux acides, en présence d'une grande quantité d'eau, *peut être prévue*, si l'on connaît la chaleur que les acides séparés de l'eau dégagent en s'unissant avec la base et l'action ultérieure que l'eau exerce tant sur les acides que sur chacun des composés en son absence. »

Dans un mémoire ultérieur, M. Berthelot a étudié le partage d'une base entre deux acides monobasiques ou polybasiques ; voici ses conclusions :

« 1° En général, un acide monobasique déplace vis-à-vis d'une base donnée un autre acide monobasique, qui dégage moins de chaleur que lui, les deux sels formés étant tous deux solubles dans la quantité d'eau employée.

« Dans les exemples que j'ai réunis, tels que la réaction des acétates et des formiates alcalins sur les acides chlorhydrique ou azotique, la réaction des chlorures alcalins sur l'acide chlorhydrique, la réaction des sulfhydrates, des borates et des phénates alcalins sur l'acide chlorhydrique, etc., dans tous ces exemples, dis-je, le dégagement de chaleur est donné par l'expérience, lorsque la réaction a lieu entre les corps dissous, et il est prouvé par le calcul, lorsque la réaction a lieu entre les corps séparés de l'eau. Dans ces mêmes exemples, le dégagement de chaleur existe également, d'après le calcul, si l'on opère la réaction des acides, à partir des hydrates définis et stables qu'ils paraissent former en présence de l'eau. Pour tous les corps cités, ces trois états des corps mis en présence : état anhydre, état dissous, état d'hydrates définis, conduisent donc aux mêmes prévisions, pourvu qu'ils soient semblables pour les deux corps antagonistes, c'est-à-dire pour les deux acides ou pour les deux sels.

« Mais il n'en est pas toujours ainsi. Les actions peuvent être renversées dans certains cas où l'on fait intervenir les acides non combinés à l'eau, à cause de l'excès d'énergie que de tels acides possèdent par rapport aux acides hydratés. C'est ce que montre la réaction du gaz chlorhydrique ou de l'acide chlorhydrique très concentré, qui décompose entièrement le cyanure de mercure sec, opposée à la réaction inverse de l'acide cyanhydrique étendu, qui décompose complètement le chlorure de mercure dissous, d'après les expériences thermiques.

« Les hydrates salins peuvent aussi intervenir, mais seulement dans certaines conditions. En effet, dans le cas où quelques-uns des sels qui concourent aux réactions forment avec l'eau des hydrates définis stables (tels que les chlorures de calcium, de baryum, de strontiane, etc.), la quantité de chaleur dégagée, et qui détermine le sens de la réaction, paraît devoir être calculée, en admettant la formation de ces hydrates et leur existence au sein des dissolutions étendues......

« 2° Un acide monobasique et un acide bibasique (ou polybasique) étant mis en présence d'une base donnée, plusieurs sels peuvent prendre naissance, *à priori*, savoir : deux sels neutres antagonistes et un (ou plusieurs) sels acides. Si l'un des neutres répond à un dégagement de chaleur plus grand que celui que développerait, soit la formation du sel neutre antagoniste, soit la formation des sels acides, dans ces conditions, dis-je, l'expérience prouve que tel sel se forme d'une manière exclusive. L'acide sulfurique et l'acétate de soude à équivalents égaux, par exemple, forment exclusivement un sulfate neutre. L'acide tartrique de même, en réagissant sur les acétates alcalins forme uniquement un tartrate neutre. Ici l'acide monobasique est déplacé par l'acide bibasique, mais le contraire peut avoir lieu pour d'autres acides, et le déplacement que l'expérience démontre dans cette nouvelle circonstance, se trouve toujours conforme à la prévision théorique. C'est ainsi que les acides azotique et chlorhydrique, qui sont monobasiques, déplacent complètement l'acide oxalique, acide bibasique, lorsqu'il a été préalablement uni aux alcalis dans les dissolutions.

« Le dégagement de chaleur qui fait prévoir la réaction dans ces circonstances doit être calculé pour les corps séparés de l'eau; mais il pourrait être remplacé en fait par une absorption de chaleur pour les corps dissous, ainsi que le prouve la réaction de l'acide tartrique sur les acétates.

« Si l'on fait intervenir dans les calculs les hydrates définis et stables formés par les acides forts, ce qui me paraît plus conforme à l'action réelle, la prévision des phénomènes demeure exactement la même.

« Ajoutons enfin que deux acides opposés l'un à l'autre doivent posséder une constitution chimique analogue. Il ne faudrait point, par exemple, opposer dans les calculs, sans une discussion spéciale, un anhydride, tel que l'acide carbonique avec l'acide proprement dit, attendu que la transformation de l'anhydride en sel ne devient comparable à celle de l'acide proprement dit qu'après la fixation des éléments de l'eau : ce qui constitue une opération chimique de plus.

« Dans le conflit entre un acide monobasique et un acide bibasique, il peut arriver que la formation du sel acide réponde au maximum de chaleur dégagée entre les corps séparés de l'eau. C'est alors le sel acide qui prend naissance : d'où résulte, en l'absence de l'eau, un partage exact de la base entre les deux acides en les supposant employés à équivalents égaux. S'il y a un excès convenable d'acide bibasique, il est clair qu'il devra prendre la totalité de la base. Le phénomène prévu par cette théorie est facile à vérifier par l'observation, lorsqu'on fait agir les chlorures ou les azotales sur l'acide sulfurique.

« Opère-t-on en présence de l'eau, le calcul exécuté, soit sur les corps anhydres, soit sur leurs hydrates stables, montre que les effets chimiques doivent demeurer les mêmes en principe, bien que les effets thermiques apparents puissent être renversés à cause de l'inégale valeur des chaleurs de dissolution. L'étude expérimentale de l'action des acides chlorhydrique ou azotique sur les sulfates alcalins confirme pleinement cette théorie.

« Mais, dans une circonstance semblable, il faut tenir compte d'une complication nouvelle et inévitable, savoir : l'action décomposante de l'eau sur le sel acide, action qui a été établie par des expériences directes dans un autre mémoire (*Ann. de ch. et de phys.*, 4ᵐᵉ série, t. XXX, page 433). Elle intervient ici de telle sorte que le sel acide est en partie décomposé, à peu près comme il le serait, s'il existait seul dans la liqueur. La théorie indique, et l'expérience confirme, que le degré de stabilité du sel acide en présence de l'eau pure, règle son intervention dans la réaction des deux acides antagonistes ; en d'autres termes, le sel acide n'intervient que dans la proportion précise de ce corps qui peut subsister en présence du dissolvant, proportion connue d'avance, d'après les observations faites sur le sel acide isolé. Or, ces observations montrent que les proportions du sel acide, qui subsiste dans ces dissolutions isolées, changent avec la proportion du dissolvant et avec celle de l'acide sulfurique en excès ; elle change encore avec la proportion du sulfate neutre en excès, et cela suivant des lois que l'expérience détermine. Si l'on ajoute qu'une portion de l'acide sulfurique produit par cette décomposition agit sur le sel neutre antagoniste, chlorure ou azotate, pour régénérer du sulfate neutre, capable de limiter par sa présence la décomposition du bisulfate, on concevra pourquoi celle-ci ne se reproduit pas indéfiniment et jusqu'à élimination totale des sulfates alcalins contenus dans la liqueur. D'après ces observations, on comprend que la distribution de la base entre l'acide sulfurique et l'acide azotique, par exemple, doive varier avec la proportion de l'eau et la proportion relative des deux acides. De là résultent une infinité d'équilibres, conséquence d'une même loi générale. En effet, tous ces états peuvent être prévus et calculés d'après la théorie précédente : l'accord continuel entre le calcul et l'expérience en constitue la démonstration.

« 3° Enfin, opposons deux acides bibasiques : dans cette réaction, deux sels neutres et deux sels acides sont possibles *à priori*. Si l'un des sels neutres, envisagé comme formé en l'absence de l'eau, dégage plus de chaleur qu'aucun autre, il se forme exclusivement, même en présence de ce dissolvant. Tel est sensiblement le cas de l'acide sulfurique opposé à l'acide tartrique, et l'expérience confirme cette déduction.

« Mais il arrivera souvent que le maximum thermique répondra à la formation des sels acides : l'équilibre calculé d'après le calcul fait pour les corps anhydres, en admettant cette circonstance, se vérifie en effet pour les acides oxalique et tartrique dissous. Dans le cas des acides sulfurique et oxalique, la théorie indique que l'équilibre doit varier avec les proportions relatives des acides, comme avec la proportion de l'eau, laquelle exerce une certaine décomposition sur le bisulfate et sur le bioxalate ; l'expérience confirme pleinement toutes ces prévisions.

« On voit par là que le partage d'une base entre deux acides peut être prévu si l'on connaît, d'une part, la réaction des acides et des sels en présence de l'eau (laquelle se calcule *à priori*, d'après la chaleur dégagée), et, d'autre part, l'action chimique et physique que l'eau exerce sur chacun des corps réagissants, ces corps étant envisagés séparément :

« En effet, l'ensemble des résultats de mes expériences conduit à la conclusion suivante : « *La statique des dissolutions salines est réglée par la chaleur dégagée dans les réactions entre les sels et les acides isolés du dissolvant, mais pris avec l'état réel de combinaison chimique définie, sous lequel chacun d'eux séparément existerait au sein du même dissolvant ; les acides et les sels étant comparés d'ailleurs dans des états physiques semblables.* »

Bien que cette interprétation des phénomènes calorifiques qui accompagnent les réactions chimiques, ne soit pas encore entièrement admise, la théorie thermochimique, appuyée sur les données expérimentales recueillies par MM. Favre et Silbermann, Thomsen et Berthelot, peut fournir des indications utiles sur la nature des sels que forment, dans une eau minérale, les acides et les bases dont l'analyse décèle l'existence. La discussion des résultats de l'analyse sous ce point de vue, a, d'ailleurs, l'avantage d'appeler l'attention du chimiste sur les erreurs qui ont pu se glisser pendant le cours de ses expériences, soit dans le dosage des acides, soit dans celui des bases. C'est un point sur lequel je reviendrai à propos du contrôle des analyses.

Dans l'état actuel de la science, le groupement des éléments dosés par l'analyse, bien loin d'être arbitraire, s'appuie donc sur de nombreux faits d'expérience. Au surplus, en ne faisant figurer dans une analyse que les quantités des divers corps simples que l'on a trouvés, sans indiquer la nature des composés qui résultent de leurs réactions mutuelles, on mettrait les personnes étrangères à la chimie, dans l'impossibilité même de reconnaître si une eau est acide ou alcaline. On ne pourrait le savoir, en effet, qu'en discutant l'analyse et recherchant si les quantités des acides sont telles que, toutes les bases étant saturées, il en reste un excès, ou si, au contraire, les bases sont en excès par rapport aux acides.

On doit, à mon avis, donner les résultats de l'analyse tels qu'on les a obtenus, et les faire suivre de la discussion qui permet de reconnaître la véritable nature des composés contenus dans l'eau.

Nous ajoutons toutefois qu'ainsi qu'O. Henry l'a montré depuis longtemps, il est quelquefois possible d'affirmer l'état de combinaison des principes constituants d'une eau minérale ; par exemple, lorsque la quantité de certains éléments minéralisateurs dépasse de beaucoup celle des autres, comme cela arrive pour l'eau de Vichy et pour certaines sources salées. Si, en effet, après avoir dosé les éléments de ces eaux, on cherche à les grouper d'une manière quelconque, on est forcément conduit à admettre l'existence du bicarbonate de soude dans la première, du chlorure de sodium dans les autres.

La présence des silicates alcalins dans une eau minérale se reconnaît, comme l'a montré O. Henry dans l'analyse des eaux d'Evaux : 1° à l'alcalinité du liquide ; 2° à l'absence de dégagement d'acide carbonique, quand on la traite par un acide fort ; 3° à la précipitation de la silice en gelée dans l'eau ainsi acidulée.

Le chimiste est guidé quelquefois par d'autres caractères. Comment douter, en effet, de l'existence des carbonates de chaux et de magnésie dans certaines eaux incrustantes ? Dans l'analyse des eaux de Carlsbad, Berzélius admet, comme préexistants, les composés insolubles qui constituent le dépôt qu'elles abandonnent en perdant de l'acide carbonique, et il fait valoir d'excellentes considérations à l'appui de sa manière de voir.

Enfin, des caractères nombreux peuvent servir à faire distinguer les eaux ferrugineuses sulfatées de celles qui sont carbonatées ou crénatées. J'aurai soin de les rapporter quand je parlerai des eaux ferrugineuses.

Je terminerai ce chapitre en rappelant quelques précautions à suivre dans l'analyse des eaux minérales. On ne peut guère, sauf dans des cas exceptionnels, exécuter en entier une analyse auprès des sources ; si les gaz et certains composés plus ou moins altérables par l'air, ainsi que les principes qui minéralisent une eau ferrugineuse, doivent être déterminés au moment même où l'eau vient d'être recueillie, en revanche, la plupart des substances salines qui n'éprouvent de changement ni dans leur quantité, ni dans leur composition, peuvent, sans inconvénient, être dosées loin des sources. Dans tous les cas, l'eau destinée à l'analyse doit être renfermée dans des vases en verre neuf, très propres, en laissant entre le goulot des flacons et le bouchon le moins d'air possible. Je donnerai à propos de l'analyse de chaque genre d'eau, les détails des précautions à prendre pour assurer l'exactitude du dosage des éléments de l'eau transportée loin de sa source.

Quand on recherche les corps qui n'existent dans les eaux minérales qu'à doses très faibles, il convient d'opérer sur une quantité considérable de liquide. C'est ainsi que j'ai pu, en 1853, découvrir le cuivre, le fer, le manganèse, dans les eaux de Bagnères-de-Luchon, en opérant sur cinquante litres d'eau sulfurée. L'analyse spectrale permet, du reste, aujourd'hui de déceler dans les eaux certaines substances dont elles ne contiennent que des traces.

Il ne faut pas oublier enfin que la composition chimique des eaux minérales les mieux captées et les mieux aménagées, est loin d'être invariable. Les faits que j'ai eu l'occasion d'observer, plus particulièrement sur les sources sulfurées de Bagnères-de-Luchon, semblent établir que les phénomènes météorologiques qui s'accomplissent à la surface du globe amènent des changements dans le débit des sources et dans la proportion des éléments minéralisateurs. Cela ne doit pas surprendre, si, comme le pense M. Dieulafait, les eaux qui coulent à la surface du sol, pénètrent dans les profondeurs où elles se minéralisent, et reviennent ensuite à la surface douées d'une composition différente et de propriétés nouvelles.

Je m'arrête dans ces considérations générales. Je vais maintenant commencer l'étude des eaux Minérales des Pyrénées. La première partie comprendra les Eaux sulfurées sodiques et calciques; dans le deuxième, je parlerai des sources salées et des eaux salines et ferrugineuses.

RECHERCHES

SUR LES

EAUX MINÉRALES DES PYRÉNÉES

PREMIÈRE PARTIE

EAUX SULFUREUSES

PREMIÈRE SECTION

ETUDE GENERALE DES EAUX SULFUREUSES

Les eaux sulfureuses des Pyrénées peuvent se diviser en eaux sulfurées sodiques, eaux sulfurées calciques, eaux sulfurées so-dico-calciques.

Les *eaux sulfurées sodiques* sont les plus nombreuses et les plus abondantes ; on les trouve dans les régions élevées de la chaîne. Elles jaillissent du granit ou des roches schisteuses qui l'accompagnent ; quelques-unes apparaissent au sein de calcaires métamorphiques ; toutes sont thermales. Certaines sont très chaudes, et paraissent, si l'on en juge par leur température (75° à 78°), avoir pris naissance à une profondeur considérable. Elles se présentent en général à leur point d'émergence comme venant de bas en haut. Toutes laissent dégager à leur bouillon des bulles plus ou moins nombreuses d'azote mêlé à des traces d'acide sulfhydrique : toutes tiennent en dissolution une matière organique azotée ; toutes, enfin, exercent une réaction franchement alcaline. Leur odeur hépatique est moins vive que celle des eaux sulfurées calciques. La quantité de matériaux solubles qu'elles renferment est peu considérable, car un litre d'eau fournit par évaporation un résidu dont le poids est généralement compris entre 0^{gr},200 et 0^{gr},400 La majeure partie du résidu est constituée par des sels à base de sodium : chlorure, sulfate, carbonate, silicate, etc. Il y a en outre une très petite quantité de sels à base de potassium, calcium, magnésium, et des traces de fer, de manganèse, de cuivre, de lithium, de baryum, de strontium et d'acide borique.

Les eaux *sulfurées calciques* sont plus rares dans les Pyrénées. On les rencontre principalement à la base de la chaîne. Elles se distinguent des précédentes, non-seulement par leur odeur plus pénétrante, mais aussi par leur saveur qui a un caractère tout particulier. C'est surtout par leur composition chimique et par l'action de certains réactifs, qu'elles diffèrent des eaux sulfurées sodiques. En effet, tandis que ces dernières ne donnent rien quand on les mêle avec une solution d'acide arsénieux, les sulfurées calciques se colorent en jaune, et donnent au bout de peu de temps un précipité de sulfure d'arsenic, comme si elles étaient minéralisées par de l'acide sulfhydrique libre ; il est incontestable, en effet, qu'elles contiennent une partie du soufre à cet état de combinaison. Ces eaux se colorent en violet par le nitroprussiate de potasse et par l'hydrate de chloral ; elles se comportent par conséquent comme des liquides tenant à la fois en dissolution de l'acide sulfhydrique libre et un sulfhydrate. Ajoutons que les eaux sulfurées calciques contiennent une dose relativement considérable d'acide carbonique libre et de bicarbonates de chaux et de magnésie, et nous aurons signalé un ensemble de caractères suffisant pour les distinguer immédia-

tement des sulfurées sodiques. L'alcalinité des eaux sulfurées
calciques est due à peu près en entier aux bicarbonates de chaux
et de magnésie.

En général, on considère les eaux sulfurées calciques, qui
sont plus ou moins riches en sulfate de chaux, comme ayant
été primitivement salines. Une partie du sulfate de chaux aurait
été transformée en sulfure de calcium par des matières organiques, et ce sulfure, qui ne peut exister en solution dans
l'eau à ce degré de dilution, se serait dédoublé en sulfhydrate de
sulfure de calcium et en chaux hydratée. Le sulfhydrate de calcium a été décomposé à son tour, mais seulement en partie, par
l'acide carbonique libre, qui a mis en liberté une quantité équivalente d'acide sulfhydrique. Quant à la chaux hydratée, elle
a dû se transformer en carbonate.

Les eaux sulfurées calciques naissent dans des terrains moins
anciens que ceux où l'on rencontre les eaux sulfurées sodiques ; le plus ordinairement, c'est dans les terrains secondaires
ou tertiaires, souvent au voisinage des dépôts de gypse, qui fournissent un des éléments indispensables à leur formation. Elles
sont généralement froides. On peut les considérer au point de
vue thérapeutique comme participant des propriétés des eaux
sulfureuses et de celles des eaux salines.

Je désigne sous le nom de *sulfurées sodico-calciques*, des
eaux dont l'assortiment minéral comprend à la fois une quantité de sels à base de sodium, semblable à celle qu'on rencontre
dans les sulfurées sodiques, et une quantité de sels de chaux et
de magnésie notablement supérieure à celle de ces dernières.
L'eau de Bonnes peut être considérée comme un type de ce genre.

Il existe enfin dans les Pyrénées-Orientales, des sources nombreuses dont la température est très élevée, et qui n'ont ni
l'odeur, ni la saveur, ni les propriétés chimiques des eaux sulfurées sodiques. Anglada les considérait comme des *sulfureuses
dégénérées*. Suivant lui, ces eaux, encore légèrement alcalines,
et contenant de petites quantités d'hyposulfites et une matière
organique azotée, peuvent être utilisées dans le traitement de
certaines maladies.

EAUX SULFUREUSES SODIQUES

CHAPITRE PREMIER

RÉSUMÉ DES PRINCIPAUX TRAVAUX SUR LA COMPOSITION CHIMIQUE DES EAUX SULFUREUSES THERMALES DES PYRÉNÉES.

De nombreux savants ont étudié la composition des eaux sulfureuses des Pyrénées. Je citerai entr'autres Bordeu, Carrère, Venel, Pagès, Montaut, Campardon, Bayen, Poumier, Save, Anglada, Longchamps, Orfila, Boullay et Henry, Gintrac, Fontan, Boudet, MM. Bouis, Aubergier, Roux, Blondeau, Mialhe et Lefort, Réveil, Poggiale, Béchamp, Byassou, Willm, etc. Cette simple énumération, donnerait à penser que la nature des composés qui minéralisent ces eaux est parfaitement connue, et que, s'il reste quelque chose à découvrir, ce sont des traces de corps dont l'existence ne pouvait être manifestée que par l'analyse spectrale. Il n'en est pas ainsi ; plusieurs points de cette étude si intéressante sont encore obscurs, et l'on n'est même pas d'accord sur la nature du composé sulfuré, qui paraît être l'élément le plus actif de ces eaux. Suivant les uns, le soufre se trouverait dans certaines d'entr'elles en entier à l'état d'acide sulfhydrique ; suivant d'autres, il existerait à l'état de sulfhydrate de sulfure ; d'autres enfin admettent qu'il s'y trouve principalement à l'état de monosulfure de sodium. J'aurai à discuter bientôt la valeur des opinions émises sur ce sujet ; je ferai tous mes efforts pour rendre la discussion sévère, impartiale, et pour lui donner ce caractère de simplicité et d'exactitude qui seul peut inspirer la confiance.

Je crois devoir avant tout résumer en peu de mots les principaux travaux qui ont été publiés sur l'hydrologie pyrénéenne ; c'est ainsi qu'il sera possible, de bien établir la part de chacun dans les découvertes qui ont été faites.

C'est seulement vers le milieu du dix-huitième siècle que les eaux sulfureuses des Pyrénées ont été l'objet de recherches chimiques de quelque importance. En 1763, Campardon, chirurgien-major des Eaux et de l'hôpital de Bagnères-de-Luchon, publia une analyse, assez complète pour l'époque, mais qui serait considérée comme bien insuffisante aujourd'hui. Suivant lui, les eaux de Bagnères-de-Luchon contiennent du soufre, une terre bitumineuse, une huile éthérée volatile, un sel vitriolique et un peu de fer. Il décrit, en outre, un sédiment noirâtre, doux, onctueux ; une matière blanche, savonneuse, analogue à la pâte dont on fait le papier, et des vapeurs qui exhalent une odeur sulfureuse et bitumineuse. On ne peut guère citer que pour mémoire de pareilles recherches. Deux faits cependant méritent d'être signalés : en premier lieu, Campardon admet l'existence du fer dans ces eaux où le sulfure alcalin devait rendre peu probable la présence de ce métal ; en second lieu, la substance qu'il compare à la pâte à papier est, selon toute apparence, la sulfuraire dont il ne soupçonne pas la nature, et qui, d'ailleurs, avait été observée longtemps avant lui. Le sédiment noirâtre, onctueux, n'est autre que la sulfuraire décomposée et colorée en noir par du sulfure de fer.

En 1766, Bayen publia ses recherches sur les eaux de Bagnères-de-Luchon. Son travail, fort remarquable pour l'époque, peut encore être consulté avec fruit aujourd'hui. Malgré l'imperfection des procédés employés de son temps, Bayen ne recule pas devant les difficultés d'une analyse quantitative. Les moyens auxquels il recourt pour déterminer la composition des eaux sont souvent nouveaux, toujours ingénieux, et le travail, considéré dans son ensemble, constitue l'une des plus belles pages des annales des eaux minérales.

Suivant Bayen, les eaux de Bagnères-de-Luchon contiennent du *foie de soufre*, et ce dernier est à base de natrum. Il y a, en outre, à côté du sulfure, du sel de Glauber, du sel marin, une petite portion de matière grasse et de terre vitrifiable. La terre vitrifiable est évidemment la silice. Bayen la caractérise en la faisant fondre avec du minium pour obtenir du verre.

On trouve dans ce travail une étude approfondie de la cause du blanchiment des eaux de Luchon. L'opalinité de l'eau blanche est occasionnée par un mélange de soufre très divisé, de matière terreuse et de matière organique. Bayen étudie aussi les circonstances qui favorisent le blanchiment des eaux sulfurées ; il donne de ce phénomène une explication que je discuterai dans un chapitre spécial. Enfin, il fait l'analyse de l'eau qui sert à refroidir les bains ou les douches, et il reconnaît que cette eau n'est ni sulfureuse, ni alcaline, et qu'elle tient en dissolution des sels à base de chaux.

Le savant chimiste dont je résume en ce moment les travaux, complète ses recherches par l'analyse des roches à travers lesquelles s'échappent les eaux. Il étudie avec soin les terres qui avoisinent les sources, et les efflorescences qui recouvrent les terres ou les roches, au voisinage des sources sulfurées ; il décrit les circonstances qui déterminent la formation de l'acide sulfurique partout où les roches sont soumises à l'action simultanée de l'air et des vapeurs chargées d'acide sulfhydrique ; il produit artificiellement ces efflorescences, et établit leur composition avec une remarquable exactitude.

La décomposition que le sulfure alcalin éprouve au contact de l'air n'échappe pas au regard pénétrant de Bayen. Voici comment il s'exprime sur ce sujet : « L'union du soufre avec les alcalis, et surtout avec l'alcali minéral, n'est pas très intime ; elle peut être détruite de plusieurs manières par la décomposition du soufre lui-même. Si, par exemple, on expose le foie de soufre à l'air libre pendant un temps suffisant, le phlogistique abandonne l'acide vitriolique qui, à mesure qu'il devient libre, se combine avec le sel alcali et produit un nouveau corps. » Dans le langage actuel des chimistes, on dirait que le sulfure alcalin est transformé en sulfate par l'oxygène de l'air, ce qui est vrai.

J'ai insisté sur les travaux de Bayen, parce qu'il m'a semblé qu'il était de mon devoir de rendre cet hommage à la mémoire d'un chimiste aussi recommandable.

A l'analyse de Bayen succèdent les travaux de Save. D'après lui, les eaux de Bagnères-de-Luchon ne contiendraient pas un sulfure alcalin, mais de l'acide sulfhydrique libre. Il paraît utile de citer textuellement les passages du mémoire dans lequel il expose sa manière de voir :

« 1° Les eaux de Luchon qui paraissent les plus minéralisées exhalent une forte odeur d'œufs couvés ;

« 2° Elles verdissent fortement le sirop de violette ;

« 3° Les pièces d'argent qu'on y plonge sont noircies sur le champ ;

« 4° Les acides sulfurique et muriatique n'y occasionnent d'abord aucun changement. Après quelques minutes, la liqueur devient légèrement louche et cette couleur augmente peu à peu ; mais, dans l'espace d'une heure, il ne se forme pas de précipité.

« *Cette expérience prouve déjà que les eaux de Luchon ne contiennent pas de sulfure, comme l'ont prétendu tous les chimistes qui m'ont précédé.*

« L'acide sulfureux y a formé sur-le-champ des stries blanches, et dix minutes après, toute l'eau employée à cette expérience est devenue d'une couleur blanche tirant sur le bleu. Dans l'espace d'une heure, l'odeur hépatique a été entièrement détruite.

« Les effets de l'acide nitreux que j'ai ensuite employé n'ont pas été aussi prompts. Dans l'espace de deux minutes, l'eau était troublée dans toute son étendue ; mais la couleur était beaucoup plus légère que celle occasionnée par l'acide sulfureux ».

Les expériences de Save ne prouvent nullement que le soufre existe dans les eaux de Luchon à l'état d'acide sulfhydrique libre. Leur réaction alcaline autoriserait plutôt à soupçonner qu'elles contiennent un monosulfure ou un sulfhydrate. Leur décomposition par les acides sulfurique, chlorhydrique, sulfureux ou azoteux, a d'ailleurs produit exactement les effets qu'on eût observés en agissant sur une solution de monosulfure de sodium ou de sulfhydrate. Je ne crois pas devoir pousser plus

loin la discussion de ces expériences, car elles ne sont pas de
nature à prouver que Bayen se soit trompé.

En 1809 et 1810, Dispan, professeur à la Faculté des sciences de Toulouse, analysa les eaux d'Ax (Ariège). Il signala le
premier l'existence du silicate de soude et du manganèse dans
ces eaux (1).

En 1813, Poumier publia une série d'analyses quantitatives des
eaux sulfurées des Pyrénées. Ce chimiste, dont le travail a été
rarement cité par les auteurs qui l'ont suivi, a cependant signalé
plusieurs particularités intéressantes qui avaient échappé à ses
devanciers. Il indique le premier l'existence de sels solubles de
chaux et de magnésie.

On trouve dans l'ouvrage de Poumier les analyses des eaux de
Bagnères-de-Luchon, Barèges, Bonnes, Cauterets, Eaux-Chaudes
et Labassère. Ces analyses ne sont pas irréprochables ; elles
laissent surtout à désirer sous le rapport de l'exactitude du dosage des divers corps tenus en dissolution dans ces eaux, ou du
moins, si l'on devait les considérer comme exactes, il faudrait
admettre que les sources sulfurées des principales stations thermales des Pyrénées sont fort différentes aujourd'hui de ce
qu'elles étaient en 1813, ce qui est peu probable.

D'après Poumier, les eaux les plus chaudes d'une station seraient les plus riches en soufre. Il a observé également que la
composition chimique des sources n'est pas absolument constante ; aussi conseille-t-il de ne pas se contenter d'une seule
analyse. Il faut, suivant lui, revenir sur les lieux et reprendre
son travail dans les diverses saisons, parce que « les eaux
pluviales peuvent se mêler aux eaux de ces sources dans certains temps de l'année et en altérer les propriétés. » Cette
recommandation est fondée.

En 1823, Longchamps publia une note sur les eaux minérales
des Pyrénées. Il admit que les eaux de Barèges, Cauterets et

(1) *Histoire et Mémoires de l'Académie des sciences de Toulouse*, t. I,
1827, p. 167.

Saint-Sauveur, doivent leur réaction alcaline à la soude caustique et non au carbonate de soude ; il étendit plus tard cette manière de voir à toutes les eaux sulfureuses des Pyrénées Suivant Longchamps, dans ces eaux « le soufre est combiné à l'hydrogène, et l'hydrogène sulfuré qui en résulte, est combiné avec la soude et forme un hydrosulfure, peut être mélangé de sulfure hydrogéné, ce qu'il est difficile de déterminer avec précision, etc. » Dans une publication ultérieure (*Annuaire des eaux minérales de France*), ce chimiste donne les analyses des eaux de Barèges, Cauterets et Saint-Sauveur.

En 1823, Magnes-Lahens analysa quelques-unes des principales sources d'Ax, dont Dispan ne s'était pas occupé. Il trouva, comme lui, que certaines sources contenaient du carbonate de soude, tandis que d'autres renfermaient surtout du silicate de cette base. Magnes considéra ces eaux comme contenant le soufre à l'état de sulfure de sodium (1).

En 1827, Anglada fit paraître ses belles recherches sur les eaux sulfureuses thermales des Pyrénées. Il essaya de démontrer, à l'aide d'expériences très habilement conçues, que ces eaux doivent leurs principales propriétés à du monosulfure de sodium et à du carbonate de soude. Il montra que toutes les eaux sulfurées thermales des Pyrénées laissent dégager de l'azote à leur point d'émergence, que toutes tiennent en dissolution une matière organique azotée qui se dépose en partie lorsqu'elles arrivent au contact de l'air, et produit, soit la substance amorphe et d'apparence gélatineuse désignée habituellement sous le nom de *barégine*, soit la substance blanche et filamenteuse qui a été décrite plus tard sous le nom de *sulfuraire*.

Anglada étudia avec soin l'action que l'air exerce sur le composé sulfuré que tiennent en dissolution les eaux des Pyrénées ; il décrivit le phénomène du blanchiment de certaines d'entr'elles, et en donna une explication sur laquelle je reviendrai quand je parlerai des *eaux blanches*. On trouve dans les ouvrages de ce savant une description exacte des propriétés des eaux sulfu-

---

(1) *Analyse des eaux minérales d'Ax*, par Magnes-Lahens, 1823.

rées dégénérées et de celles des eaux thermales simples, ainsi que des analyses très détaillées des principales sources sulfurées des Pyrénées-Orientales. Les travaux d'Anglada peuvent être classés, même à notre époque, parmi les plus remarquables qui aient été publiés sur les eaux sulfureuses des Pyrénées.

En 1838, A. Fontan fit paraître un mémoire intitulé : *Recherches sur les Eaux Minérales des Pyrénées*. Les faits contenus dans ce mémoire et les théories qui y sont exposées, étaient, dit-il, le fruit de trois années de recherches non interrompues sur les principales sources de l'Ariège, de la Haute-Garonne, des Hautes et Basses-Pyrénées. Il avait déterminé la quantité du composé sulfuré ; pour les autres éléments minéralisateurs, il s'était contenté d'essais qualitatifs.

Comme ses devanciers, Fontan admet que les eaux sulfurées des Pyrénées renferment toutes les mêmes éléments essentiels ; avec des différences qu'il a soin de signaler. Les composés communs à toutes les sources sulfurées sont :

Un hydrosulfate de sulfure ;

Du chlorure de sodium et peut-être de potassium ;

Du sulfate de soude ;

Du carbonate et du silicate de chaux ;

Du carbonate de magnésie ;

Du fer et de l'alumine ;

Des silicates de soude et peut-être de fer et d'alumine ;

Une matière organique ;

Quelques sources seulement contiennent du sulfate de chaux.

Fontan étudie longuement le phénomène du blanchiment des eaux de Bagnères-de-Luchon. Après avoir rappelé l'opinion des auteurs qui l'ont précédé, il expose une série d'expériences personnelles qui l'ont conduit aux résultats suivants :

Les eaux sulfurées qui blanchissent sont limpides et incolores au griffon ; mais elles prennent, quand elles sont exposées à l'air, une teinte jaune verdâtre, due à la formation d'un polysulfure. La réaction aurait lieu ainsi qu'il suit :

$$2\,NaHS + O = H^2O + Na^2S^2$$

Le polysulfure provenant de cette première oxydation serait

lui-même transformé, en hyposulfite par l'action prolongée de l'air, avec dépôt de soufre.

Fontan se demande si l'eau ainsi altérée par le contact de l'air, qui contient un polysulfure, n'a pas acquis, par ce seul fait, des propriétés curatives d'une certaine importance. Voici comment il s'exprime :

« Je rechercherai si la modification qu'éprouve le principe sulfureux, en passant de l'état de sulfhydrate à celui de polysulfure, ne donne pas à l'eau des propriétés différentes, et peut-être plus actives, quoique le soufre soit alors en plus faible proportion.

« Le monosulfure n'attaque pas le platine, tandis que les polysulfures l'altèrent promptement.

« Le bichlorure de mercure, quoique ne contenant que moitié moins de mercure que le protochlorure, est beaucoup plus actif que lui. A Barèges, on a remarqué que les piscines produisent des effets plus actifs que les bains ordinaires. Je sais que la haute température de l'atmosphère y est pour beaucoup ; mais la modification du principe sulfureux n'y serait-elle pour rien ?

« A Bagnères-de-Luchon, la Reine est, dit-on, très active dans le bain, quoique ne contenant que très peu de principes sulfureux. L'eau y est assez longtemps à l'état de polysulfure avant de blanchir. »

Fontan s'occupe ensuite de l'état sous lequel la soude existe dans les eaux sulfurées des Pyrénées, et conclut en attribuant l'alcalinité de ces dernières, surtout à du silicate de soude. Enfin il consacre un chapitre assez étendu à l'étude des matières organiques qu'on trouve dans les eaux sulfurées.

Dans un deuxième mémoire, publié en 1840 (*Annales de chimie et de physique*, tome LXXIV), Fontan étudie une série de questions très intéressantes qui se rapportent aux sources minérales en général et aux sources sulfurées en particulier. Les principales conclusions de son travail, pour les sources sulfurées, sont les suivantes :

« 1º Les eaux sulfureuses naturelles naissent toutes dans le terrain primitif, ou sur les limites de ce terrain et du terrain de transition. » Ce fait était déjà connu.

« 2° Ces sources naissent seules, *éloignées de toutes autres sources*, et contiennent une très petite proportion de substance saline autre que le principe sulfureux, et toujours dans les Pyrénées, les substances salines des eaux sulfureuses naturelles sont : du sulfate de soude, sans sulfate ni chlorure de chaux ni de magnésie.» Ce dernier point n'est pas absolument exact ; l'eau de Bonnes, en particulier, contient manifestement du sulfate de chaux.

« 3° Ces sources naissent, le plus souvent, chaudes ; et dans chaque localité, s'il existe plusieurs sources, c'est la plus chaude qui est la plus sulfureuse, et devient d'autant plus sulfureuse qu'on la cherche plus profondément.

« 4° Le gaz qui se dégage spontanément des eaux sulfureuses naturelles est de l'azote pur ; celui qui se dégage par l'ébullition est de l'azote mêlé d'hydrogène sulfuré.

« 5° Les sources sulfureuses naturelles contiennent une quantité notable en dissolution d'une substance azotée, qui se dépose quelquefois sous forme de gelée, et qu'on a désignée sous le nom de Barégine ».

A ces caractères essentiels des eaux sulfurées thermales des Pyrénées, Fontan oppose les caractères distinctifs des eaux sulfurées calciques, qu'il désigne sous le nom de *sulfureuses accidentelles* :

« 1° Les sulfureuses accidentelles naissent le plus souvent froides, et si elles sont chaudes, elles deviennent d'autant plus sulfureuses qu'elles se refroidissent davantage dans chaque localité ; et plus on se rapproche des sources principales, moins elles sont sulfureuses ;

« 2° Le gaz qui se dégage des sources accidentelles spontanément est un mélange d'acide carbonique, d'hydrogène sulfuré et d'azote ; celui qui se dégage par l'ébullition est aussi un mélange de certains gaz ;

« 3° Les sources sulfureuses accidentelles ne *contiennent pas de barégine* ; quand elles contiennent une matière organique, cette substance est de l'acide crénique ;

« 4° Les sulfureuses accidentelles contiennent, en général, une forte proportion de substances salines, et notamment, dans la plupart des cas, de sulfates de chaux et de magnésie, avec des chlorures de ces bases, et quelquefois d'autres substances. Ces sources sourdent le plus souvent près des sources salines, qui ont la même composition qu'elles, et dont elles dérivent, et souvent elles se trouvent dans le voisinage de sources ferrugineuses crénatées ».

On voit, par ces citations, que Fontan considérait les eaux sulfurées calciques comme essentiellement différentes des eaux sulfurées sodiques, aussi bien au point de vue de leur origine que de leur composition.

En 1841, Gintrac, directeur de l'école de médecine de Bordeaux, a déterminé la température et la sulfuration des principales sources thermales ; il a complété plus tard ses recherches en visitant les établissements des Pyrénées-Orientales, dont il n'avait rien dit dans son premier travail.

Boullay et O. Henry se sont aussi occupés de l'étude des eaux sulfurées des Pyrénées. Henry a signalé le premier l'existence de l'iode dans quelques-unes d'entr'elles, et annoncé qu'on trouverait probablement des traces de ce corps dans toutes les eaux sulfurées de la chaîne.

Boullay et Henry ont surtout essayé de ramener à l'opinion de Bayen et d'Anglada, les chimistes qui croyaient, avec Fontan, que les eaux sulfureuses des Pyrénées étaient minéralisées par le sulfhydrate de sulfure de sodium. Je rapporterai plus loin les expériences qu'ils ont faites dans ce but.

M. Bouis a publié de belles recherches sur les sources d'Olette, dans lesquelles il a signalé le premier l'existence de l'acide borique.

Poggiale a analysé les eaux de Labassère, et étudié le genre d'altération que subissent les eaux pulvérisées.

Réveil a aussi étudié certaines eaux des Pyrénées, et notamment celles de Cauterets.

On doit à M. Blondeau de bonnes observations sur les sources de Cauterets ; Bérard a examiné les eaux de Visos, et y a trouvé une matière bitumineuse ; MM. Mialhe et Lefort ont étudié avec soin les sources des Eaux-Chaudes ; en 1851, Lambron a déterminé la température et la sulfuration des principales sources des Pyrénées. Dans ces dernières années, M. Byassou a étudié les eaux de Cauterets ; M. Béchamp a fait paraître, dans les *Annales de chimie et de physique*, un travail très important sur les eaux sulfurées en général ; enfin, M. Willm a publié tout récemment l'analyse d'un certain nombre d'eaux minérales des Pyrénées.

Je rapporterai en détail les résultats obtenus par les auteurs dont je viens de citer les travaux, au fur et à mesure que l'occasion se présentera. J'arrive maintenant à l'exposé des recherches qui me sont propres.

CHAPITRE II

CARACTÈRES PHYSIQUES DES EAUX SULFUREUSES SODIQUES. — VARIATIONS DE LA TEMPÉRATURE ET DE LA COMPOSITION.

I. — PROPRIÉTÉS PHYSIQUES DES EAUX SULFURÉES SODIQUES.

Si les eaux sulfurées sodiques des Pyrénées possèdent des propriétés communes, celles de chaque station thermale ont aussi des propriétés particulières, et l'on commettrait une grave erreur en attribuant à toutes les eaux sulfurées de la chaîne le même ensemble de caractères. C'est un point sur lequel j'ai beaucoup insisté dans la première édition de cet ouvrage. Tandis qu'Anglada s'était appliqué avec une remarquable sagacité à établir les analogies que présentent les eaux des diverses stations pyrénéennes, j'ai fait ressortir les différences essentielles qu'une étude attentive dévoile chez la plupart d'entr'elles.

Les eaux sulfurées thermales des Pyrénées sont limpides et incolores à leur point d'émergence. Toutes répandent une odeur hépatique bien prononcée. La température, souvent très élevée, est comprise entre 12° et 78° centigrades. Leur densité diffère à peine de celle de l'eau distillée ; les nombres suivants représentent la densité de l'eau de quelques sources à une température comprise entre 15° et 20° :

LUCHON...
Source Bayen.........	1,00026	— Filhol.
— Reine	1,00025	— id.
— Grotte sup.......	1,00019	— id.
— Blanche.........	1,00017	— id.
— Ferras, n° 2....	1,00028	— id.
— Etigny, n° 1....	1,00015	— id.
— Richard, sup...	1,00020	— id.

Escaldas........................ 1,00004 — Anglada.
Vernet, sup. nº 1.................. 1,00016 — *id.*
Moligt, sup. nº 1................. 1,00022 — *id.*
Vinça .... 1,00020 — *id.*
Amélie-les-Bains, Grand-Escaldadou 1,00022 — *id.*

Toutes les sources qui jaillissent de bas en haut laissent dégager, par intervalles, une quantité plus ou moins notable de bulles gazeuses, qu'on peut aisément recueillir. Le gaz est sans action sur la teinture de tournesol ; il éteint les corps en combustion ; il ne trouble pas l'eau de chaux ; il n'est pas sensiblement absorbé par la potasse ; il brunit légèrement le papier d'acétate de plomb ; il se comporte, en un mot, comme de l'azote contenant quelques traces d'acide sulfhydrique.

L'eau de certaines sources se trouble peu de temps après avoir été exposée à l'air : de limpide qu'elle était, elle devient laiteuse ; elle perd, en même temps, presque toute son odeur et sa sulfuration diminue beaucoup. On lui donne alors le nom d'*eau blanche*.

II. — VARIATIONS DE LA TEMPÉRATURE DES EAUX MINÉRALES.

Une question importante, soulevée à diverses reprises et longuement discutée par Anglada, consiste à savoir si la température des eaux thermales est invariable, ou si elle subit des variations régulières ou irrégulières.

Anglada, comparant les températures observées par Carrère en 1754 sur les sources des Pyrénées-Orientales, avec celles qu'il observait lui-même en 1818 et 1819, trouva que ces dernières étaient toutes inférieures à celles de Carrère. La différence s'élevait à plusieurs degrés pour la plupart des sources, mais elle n'était que de 0º5 pour celle de Nyer.

Le savant professeur de Montpellier, ayant eu occasion d'observer la température de la source principale de Moligt à vingt ans d'intervalle, trouva, la première fois 31º Réaumur et la deuxième 30º 30. Il n'hésita pas à attribuer cette légère différence a des causes accidentelles ou à des erreurs d'observation. Les nombreux essais qu'il fit plus tard sur la grande source des bains d'Arles, en prenant chaque jour, à différentes heures, la température, ne lui permirent pas de constater de variations. Il opérait pourtant, dit-il, avec un thermomètre sur lequel les dixièmes de degrés étaient facilement appréciables.

M. Legrand, reprenant la comparaison des observations de Carrère avec celles d'Anglada, a montré que les différences considérables que je rappelais tout à l'heure, pouvaient fort bien n'être qu'apparentes. Si l'on suppose, en effet, que Carrère se soit servi d'un thermomètre Réaumur à l'alcool, et qu'on fasse les réductions convenables, on arrive aux résultats suivants ;

NOMS DES SOURCES	TEMPÉRATURES observées par Carrère en 1754.		TEMPÉRATURES observées par Anglada en 1819.
	NOMBRES notés par lui.	NOMBRES corrigés par Legrand.	
Nyer...................	19,00	18,00	18,50
Vinça, source de Nossa......	20,50	19,40	18,80
Moligt, grande source........	33,00	30,30	30,30
La Preste, grande source....	38,50	35,20	35,20
Escaldas	38,50	35,20	34,00
Vernet, source extérieure....	48,00	43,00	42,80
Vernet, source du milieu....	51,00	45,50	44,50
Arles, grand Escaldadou.....	55,50	49,00	49,00
Thuez (Olette)..............	70,50	60,00	60,00

La remarque de M. Legrand autorise donc à penser que les eaux sulfurées des Pyrénées-Orientales n'ont éprouvé, de 1754 à 1819, que de très légères variations de température, pouvant dépendre de causes accidentelles ; mais faut-il en conclure que la température des eaux thermales de cette partie des Pyrénées est invariable. Je dois faire observer tout d'abord que les nombres signalés par M. Legrand pour la source d'Olette ne sont pas ceux qui figurent dans l'ouvrage d'Anglada. Ce n'est pas 60°, mais bien 43° 5, que ce dernier avait trouvé pour la température de cette source. Anglada insiste même sur la différence de 27° Réaumur qui existe entre ses observations et celles de Carrère. Il y aurait donc ici une variation trop considérable pour que les calculs de M. Legrand puissent rétablir la concordance. D'autre part, j'ai eu l'occasion d'observer à Bagnères-de-Luchon des différences de 2 degrés cent. dans la température de l'une des sources les plus abondantes et les mieux captées, la source de la Reine. On ne peut pas, du reste, mettre en doute l'exis-

tence de variations dans la température de certaines sources
thermales quand on étudie les travaux faits par des savants
d'une habileté exceptionnelle. C'est ainsi que les observations
de Becker, Klaproth et Berzélius sur l'eau du Strudel à Carlsbad,
montrent que la température des eaux minérales peut éprouver,
en l'absence de toute cause violente de perturbation, des changements assez notables. Je transcris ces observations :

$$
\begin{array}{lll}
\text{1770. — Becker} \dots\dots\dots & 59^{\circ}00 & \text{Réaumur} \\
\text{1791. — Klaproth} \dots\dots & 55^{\circ}50 & — \\
\text{1822. — Berzélius} \dots\dots & 59^{\circ}00 & —
\end{array}
$$

M. Bonjean, qui a si bien étudié les eaux d'Aix en Savoie, a
constaté que leur température variait d'une manière très sensible à certaines époques, et surtout à la suite de longues pluies ;
c'est ainsi qu'en 1836 (6 nov.), l'eau de soufre ne marquait que
36° au lieu de 45° qu'elle a habituellement (1).

Les eaux de Brigg-Baden, en Valais, restent neuf mois de l'année
à 34° ou 35° ; elles acquièrent tout-à-coup une température de 45°
à 50°, lorsque la fonte des neiges du grand glacier de la Jungfrau
permet d'arroser les vastes pâturages entourant la base des
montagnes au-dessous desquelles on voit sourdre au niveau du
lit du Rhône la source thermale.

Des changements subits dans la température des eaux minérales peuvent être produits par d'autres causes. Les tremblements
de terre ont souvent occasionné des effets de ce genre, comme
on en peut juger pas le passage de Pline : « Terræ quoque motus
profundunt, sorbuntque aquas. Sicut circa Phœnum Arcadiæ
quinquies accidisse constat. Sic et in Coryco monte amnis erupit,
posteaque cœptus est coli, illa mutatione mira, ubi nulla causa
evidens apparet : sicut in Magnesia calidas factas frigidas, salis
non mutato sapore. »

Forbes, qui a parcouru les Pyrénées en 1835 pour étudier
la question de l'invariabilité de la température des eaux minérales, s'exprime ainsi (2) :

(1) *Analyse chimique des eaux d'Aix en Savoie*, page 34.
(2) Bibliothèque universelle de Genève.

«Rien n'est plus incertain que l'histoire des eaux minérales, malgré leur importance médicale et le grand intérêt géologique qu'elles présentent en particulier, rien ou presque rien n'est connu sur la constance ou la variation de leur température, de jour en jour, d'année en année, de siècle en siècle, et l'on comprend pourtant la valeur de tels faits, pour asseoir une opinion sur la cause de cette température elle-même. Non-seulement nous sommes incapables d'établir avec l'état thermométrique ancien des sources, même les mieux connues, des comparaisons authentiques, mais même il nous manque des observations suffisamment précises et complètes qui promettent pour l'avenir ce moyen précieux d'éclairer la théorie des eaux minérales.

« Les théories de Fourier feraient penser que, si les sources chaudes doivent leur température à la chaleur centrale de la terre, elle a dû fort peu diminuer dans les temps historiques ; mais quelques faits ont prouvé qu'il y a souvent des changements très brusques. Ainsi la source de la Reine à Bagnères-de-Luchon augmenta tout-à-coup de 75° Far. (41°,6 C.), en 1775, lors du tremblement de terre de Lisbonne (1).

« Ainsi, deux sources chaudes de l'Amérique du Sud, éloignées de tout volcan actif, ont augmenté leur température de 4°,8°, depuis le moment où de Humboldt les a examinées jusqu'au dernier voyage de Boussingault. Or nous n'avons aucune série d'expériences sur les variations journalières ou mensuelles des diverses sources d'eaux minérales, et, quoique l'on ait une opinion générale de la constance de leur température, elle n'est appuyée sur aucun fait bien constaté, etc. »

D'après M. Despine, les eaux d'Aix en Savoie devinrent froides et déposèrent un sédiment bleuâtre à l'époque du tremblement de terre de Lisbonne. Ce phénomène dura trois ou quatre jours (2)

Forbes a voulu jeter les bases d'un plan d'observations qui pussent servir de repère pour l'avenir. Les recherches de ce savant ont porté sur les eaux minérales des Pyrénées ; il a fait usage de deux thermomètres gradués avec le plus grand soin,

(1) Campardon, *Dict. min. et hydrolog. de la France*, tome 1, page 121.
(2) *Essai sur la topographie d'Aix en Savoie*, page 39.

marchant parfaitement d'accord ; elles méritent donc toute confiance. Je vais comparer ses résultats avec ceux d'autres observateurs. Pour ne pas donner trop d'étendue à mon tableau, je citerai les observations faites sur les sources dont la température et le degré sulfhydrométrique ne paraissent avoir éprouvé que des changements peu considérables. S'il s'agissait de sources accessibles aux eaux d'infiltration, on aurait naturellement à constater de grandes différences.

TABLEAU I. — Températures des mêmes sources observées à différentes époques :

NOMS des LOCALITÉS	NOMS des SOURCES	TEMPÉRATURE	LIEU des OBSERVATIONS	NOMS des AUTEURS	DATES des observat.
		deg. c.			
	Gros Escaldadou.	61,25	au bouillon...	Anglada.	»
	id.	61,15	id.	Roux.	1842
	S. du jard. Còme.	60,00	id.	Anglada.	»
Amélie-les-Bains	id.	60,25	id.	Roux.	1842
	Petit Escaldadou.	62,87	id.	Anglada.	»
	id.	62,70	id.	Arago.	1826
	id.	62,90	id.	Forbes.	1835
	id.	63,75	id.	Roux.	1842
La Preste.	S. des Lépreux...	43,12	id.	Anglada.	»
	id.	43,00	id.	Roux.	1842
	Grande source ...	42,50	id.	Anglada.	»
Escaldas..	id.	42,15	id.	Roux.	1842
	Source Merlat....	33,12	id.	Anglada.	»
	id.	33,10	id.	Roux.	1842
Thués	S. des b. de la Tet.	75,00	id.	Anglada.	»
	id.	75,50	id.	Roux,	1842
	Rossignol sup....	74,50	id.	Fontan.	1835
	id.	71,80	id.	Forbes.	1835
	id.	73,00	id.	Gintrac.	1841
Ax	id.	74,50	id.	Roux.	1842
	id.	77,00	id.	Lambron.	1851
	Les Canons	75,60	id,	Forbes.	1835
	id.	75,50	id.	Roux.	1842
	id.	75,00	id.	Gintrac.	1841
	Grande douche...	44,10	au robinet....	Arago.	1826
	id.	44,75	id.	Fontan.	1835
	id.	44,40	id.	Forbes.	1835
	id.	45,00	id.	Gintrac.	1841
Barèges...	id.	43,60	id.	Filhol.	1850
	Lachapelle.......	31,80	id.	Fontan.	1835
	id.	28,45	id.	Longchamps.	1831
	id.	31,00	id.	Gintrac.	1841
	id.	31,10	id.	Filhol.	1850
	. . . .	34,50	au r. de la d.	Fontan.	1835
Saint-Sauveur.	. . . .	34,50	id.	Gintrac.	1841
	. . . .	34,50	id.	Longchamps.	»
	. . . .	34,20	id.	Filhol.	1850

NOMS des LOCALITÉS	NOMS des SOURCES	TEMPÉRATURE	LIEU des OBSERVATIONS	NOMS des AUTEURS	DATES des observat.
		deg. c.			
	La Raillère......	39,25	au réservoir..	Fontan.	1835
	id.	39,00	id.	Buron.	»
	id.	38,50	id.	Gintrac.	1841
	id.	39,00	id.	Filhol.	1850
Cauterets.	César vieux......	48,05	au robinet....	Fontan.	1835
	id.	48,50	id.	Buron.	»
	id.	48,00	id.	Gintrac.	1841
	id.	48,50	id.	Filhol.	1850
	Source aux œufs.	54,50	au griffon....	Forbes.	1835
	id.	54,00	id.	Filhol.	1850
	Source vieille....	33,00	à la buvette..	Fontan.	1835
	id.	33,35	id.	Forbes.	1835
	id.	33,20	id.	Gintrac.	1841
Bonnes...	id.	32,20	id.	Filhol.	1850
	Source du Bois ..	12,80	à la source...	Fontan.	1835
	id.	13,00	id.	Gintrac.	1841
	id.	12,20	id.	Filhol.	1850
	Source du Clot...	34,70	à la buvette..	Forbes,	1835
	id.	36,15	id.	Fontan.	1835
	id.	36,00	id.	Gintrac.	1841
	id.	34,10	id.	Filhol.	1850
	Lerey	33,65	au robinet....	Fontan.	1835
	id.	34,00	id.	Gintrac.	1841
	id.	34,80	à la buvette..	Filhol.	1850

Ces chiffres montrent que, en dehors du cas où des tremblements de terre ont amené une perturbation brusque dans le régime des sources, celles captées dans des conditions les mettant à l'abri de tout mélange avec les eaux superficielles, n'éprouvent que de faibles changements de température. Les divergences considérables que présentent les déterminations faites sur une même source par quelques observateurs, peuvent tenir en partie à l'imperfection des instruments, en partie aussi à des erreurs dues à la difficulté de faire une bonne lecture de thermomètre dans des galeries souterraines. Il arrive d'ailleurs, que plusieurs filets d'eau minérale, sortant des fissures du granit, ont été réunis pour former une source unique; dans ce cas, la température peut varier suivant qu'on place le thermomètre au-dessus de telle ou telle fissure. Aussi, vaudrait-il mieux, observer la température à une faible distance de la source, alors que tous les filets qui la constituent sont bien mélangés. Rien n'empêcherait de relever au griffon même, les températures maximum et minimum des différents filets. Les observations deviendraient alors plus comparables.

Il me paraît donc incontestable que les eaux minérales observées à des intervalles de temps considérables ne présentent pas
une série de températures décroissantes Indépendamment des
remarques ingénieuses de M. Legrand que j'ai citées plus haut,
on peut constater que plusieurs sources, examinées par divers
auteurs, à des époques assez éloignées les unes des autres, ont
fourni des résultats tellement rapprochés qu'on est tenté d'attribuer les différences, comme le faisait Anglada, à des erreurs
d'observations ou à l'imperfection des thermomètres.

Il faut convenir pourtant que cette explication n'est pas toujours satisfaisante. On peut bien admettre des erreurs de quelques
dixièmes de degré, mais des savants ne peuvent pas commettre
une erreur d'un degré entier. En se rappelant qu'en 1800, de
Humboldt trouva que la source de Mariara (Cordillères) était à
59°3, et celle de Las Trinchéras, près de Puerto-Cabello, à 90°4,
tandis que MM. Boussignault et Rivero ont trouvé, en 1823, 64°
et 90°, on se trouve dans la nécessité de reconnaître que la
température de certaines sources thermales n'est pas invariable (1).

Comment, du reste, mettre sur le compte du chimiste ou de
ses instruments, des différences qui s'élèvent jusqu'à 5 degrés,
comme cela est arrivé pour la source du Rossignol à Ax ; la
source Lachapelle à Barèges a fourni aussi des observations
discordantes, car la différence s'élève à 3°35. Je crois donc, avec
Forbes, que la question n'est pas aussi nettement résolue qu'on
pourrait le désirer.

On arriverait à un résultat plus certain si, dans chaque station thermale, un même observateur, voulait s'astreindre à noter
pendant quelques années, une ou deux fois par semaine, la température des principales sources. On saurait alors si les températures varient d'une manière régulière suivant les conditions
météorologiques, et il serait très intéressant de rechercher si,
comme je le crois, les variations de température se lient à des
différences dans le débit des sources et dans la composition
chimique de l'eau minérale elle-même.

(1) *Ann. de chimie et de phys.* 3me série, tome LII, page 188.

J'ai fait, de 1849 à 1852, un travail de ce genre sur les sources de Bagnères-de-Luchon ; mais les résultats que j'ai obtenus, mériteraient d'être confirmés par de nouvelles observations qui auraient sur les miennes l'avantage d'être faites longtemps après le captage définitif des sources, et, par conséquent, dans des conditions aussi favorables que possible.

Ce que je puis affirmer, en me fondant non seulement sur mes anciennes expériences, mais sur toutes celles que j'ai eu l'occasion de faire pendant trente ans, c'est qu'à Bagnères-de-Luchon les sources les mieux captées et les mieux aménagées n'ont pas une température invariable, et que les différences ont lieu tantôt en plus, tantôt en moins.

Il y a d'ailleurs à Bagnères-de-Luchon des sources qui paraissent, autant qu'on peut en juger, ne pas éprouver ou n'éprouver que très peu l'influence des eaux superficielles, soit à l'époque des pluies, soit à celle de la fonte des neiges. La température de ces sources, sans être absolument fixe, ne subit que des changements peu considérables. Ces sources sont en même temps les plus chaudes et les plus sulfurées.

D'autres sources ont été captées dans des conditions toutes différentes : un canal rempli d'eau provenant des couches superficielles est établi dans les galeries où naissent les eaux minérales. Vient-on à mettre ce canal à sec, le débit de certaines sources diminue, et il peut même arriver qu'elles disparaissent. Elève-t-on le niveau de l'eau du canal, le débit de l'eau minérale augmente en même temps que la température et la minéralisation ; mais, si le niveau de l'eau froide dépasse un certain point, le mélange de l'eau minérale avec l'eau superficielle a lieu, et l'on voit baisser à la fois la température et la minéralisation. Les sources de Ferras et de l'Enceinte sont dans ce cas. Ici, la cause des différences de température est facile à saisir, et ce n'est pas sur des sources ainsi captées que devrait être faite la série d'expériences dont je parlais tout à l'heure.

Il faudrait, je le répète, pour que les observations de diverses personnes puissent être comparées et discutées, que les chimistes qui examineront une source à son griffon explorent avec soin tous les points de celui-ci, et notent le maximum et le minimum de température. En promenant un thermomètre dans les fissures de la roche au milieu de laquelle naît la source Bayen à Bagnères-de-Luchon, j'ai obtenu des températures comprises entre 65 et 68°. Il faudrait aussi noter la température du mélange des divers filets d'eau thermale dont l'ensemble constitue la source.

J'ai rassemblé dans le tableau suivant les observations de divers auteurs sur les eaux de Bagnères-de-Luchon, antérieurement à mes travaux, et celles que j'ai faites moi-même depuis 1849.

TABLEAU II. — Températures des sources de Bagnères-de-Luchon observées à différentes époqu[es] en degrés centigrades.

DATES des EXPÉRIENCES	Température extérieure	Bayen	Reine	Azémar	Richard supérieure	Grotte supérieure	Blanche	Ferras ancienne	Ferras nouvelle	Eligny n° 1	Lachapelle	Enceinte	OBSERVATIONS
	deg.	deg.	deg.	deg.	deg.	deg.	deg.	deg.	deg.	deg.	deg.		
1er août 1849	»	65.20	57.80	»	»	»	»	»	»	»	»	»	Les températures observées du 1er août au 6 sept. n'indiquent pas le maximum.
1er sept. 1849	»	66.00	57.80	»	»	»	»	»	»	»	»	»	
2 —	»	65.50	57.80	»	»	»	»	»	»	»	»	»	
3 —	21.00	65.40	57.80	51.80	47.60	58.60	»	32.20	38.40	»	»	40.90	
4 —	19.00	66.00	57.80	51.60	47.60	58.60	»	»	»	»	»	»	
5 —	»	65.40	57.80	51.80	47.80	58.10	»	32.00	38.30	»	»	»	
6 —	»	68.00	57.80	51.70	47.60	58.60	»	»	»	»	»	»	
10 —	17.00	67.90	57.80	52.60	»	58.00	»	»	»	»	»	»	
12 —	18.50	68.00	57.80	53.00	48.30	58.50	46.00	»	»	»	»	»	
13 —	15.50	67.90	57.80	53.00	49.80	59.00	46.00	32.00	38.50	»	»	40.00	
14 —	16.00	67.80	57.80	53.20	49.00	58.90	»	32.00	38.20	»	»	39.00	
16 —	18.50	67.80	57.80	53.50	49.00	»	»	»	»	»	»	»	
18 —	19.00	68.00	57.80	53.50	50.00	»	»	32.00	38.20	»	»	40.00	
19 —	»	68.10	57.80	53.60	51.00	58.80	»	32.10	38.20	»	»	39.00	
20 —	18.00	68.10	57.80	53.60	51.00	59.00	»	»	»	»	»	39.00	
26 —	»	»	57.80	»	»	»	»	»	»	»	»	»	
27 —	»	»	57 80	»	»	»	»	»	»	»	»	»	
28 —	»	»	57.80	53.20	»	»	»	»	»	»	»	»	
26 oct. 1849	20.00	68.00	57.80	53.60	50.60	59.40	»	33.80	39.80	»	»	40.00	
27 —	17.00	67.60	57.80	53.60	50.50	59.00	46.80	33.80	39.50	»	»	»	
28 —	»	68.10	57.80	»	51.00	59 10	46.80	34.00	40.00	»	»	37.00	
2 nov. 1849	16.00	»	57.80	»	»	»	»	»	»	»	»	»	
5 —	»	68.00	57.80	»	»	»	48.60	»	»	»	»	»	
6 —	14.00	68.00	57.80	»	49.80	58.60	»	»	»	»	»	»	
7 —	14.00	»	57.80	53.40	49.80	»	49.00	37.00	41.30	»	»	»	
9 —	12.00	68.00	57.80	53.40	50.50	58.70	49.00	36.80	41.80	»	»	37.00	
10 —	14.00	68.00	57.80	»	50.50	58.80	47.40	35.80	41.00	»	»	»	
12 —	14.00	»	57.80	53.40	»	»	47.00	35.40	40.60	»	»	36.60	
13 —	14.00	»	57.80	51 20	51.20	58.80	46.50	34.50	39.90	»	»	37.30	

DATES des EXPÉRIENCES	Température extérieure	NOMS DES SOURCES											OBSERVATIONS
		Bayen	Reine	Azémar	Richard supérieure	Grotte supérieure	Blanche	Ferras ancienne	Ferras nouvelle	Eligny n° 1	Lachapelle	Enceinte	
	deg.	dég	deg.	deg.	deg.	deg.	deg.	deg.	deg.	deg.	deg.		
14 nov. 1849....	5.00	»	58.00	51.50	51.50	»	»	»	»	»	»	»	
13 déc. 1849....	7.85	»	57.90	»	»	58 05	»	35.10	36.30	»	»	»	
25 —	3.60	»	58.10	»	»	58.15	»	32.50	»	»	»	»	
26 —	5.70	»	58.10	»	»	58.45	»	32.80	»	»	»	»	
30 —	0.20	»	58.10	»	»	57.85	»	32.20	»	48.00	»	»	
31 —	2.15	»	58.10	»	»	58.50	»	»	»	»	»	»	
5 janv. 1850...	2.00	»	58.20	»	»	58.50	»	»	»	»	»	»	
6 —	2.55	»	58.10	»	»	58.00	»	»	»	»	»	»	Le 8 janvier, on déprime fortement le sol des galeries du Sud.
13 —	»	»	58.00	»	»	57.85	»	»	»	»	»	»	
14 —	4.70	»	58.10	«	»	58.10	»	37.40	42.20	47.95	»	»	
15 —	5.60	»	»	53.90	»	»	»	»	»	»	»	»	Le 15, on capte la Grotte inférieure. Le 16, on rétablit le niveau de l'eau froide qui avait été déprimé depuis plusieurs jours.
19 —	5.40	»	58.00	53.05	»	»	»	»	»	»	»	»	
20 —	3.10	»	»	»	»	»	»	36.20	41.20	48.30	»	»	
22 —	6.25	»	57.90	»	»	59.20	»	35.10	40.60	48.90	«	»	
23 —	2.90	»	57.90	»	»	59.10	»	35.50	40.70	49.30	»	»	
24 —	4.10	»	57.80	»	»	59.10	»	35.50	40.70	49.30	»	»	
25 —	4.20	»	57.80	»	»	59.00	»	35.40	40.65	49.00	»	»	
26 —	4.80	»	»	»	»	»	»	35.40	40.65	48.90	»	»	On relève la source Lachapelle, et on abaisse le niveau de la Froide de 15 millimètres.
27 —	3.10	»	57.80	53.45	»	58.80	»	35.10	40.60	»	»	»	
29 —	»	»	»	»	»	»	»	34.15	»	»	»	»	
30 —	»	67.80	57.80	54.40	52.10	58.00	»-	35.00	40.40	»	»	»	
31 —	5.00	»	57.80	53.10	»	58.20	»	35.00	40.70	48.10	»	»	
1er fév. 1850....	9.10	68.00	57.80	54.10	52.20	58.30	»	»	»	49.20	»	»	
2 —	8.00	68.10	57.80	54.40	52.50	58.20	»	34.80	40.40	»	38.95	37.10	
5 —	7.50	68.10	57.80	»	»	58.00	»	»	»	»	39.00	»	
8 —	10.00	»	57.80	»	»	»	»	»	»	»	39.00	38.00	
9 —	9.00	»	57.80	»	»	»	»	»	»	49.80	»	»	
10 —	8.10	»	»	»	»	»	47.00	»	»	»	»	»	Le 10 février, le niveau de la Froide est relevé : il s'élève le 11 à 45 millimètres, et le 13 à 70 millimètres au-dessus du niveau ordinaire ; le volume des sources est augmenté.
11 —	7.00	»	»	»	»	»	47.10	35.50	40.50	49.00	41.00	48.80	
13 —	2.10	»	57.80	»	»	57.50	47.00	32.50	»	47.00	40.12	»	
14 —	3.50	68.10	57.80	»	»	57.80	47.00	»	»	46.50	41.00	»	
15 —	9.00	67.25	57.80	»	»	57.90	47.20	»	»	46.50	40.80	»	
17 déc. 1850....	»	68.00	57.90	»	»	»	»	»	»	»	»	»	
22 —	»	»	57.95	»	»	»	»	»	»	»	»	»	
24 —	»	67.20	57.95	»	»	»	»	»	»	»(1)	»	»	
4 janv. 1851...	»	»	57.80	»	»	»	»	29.10	»	43.80	»	»	
5 —	»	»	58.20	»	»	57.50	45.20	»	»	44.50	»	»	
10 —	»	»	58.10	»	»	»	»	28.30	»	»	»	»	
16 —	»	67.30	57.95	»	»	»	»	»	»	»	»	»	
17 —	»	»	58.00	»	»	»	»	»	»	»	»	»	
23 —	»	67.60	57.95	«	»	»	»	»	»	»	»	»	
29 —	»	67.20	58.00	»	»	»	»	»	»	»	»	»	
31 —	»	67.20	58.00	»	»	»	»	»	»	»	»	»	
1er fév. 1851...	»	67.10	57.90	»	»	»	»	»	»	»	»	»	
2 —	»	67.00	57.90	»	»	»	»	»	»	»	»	»	
8 —	»	67.20	58.00	»	»	»	»	»	»	»	»	»	
9 —	»	67.00	58.00	»	»	»	»	»	»	»	»	»	
10 —	»	67.10	58.00	»	»	»	»	»	»	»	»	»	
11 —	»	67.10	58.00	»	»	»	»	»	»	»	»	»	
14 —	»	67.10	58.00	»	»	»	»	»	»	»	»	»	
16 —	»	67.20	58.00	»	»	»	»	»	»	»	»	»	
17 —	»	67.10	58.00	»	»	»	»	»	»	»	»	»	
18 —	»	67.10	58.00	»	»	»	»	»	»	»	»	»	
5 sept. 1852....	19.50	»	»	»	»	»	»	31.00	37.00	»	49.00	»	
12 —	18.90	»	»	»	»	»	»	»	36.80	»	»	»	
18 —	18.50	68.00	57.20	53.80	51.40	58.20	46.30	»	»	»	»	»	
15 avril 1853 ...	14.70	68.10	57.20	53.50	51.10	58.50	46.70	31.60	»	»	49.30	»	

Je me suis servi, pour ces expériences de deux thermomètres centigrades à mercure, gradués sur tige, divisés en cinquièmes de degré facilement appréciables. Ces deux thermomètres marchaient d'accord; leur zéro était vérifié de temps à autre.

Le tableau montre clairement que la température des sources de Bagnères-de-Luchon était très variable avant 1841 : la source de la Reine a varié de 43°60 à 50°45 ; la Grotte supérieure, de 58°75 à 61°25 ; la Blanche, de 22° à 38° ; Ferras ancienne, de 32° à 37°. A partir de 1841, les mêmes sources, mieux captées, ont éprouvé de moindres variations : la Reine, de 57°20 à 59°50; la Blanche, de 36° à 38°. De 1849 à 1852, les variations ont été encore plus faibles : la Reine, de 57°8 à 58°20 ; la Grotte supérieure, de 57°50 à 59°50 ; la Blanche, de 46° à 47°40 ; la source Bayen, de 67°25 à 68°10. Depuis 1852 jusqu'à ce jour, les variations se sont maintenues, à peu de chose près, dans les limites que je viens d'indiquer.

Il est donc certain qu'à Bagnères-de-Luchon, la température des sources les mieux captées n'est pas invariable, ce qui tient peut-être à ce que, malgré tous les soins donnés au captage, l'eau minérale n'est pas absolument à l'abri de l'influence des eaux superficielles. Il y a, d'ailleurs, comme je l'ai dit plus haut, des variations notables dans le débit des sources minérales pendant les diverses saisons de l'année. Des faits analogues doivent se produire dans beaucoup d'autres stations thermales où ils n'ont pas encore été observés.

III — Variations de composition qu'éprouvent les eaux minérales

On sait depuis longtemps que la composition chimique de la plupart des eaux potables éprouve, aux diverses époques de l'année, des changements plus ou moins considérables. Le fait a été mis hors de doute par de nombreuses analyses. Il a été observé sur les sources, les rivières et les puits. J'ai eu l'occasion de le constater moi-même.

L'eau de presque tous les fleuves n'a pas la même composition sur les divers points du parcours ; les variations sont en rapport avec la nature du sol qui constitue le lit ou les berges de la rivière. Suivant Dupasquier, l'eau du Rhône, qui atteint en hiver son maximum de transparence, possède dans cette saison la plus grande quantité de sels dissous. La Saône, d'après les analyses de M. Bineau, la Seine à Rouen, d'après celles de MM. Girardin et Pressier, présentent un fait diamétralement opposé.

Les auteurs de l'*Annuaire des eaux de la France,* publié en 1851, déclaraient qu'il y aurait un grand intérêt à ce qu'un chimiste se dévouât mois par mois, ou semaine par semaine, sinon à analyser complètement, au moins à peser avec soin les résidus salins laissés par l'évaporation d'un volume donné de l'eau d'une de grande rivière. Un travail de ce genre a été exécuté à Toulouse chaque jour pendant un an par M. Melliés, il a trouvé que le résidu sec fourni par un litre d'eau de la Garonne filtrée, prise à Toulouse, varie dans le courant de l'année de $0^{gr}0750$ à $0^{gr}1550$. J'ai constaté moi-même que le degré hydrotimétrique de cette eau varie de 5 à 19. Les analyses de l'eau du Doubs, exécutées à des époques différentes par MM. Desfossés et Deville, montrent que la quantité totale de matières dissoutes dans un litre d'eau varie pour cette rivière de $0^{gr}131$ à $0^{gr}230$.

Les eaux de puits sont aussi plus ou moins chargées de matières solubles suivant l'époque de l'année et suivant certaines circonstances, dont les unes sont normales et se reproduisent d'une manière presque régulière, tandis que d'autres sont accidentelles.

M. Girardin a observé que l'eau d'un puits de la rue Saint-Romain à Rouen, qui servait depuis longtemps, pour les besoins de propreté, devint tout à coup tellement sale et boueuse qu'on fut obligé de renoncer à son emploi. Il en fit l'analyse, et constata qu'elle donnait $2^{gr}90$ de résidu sec par litre ; une partie des matières y était en suspension. Un litre d'eau contenait ; $0^{gr}658$ de carbonate de manganèse, et cependant il n'y avait pas, au voisinage du puits, de fabrique qui exploitât les oxydes de manganèse. Cette eau ne contenait pas de composés ferrugineux.

J'ai communiqué à la Société de médecine de Toulouse le résultat de mes observations sur l'eau de quelques puits à Toulouse ou dans les environs. Ces études que je vais résumer ici, m'ont conduit à expliquer, au moins en partie, les différences considérables que j'ai constatées à différentes reprises dans la composition chimique de l'eau d'un même puits, à des époques un peu éloignées les unes des autres.

Il est naturel de penser que les sources qui alimentent les puits sont entretenues elles-mêmes par les eaux superficielles, et surtout par l'eau de pluie qui s'infiltre dans le sol et ne s'arrête qu'en rencontrant une couche imperméable. Il se forme alors des réservoirs souterrains qui peuvent alimenter des puits voisins les uns des autres. Or, on comprend qu'à la suite de pluies abondantes, la teneur en matières dissoutes, doit être moindre qu'après une sécheresse prolongée. C'est en effet que j'ai observé dans mon jardin à Toulouse, et dans mon habitation de campagne à Portet (1). La profondeur de la couche d'eau au-dessous du niveau du sol, était comprise entre 1^{m}80 et 2^{m}50 ; l'eau s'est toujours trouvée plus chargée de substances salines quand elle était moins abondante, qu'aux époques où son niveau était plus élevé.

L'eau des puits des environs de Toulouse a du reste une composition qui varie suivant les localités. D'une manière générale, on peut dire que les puits superficiels fournissent une eau plus légère que ceux plus profonds. Dans les environs de Portet, un litre d'eau de puits donne en moyenne par évaporation de 0^{gr}500 à 0^{gr}600 de résidu sec ; mais, lorsqu'on cesse pendant plusieurs mois de puiser de l'eau, on constate que la composition a changé, et que, pendant son long séjour au contact de la couche imperméable, l'eau s'est saturée des éléments qui composent le sol. Dans ce cas, j'ai vu l'eau du puits de Portet laisser, après évaporation, plus d'un gramme de résidu sec par litre. On peut donc distinguer, en ce qui concerne la composition de l'eau des puits, des variations faciles à expliquer qui se reproduisent en quelque sorte d'une manière régulière, et des variations brusques, très rares du reste, dont il n'est pas toujours possible de donner une explication satisfaisante. La composition des eaux de sources doit évidemment varier comme celle des terrains qu'elles parcourent.

Tous ces faits trouvent leur application aux eaux minérales.

____

(1) Sur la Garonne, à 5 kilomètres de Toulouse, en amont.

Il est hors de doute que la composition chimique de nombreuses sources très bien captées éprouve des changements à certaines époques de l'année. Ces changements, peu importants, du reste, quand il s'agit d'eaux thermales à température très élevée et jaillissant de bas en haut au sein des roches anciennes, portent sur la quantité des éléments minéralisateurs et non sur leur qualité.

J'ai signalé des changements de ce genre dans la première édition de cet ouvrage. Des essais sulfhydrométriques, exécutés presque tous les jours pendant un an sur six sources de Bagnères-de-Luchon, m'ont permis de constater que la plus grande richesse de l'eau minérale correspond soit à la saison sèche, soit aux mois d'hiver, où la neige ne fond pas. Le minimum s'observe, au contraire, à la suite de pluies continues ou de fontes de neige considérables. C'est ainsi que pour décomposer le sulfure alcalin un litre de la source de la Reine, exigeait $0^{gr}1600$ d'iode par litre en mars 1850, et $0^{gr}1950$ en janvier 1851.

Comme on le voit, tout porte à penser que ces variations de composition doivent être attribuées au mélange avec l'eau minérale d'eaux superficielles, tenant en dissolution de l'air et de l'acide carbonique. On s'explique ainsi comment des changements de composition notables correspondent à des abaissements de température assez faibles, car il faut très peu d'oxygène pour détruire tout le sulfure alcalin contenu dans nos eaux thermales. Je n'ai pas besoin d'ajouter que la quantité des divers sels que l'eau tient en dissolution diminue avec celle du sulfure alcalin, mais dans une proportion moindre.

Certaines eaux minérales subissent des changements bien autrement importants et en quelque sorte périodiques. Je citerai, par exemple, les sources de Salut à Bagnères-de-Bigorre, qui deviennent tous les ans, vers le mois de septembre, franchement sulfurées ; elles conservent pendant une quinzaine de jours l'odeur, la saveur et les principales propriétés des eaux sulfureuses, et redeviennent ensuite simplement salines pour tout le reste de l'année. On observe un fait du même genre à Saint-Christau. Il serait difficile de donner une explication satisfaisante du fait si singulier que je rapporte en ce moment. Mes observations ne sont pas assez nombreuses pour que je puisse me hasarder à le faire. Je me contenterai de dire que j'ai trouvé l'eau des sources de Salut beaucoup plus riche en substances salines pendant qu'elle était sulfurée que pendant les saisons où elle était simplement saline.

Nous ajouterons que quand on compare les analyses d'une même source à des époques différentes, on remarque assez souvent qu'elles ne s'accordent pas sur tous les points. Les différences peuvent dépendre de ce que, dans l'intervalle qui s'est écoulé entre deux analyses, des travaux de captage ou d'aménagement ont modifié l'ancien état de choses. Quelquefois, les différences sont plutôt apparentes que réelles ; deux chimistes ayant trouvé les mêmes quantités de divers acides et bases, il peut arriver que l'un d'eux ait supposé l'existence de sels différents de ceux admis par l'autre. Les deux analyses s'accordent ; l'interprétation seule est différente.

Dans le cours de mes recherches, qui ont embrassé près de quarante années, j'ai observé les mêmes sources un grand nombre de fois, et j'ai pu déterminer, surtout en ce qui concerne les eaux sulfurées, les limites entre lesquelles se trouvent comprises les différences que présente leur composition chimique à diverses époques. Je les rapporterai un peu plus loin.

Je terminerai ce chapitre en faisant remarquer qu'en même temps que la composition chimique se modifie, le débit des sources varie d'une manière sensible, ainsi que je l'ai constaté à Bagnères-de-Luchon, où le Dr Lambron l'avait observé avant moi.

La conclusion à tirer de ces observations sur les variations de la composition et du débit des sources thermales, c'est que, pour bien étudier une eau minérale, il faut, ainsi que le conseille Poumier, l'examiner à plusieurs reprises et à des époques différentes de l'année. C'est ce que j'ai fait pour le plus grand nombre de celles dont j'aurai à m'occuper.

CHAPITRE III

ALCALINITÉ COMPARÉE DES EAUX SULFUREUSES

Toutes les eaux sulfurées des Pyrénées ont une réaction alcaline; cela doit être, car le composé sulfuré, monosulfure ou sulfhydrate, qu'elles renferment, exerce une action prononcée sur les matières colorantes du tournesol et de la violette. Dans le cas où l'on admettrait, que le soufre est en entier ou en grande partie à l'état d'acide sulfhydrique libre, on serait conduit à considérer les eaux sulfureuses comme contenant soit de la soude caustique, soit du carbonate ou du silicate de cette base. Longchamps croyait, en effet, à la présence d'un peu de soude caustique dans les eaux sulfurées des Pyrénées; MM. Béchamp et Berthelot admettent aussi l'existence de l'acide sulfhydrique et de la soude hydratée libres dans quelques-unes d'entr'elles. Quoi qu'il en soit, l'alcalinité des eaux pouvant avoir une influence sérieuse sur leur action thérapeutique, j'ai dû étudier avec un grand soin cette propriété.

Mes essais sur les eaux des principales stations pyrénéennes me permettent d'affirmer que les eaux de Barèges, Bagnères-de-Luchon, Cautérets, Saint-Sauveur et Bonnes, contiennent beaucoup moins de carbonates ou de silicates alcalins qu'on le croit généralement. L'alcalinité fait particulièrement défaut dans l'eau de Bonnes; la quantité d'acide sulfurique nécessaire pour saturer un litre de cette eau, dépasse fort peu celle qui répond à la décomposition du sulfure ou du sulfhydrate qu'elle tient en dissolution. Les eaux sulfurées des Pyrénées-Orientales saturent, au contraire, une quantité d'acide sulfurique bien supérieure à celle nécessaire pour détruire leur composé sulfuré, dans l'hypothèse d'un monosulfure. Les eaux d'Ax sont un peu moins alcalines; mais elles le sont encore beaucoup plus que la plupart de celles qui constituent le groupe des Pyrénées centrales.

Pour déterminer l'alcalinité comparée des sources sulfurées, il importe d'opérer sur l'eau prise au point d'émergence, aussitôt après l'avoir puisée. Contrairement à ce que l'on croit généralement, une eau sulfurée qui subit le contact prolongé de l'air, devient de moins en moins alcaline, la majeure partie du composé sulfuré passant à l'état de sulfate alcalin. Aussi, les eaux minérales qui n'arrivent sur les lieux d'emploi qu'après avoir séjourné quelque temps dans un réservoir, sont-elles moins alcalines qu'au griffon. J'insiste sur ce point, parce que les différences observées dans l'action de certaines eaux minérales, comparées à d'autres qui leur ressemblent au point de vue chimique, peuvent tenir, en partie du moins, à ce que les unes, utilisées au point d'émergence ou très près de ce point, ont conservé leur alcalinité à peu près entière, tandis que d'autres l'ont perdue en grande partie au moment où l'on en fait usage. C'est un exemple de l'influence qu'un bon aménagement des eaux peut exercer sur leurs propriétés curatives.

Avant de faire connaître les résultats de mes expériences sur l'alcalinité comparée des eaux sulfureuses des Pyrénées, je crois utile de donner quelques détails sur le procédé que j'ai suivi. J'ai préparé une solution titrée d'acide sulfurique dont chaque centimètre cube contenait $0^{gr}0049$ d'acide sulfurique (H^2SO^4). A l'eau minérale qui venait d'être puisée au griffon, j'ai ajouté un volume de teinture de tournesol très sensible, le même pour chacune des sources sur lesquelles portaient mes expériences. L'eau minérale, ainsi colorée en bleu, était soumise à un essai alcalimétrique fait avec toutes les précautions recommandées par Gay-Lussac dans son mémoire sur l'alcalimétrie. Les essais répétés un grand nombre de fois, ont donné des résultats présentant une concordance très satisfaisante.

Après avoir ainsi mesuré ce que j'appelle l'*alcalinité brute*, j'ai déterminé la richesse de l'eau en sulfure alcalin, afin de faire la part de l'alcalinité due à ce composé. Or, toutes les sources sulfureuses thermales que j'ai étudiées ont saturé une quantité d'acide sulfurique supérieure à celle nécessaire pour détruire le composé sulfuré, en admettant que tout le soufre y fût à l'état de monosulfure. Il y a donc dans ces eaux un composé (carbonate ou silicate) à réaction alcaline, soit que l'on admette que les eaux des Pyrénées ne contiennent que du monosulfure de sodium ou du sulfhydrate, soit qu'elles renferment du sulfhydrate et de la soude hydratée. L'*alcalinité relative*, c'est-à-dire déduction faite de celle du sulfure, se calcule facilement, connaissant l'alcalinité brute et le degré sulfhydrométrique de l'eau.

Le tableau suivant résume mes expériences sur les eaux des principales sources des Pyrénées :

TABLEAU III. — Alcalinité comparée des Eaux sulfureuses des Pyrénées

LOCALITÉS	SOURCES	QUANTITÉ d'acide sulfurique absorbé par un litre d'eau minérale (1)	QUANTITÉ de carbonate de soude anhydre correspondant à l'acide absorbé	QUANTITÉ de carbonate de soude anhydre correspondant au sulfure contenu dans l'eau minérale	QUANTITÉ de sels à réaction alcaline contenus dans un litre d'eau (2)
		cc.	gr.	gr.	gr.
Moligt	Source Llupia	125.3	0.1253	0.0157	0.1096
	» de la Buvette	136	0.1360	0.0179	0.1181
	» n° 2	114.2	0.1142	0.0099	0.1043
	» Barrère	119.6	0.1196	0.0129	0.1067
	» Massia n° 1	140.8	0.1408	0.0153	0.1255
	» Massia n° 2	130.5	0.1305	0.0135	0.1170
	Sce des anciens Thermes	109	0.1090	0.0160	0.0930
Vernet	Source Elisa	95.2	0.0952	0.0127	0.0825
	» du Vaporarium	108.8	0.1088	0.0160	0.0928
	» Aglaé	102	0.1020	0.0120	0.0900
	» St-Sauveur n° 1	92.4	0.0924	0.0066	0.0858
	» Mère	125.1	0.1251	0.0165	0.1086
	» St-Sauveur n° 2	87	0.0870	0.0054	0.0816
Amélie-les-Bains	» Anglada	163.2	0.1630	0.0151	0.1481
	» Amélie	140.4	0.1404	0.0058	0.1356
Saint-Sauveur	Sce de l'Etablissement	85	0.0850	0.0280	0.0570
	Source Hontalade	»	»	»	»
Barèges	Source du Tambour	150	0.1352	0.0542	0.0810
	» Lachapelle	120	0.1200	0.0320	0.0880
	» de l'entrée	116	0.1160	0.0502	0.0668
	Bain neuf	120	0.1200	0.0462	0.0738
Cauterets	César vieux	80	0.0800	0.0410	0.0390
	Espagnols	67.6	0.0676	0.0339	0.0337
	Pause vieux	74.6	0.0800	0.0366	0.0380
Bonnes	Source vieille	59	0.0590	0.0240	0.0250
Ax. Etabl. Sicre	Source petite sulfureuse	89	0.0890	0.0244	0.0646
	» Fontan	93	0.0930	0.0299	0.0631
	Sce de l'étuve du Breih	78	0.0780	0.0135	0.0645
Etabl. du Couloubret	Eau majeure	105	0.1050	0.0250	0.0800
	Bain fort nouveau	105	0.1050	0.0258	0.0792
	Source des Canons	101.4	0.1014	0.0366	0.0648
	S. du Rossignol supérieur	105	0.1050	0.0366	0.0684
Etabl. du Teich	Source Viguerie	101.4	0.1014	0.0380	0.0634
	» de la Pyramide	97	0.0970	0.0299	0.0671
Bagnères-de-Luchon	Source Bayen	137	0.1370	0.1062	0.0308
	» du Pré, n° 1	140	0.1400	0.1100	0.0300
	» de la Reine	107	0.1070	0.0786	0.0284
	Sce Richard supérieure	107	0.1070	0.0720	0.0350
	Source Azémar	106	0.1060	0.0681	0.0379
	S. de la Grotte supérieure	93	0.0930	0.0675	0.0255
	» » inférieure	107	0.1070	0.0755	0.0315
	» Bordeu, n° 3	125	0.1250	0.0935	0.0315

(1) Chaque centimètre cube d'acide correspond à 0 gr. 001 de carbonate de soude pur et fondu.
(2) Le chiffre des sels à réaction alcaline est représenté par son équivalent en carbonate de soude anhydre.

Ces résultats montrent que les eaux sulfureuses des Pyrénées, considérées au point de vue de l'alcalinité, se partagent en
deux groupes. Le premier, formé des eaux minérales des Pyrénées-Orientales et de l'Ariège, comprend des eaux dans lesquelles les sels à réaction alcaline se trouvent en quantité suffisante pour qu'il soit rationnel de leur attribuer une part de
l'action que l'eau exerce sur l'économie. Dans le deuxième
groupe, se trouvent les eaux de Bagnères-de-Luchon, Cauterets et Bonnes. Ces eaux contiennent une quantité bien moindre de sels à réaction alcaline. Entre les deux groupes se placent les eaux de Saint-Sauveur et de Barèges, qui établissent
la transition de l'un à l'autre.

On remarquera que, dans chaque localité, les nombres qui représentent l'alcalinité brute sont assez rapprochés les uns des
autres. A Moligt, le maximum est de $0^{gr}1255$, et le minimum
de $0^{gr}0930$; à Vernet, le maximum est de $0^{gr}1086$, le minimum
de $0^{gr}0816$; à Barèges, le maximum s'élève à $0^{gr}0738$, et le minimum à $0^{gr}0668$; à Ax, le maximum est de $0^{gr}0800$, et le minimum de $0^{gr}0631$; à Cauterets, les variations sont moindres, car
le maximum étant de $0^{gr}0390$, le minimum est de $0^{gr}0337$; enfin,
à Bagnères-de-Luchon, le maximum étant de $0^{gr}0379$, le minimum est de $0^{gr}0255$. Ainsi, les eaux des Pyrénées-Orientales et
celles de l'Ariège sont, abstraction faite de l'influence du composé
sulfuré, plus alcalines que celles du reste de la chaîne ; ce fait
paraît avoir une certaine importance au point de vue de l'action thérapeutique de ces eaux.

Je citerai, simplement à titre de document, dans le tableau suivant, les résultats d'un travail, plus récent que le mien, de M. le
Dr Duhourçau, sur l'alcalinité des eaux de Cauterets (1). L'auteur admet que c'est surtout au carbonate de soude que les eaux
des Pyrénées doivent leur alcalinité.

(1) *De l'alcalinité des eaux sulfureuses des Pyrénées, et en particulier de
l'alcalinité des eaux de Cauterets.*

TABLEAU IV. — Alcalinité des sources sulfureuses de Cauterets, d'après M. Duhourçau.
(Eau : 1 litre) :

NOMS DES SOURCES ET LIEUX D'OBSERVATION	Degrés alcalimétriq. pour un litre	1° ALCALINITÉ BRUTE OU APPARENTE			SULFURATION	2° ALCALINITÉ VRAIE		
		Quantité corresp. en CO²NaO	Quantité corresp. en CO²NaO.10HO	Quantité corresp. en SiO²NaO		Quantité corresp. en CO²NaO	Quantité corresp. en CO²NaO.10HO	Quantité corresp. en SiO²NaO
César au Griffon............	140	0gr,0725	0gr,1834	0gr,10379		0gr,0379	0gr,0969	0gr,0436
— à la buv. du Vx-César..	138	715	1808	822		388	982	445
— à la buv. des Thermes .	128	663	1677	763		544	1377	626
— à la baignoire id......	112	580	1467	668		364	1251	570
Les Espagnols au Griffon...	138	715	1808	822		392	992	450
— à la buv. des Thermes	132	684	1729	787		376	950	432
— à la baignoire........	112	580	1467	668		469	1186	540
— Eau d'un bain à 35° C.	124	642	1624	734		594	1502	678
Pausé-Vieux au Griffon.....	134	694	1755	799		434	1099	499
— à la buvette....	124	642	1624	734		512	1296	484
— à la baignoire..	100	618	1310	596		509	1287	585
Le Rocher au Griffon.......	134	694	1755	799		438	1108	504
— à l'entrée de la galerie	128	663	1677	763		468	1185	538
— à la buvette........	112	580	1467	668		539	1364	621
— à la baignoire......	96	497	1257	572		486	1219	559
La Raillère Griffon chaud...	126	653	1650	751		419	1059	481
— buvette..........	126	653	1650	751		423	1068	496
— Source chaude à la baignoire........	122	632	1598	727		474	1200	545
— Source temp. sud id.	110	570	1441	656		459	1161	528
— — temp. nord. id.	104	539	1362	620		521	1315	599
Mauhourat à la grotte......	114	590	1493	679		432	1095	497
— au pont de Benquès..	108	559	1415	644		414	1050	477
Petit-St-Sauveur, Source ancienne (à la chaudière)..	110	570	1441	656		392	991	451
— Id. baignoire..........	108	559	1415	644		411	1041	473
— Source nouv. au Griffon..	112	580	1467	668		413	1045	475
Le Pré, source nouvelle des douches................	112	580	1467	668		376	950	433
— source des bains........	96	497	1257			438	1117	504
Le Bois, Sce sud au réservoir.	112	580	1467	668		435	1102	501
— Sce nord —	112	580	1467	668		443	1120	510
— Sce temp. (mélange).	90	466	1179	536		460	1165	530
Les Œufs au Pt de Benquès..	112	580	1467	668		409	1036	471
— aux Thermes (buvette)...	100	518	1310	596		425	1076	489
— Id. eau minér. refroidie.	96	497	1257	572		412	1041	474
— id. baignoire..........	94	487	1231	560		409	1034	470

N.-B. — La sulfuration, évaluée en sa valeur correspondante de carbonate de soude anhydre, ou à 10 équivalents d'eau, ou de silicate de soude, est donnée par la différence entre les deux nombres de même ordre et de même rang de l'alcalinité vraie. J'ai dû la calculer directement pour avoir l'alcalinité vraie. Mais pour ne pas surcharger inutilement ce tableau, je me dispense de transcrire ici ces quantités, qu'une simple soustraction fera d'ailleurs facilement connaître.

Je m'étais demandé, dans la première édition de cet ouvrage, si le silicate de soude, auquel doit être attribuée pour la majeure partie, selon moi, l'alcalinité des eaux sulfurées des Pyrénées, avait été emprunté aux roches au sein desquelles elles sourdent, et j'ajoutais que cette explication si simple de l'origine du silicate alcalin, présentait une difficulté, attendu que presque tous les granits des Pyrénées contiennent du feldspath où la potasse est plus abondante que la soude. Je concluais que si les eaux sulfurées empruntent leur silicate alcalin aux roches qu'elles traversent, ces roches doivent avoir dans les couches profondes une composition différente de celle qu'on observe à la surface du sol. M. Duhourçau a cru devoir critiquer cette opinion dans les termes suivants : « Cette objection est plus spécieuse que vraie. Il y a vingt ans déjà que O. Réveil, dans son mémoire sur les sources de Cauterets, a écrit que l'albite (feldspath à base de soude) dominait dans les granits de Péguère ». Je répondrai simplement qu'à l'époque où j'ai publié mon livre (1853), les géologues et les chimistes considéraient la composition des granits des Pyrénées comme je l'ai fait moi-même, et que les analyses de Réveil n'ont paru que plus tard.

Du reste, je suis aujourd'hui autorisé par mes recherches à maintenir ce que j'ai écrit, car la potasse domine dans les granits de la montagne des Bains à Luchon, dans ceux de la vallée de Lez, au voisinage des bains sulfureux, et dans ceux de Moligt (Pyrénées-Orientales). Ceci résulte non-seulement de mes analyses, mais aussi de l'examen microscopique de ces roches que M. Fouqué a bien voulu faire, à ma demande. Les feldspaths de ces diverses localités appartiennent à la variété dite microcline, qui, suivant M. Descloizeaux, est plus essentiellement et plus constamment potassique que l'orthose. Les granits de Péguère forment donc une exception à la règle générale.

Quoi qu'il en soit de l'origine du sel ou des sels à réaction alcaline contenus dans les eaux sulfurées des Pyrénées, il me paraît aujourd'hui bien certain que, dans les sources des Pyrénées centrales, la majeure partie de l'alcalinité, déduction faite de la part revenant au sulfure, est due au silicate de soude, et que, dans les eaux des Pyrénées-Orientales, il y a, comme l'avaient constaté Anglada et Fontan, du carbonate et du silicate de soude. Le rôle thérapeutique des silicates alcalins dans certaines manifestations de la diathèse urique a été déterminé par plusieurs praticiens. Gigot-Suard avait insisté sur leur efficacité, en montrant que l'usage d'une eau silicatée produit une augmentation notable dans la quantité d'acide urique éliminée, et atténue sa production en régularisant les fonctions organiques. D'autre part, certains auteurs, se fondant sur les expériences de Dumas, et de MM. Picot, Babuteau, Papillon, attribuent au silicate de soude un rôle important dans l'action cicatrisante, et réparatrice des eaux silicatées.

Les sels de lithine, auxquels certains médecins font jouer un rôle non moins important dans l'activité de quelques eaux sulfurées des Pyrénées, existent dans toutes, mais en très petite quantité ; je me demande si l'on n'exagère pas la part qui doit leur être faite dans l'action des eaux sulfurées. La séparation de la lithine et des autres bases alcalines est extrêmement difficile, et quand j'ai essayé de l'effectuer pour obtenir un dosage exact de cette base, j'ai toujours trouvé dans les eaux sulfurées thermales, des doses bien moindres que celles qui figurent dans la plupart des analyses publiées.

Les silicates de chaux, de magnésie, d'alumine, contribuent aussi, quoique pour une part assez faible, à l'alcalinité des eaux sulfurées. M. Paul Thénard a démontré depuis longtemps que ces silicates ne sont pas aussi insolubles qu'on le croyait autrefois.

J'ai raisonné jusqu'ici en admettant que les silicates alcalins existent comme tels dans les eaux sulfurées thermales ; il est possible qu'il n'en soit pas ainsi, et que ces sels, comme les sulfures et les carbonates, aient subi dans ces liquides une décomposition totale ou partielle, donnant lieu à de la silice hydratée soluble dans l'eau et à un alcali hydraté. La réaction alcaline accusée par les réactifs colorés serait d'ailleurs la même que si le dédoublement dont je parle n'avait pas eu lieu.

Pour me résumer, je conclus que :

1º La réaction alcaline des eaux thermales des Pyrénées est due, en partie au composé sulfuré qu'elles tiennent en dissolu-

tion (sulfure, sulfhydrate, ou acide sulfhydrique et soude hydratée) ; en partie à des carbonates ou des silicates alcalins, ou du
moins aux éléments qui constituent ces sels, si l'on admet qu'ils
sont décomposés par l'eau en totalité ou en partie.

2º La dose d'acide sulfurique qu'on doit employer pour faire
disparaître la réaction alcaline, dépasse celle qui serait nécessaire pour décomposer le principe sulfuré considéré comme
formé en entier par un monosulfure ; aucune eau minérale sulfurée des Pyrénées ne fait exception à cette règle.

3º Dans certaines eaux sulfurées, et particulièrement dans
celles des Pyrénées-Orientales, la part de l'alcalinité totale qui
revient aux carbonates et aux silicates, est plus considérable
que dans les autres, et suffisante pour qu'il soit permis d'attribuer à ces sels une partie de leur action thérapeutique ; ces eaux
sont en même temps sulfurées et alcalines.

4º Les essais sulfhydrométriques faits sans correction quand
on opère sur les eaux alcalines sulfurées, sont toujours inexacts.
L'addition d'un peu de chlorure de baryum pur, ou un refroidissement rapide à l'abri du contact de l'air, permettent de faire
disparaître cette cause d'erreur ou de l'amoindrir, au point de
la rendre négligeable (1).

(1) Voir plus loin, pages 96 et suivantes.

CHAPITRE IV

ANALYSE DES EAUX SULFURÉES SODIQUES : SULFHYDROMÉTRIE. — DOSAGE DES SULFATES.

L'analyse des eaux sulfurées présente quelques difficultés que je crois devoir signaler. Je n'ai pas l'intention de rappeler ici comment on doit procéder pour reconnaître et doser les divers corps tenus en dissolution dans ces eaux ; à part le dosage des composés sulfurés, l'analyse doit être conduite comme celle d'une eau quelconque. C'est sur la détermination de la nature et de la quantité des composés sulfurés, formant la partie la plus essentielle et la plus active de leur minéralisation, que je veux insister. Je m'occuperai aussi des dosages de la matière organique et des sulfates.

Nous savons que les eaux sulfurées peuvent être : *sulfhydriquées, sulfhydratées, sulfurées*. Dans les premières, le soufre est à l'état d'acide sulfhydrique libre ; il est dans les secondes à l'état de sulfhydrate de sulfure, et il existe, au moins en partie, d'après quelques auteurs, à l'état de monosulfure dans les troisièmes. Suivant d'autres, il n'y aurait, comme nous l'avons déjà dit, que des eaux sulfhydriquées et des eaux sulfhydratées. Dans ces dernières, le monosulfure de sodium, réagissant sur l'eau, aurait produit un sulfhydrate et de la soude hydratée :

$$Na^2S + H^2O = NaHS + NaHO$$

Les éléments du monosulfure existeraient donc dans l'eau minérale, mais le sulfure lui-même serait détruit.

I. DE LA SULFHYDROMÉTRIE.

Pour doser auprès des sources le composé sulfuré que renferment les eaux sulfureuses, les chimistes se servent du procédé proposé pour la première fois par Dupasquier, et généralement désigné sous le nom de *sulfhydrométrie*. Ce procédé consiste dans l'emploi d'une solution titrée d'iode qui, suivant le composé minéralisant du liquide, produit l'une des réactions suivantes :

$$H^2S + I^2 = 2 HI + S.$$
$$Na HS + I^2 = NaI + HI + S.$$
$$Na^2S + I^2 = 2 NaI + S.$$
$$2 (Na^2S^2O^3) + I^2 = 2 NaI + Na^2S^4O^6.$$

Dupasquier se servait d'une solution alcoolique d'iode. J'ai préféré employer une solution aqueuse, dans laquelle l'iode est dissous à la faveur de l'iodure de potassium. Cette modification du procédé primitif a été généralement adoptée. On doit s'assurer de la pureté de l'iodure servant à préparer la liqueur titrée ; les iodures du commerce sont assez souvent alcalins, et l'emploi d'un sel alcalin aurait pour effet de rendre inexact le titre du liquide sulfureux.

Si les essais sont faits avec un grand soin, l'exactitude peut être considérée comme satisfaisante ; mais il ne faut pas se dissimuler que l'oubli de certaines précautions conduirait, dans de nombreux cas, à de graves erreurs. Je dois entrer à cet égard dans quelques détails, et examiner successivement les précautions à prendre suivant qu'on analyse un liquide contenant de l'acide sulfhydrique libre, un monosulfure ou un sulfhydrate.

1° *Essai d'une solution d'acide sulfhydrique*. — L'action de l'iode sur une solution d'acide sulfhydrique est représentée par l'équation :

$$H^2S + I^2 = 2 HI + S.$$

Mais les choses ne se passent pas toujours ainsi, et cette analyse, qui semble réaliser le cas le plus simple de l'essai sulfhydrométrique, peut, dans certaines circonstances, donner lieu à des erreurs qui sont loin d'être négligeables.

Mohr a signalé ces causes d'erreur dans son traité d'*Analyse chimique au moyen des liqueurs titrées*. Il a observé, en effet, que si après avoir fait deux parts égales d'une même solution concentrée d'acide sulfhydrique et en avoir étendu une avec de l'eau distillée, on analyse les deux liquides au moyen d'une liqueur titrée d'iode, on trouve que la solution étendue absorbe plus d'iode que celle qui est concentrée. Ainsi, « pour 20 cc. d'une solution d'hydrogène sulfuré, il fallut, sans l'étendre d'eau, 8 cc. 6 de solution d'iode ; la même quantité, étendue d'eau, en employa 9 cc. 4 ; une autre fois avec 20 cc. de la même eau, il fallut 8 cc. 8 d'iode avant d'ajouter de l'eau, 9 cc. 4 après l'avoir beaucoup étendue, et 9 cc. 8 après avoir mis un peu de bicarbonate de soude ».

Mohr rapporte une autre série d'expériences : 20 cc. d'eau sulfhydriquée, traités par la solution d'iode jusqu'à production de la teinte bleue, ont exigé :

sans étendre d'eau................ 6 cc. 8 de liqueur iodée ;
avec addition d'eau............. 8 cc. 6   id.
avec eau et bicarbonate de soude. 8 cc. 7   id.

Le même auteur, a observé, en outre, que lorsqu'on opère sur les solutions très concentrées, l'amidon prend la coloration rouge, et qu'on n'obtient une belle couleur bleue que si la solution est suffisamment étendue.

J'ai répété ces expériences ; voici mes résultats :

Température de la solution.	SOLUTION CONCENTRÉE		SOLUTION ÉTENDUE		OBSERVATIONS
	Volume de la solution.	Quantité d'iode absorbée.	Quantité d'eau ajoutée	Quantité d'iode absorbée.	
15°	10 c.c.	0gr. 0628	250 c.c.	0gr. 0731	
14°	id.	0gr. 0570	id.	0gr. 0695	
15°	id.	0gr. 0493	id.	0gr. 0572	
10,8	id.	0gr. 0237	id.	0gr. 0284	
46°	id.	0gr. 0237	id.	0gr. 0344	
12°	id.	0gr. 0220	id.	0gr. 0287	
41,8	id.	0gr. 0220	id.	0gr. 0310	
41,8	id.	0gr. 0216	id.	0gr. 0262	
47,2	id.	0gr. 0216	id.	0gr. 0280	
12°	id.	0gr. 0930	id.	0gr. 0112	
12°	id.	0gr. 0063	id.	0gr. 0078	
14°	id.	0gr. 0347	id.	0gr. 0414	
40°	id.	0gr. 0170	id. c.c.	0gr. 0255	Dans ces trois dernières expériences,
12°	id.	0gr. 0347	500	0gr. 0516	la solution sulfurée a été versée dans
12°	id.	0gr. 0170	id.	0gr. 0290	la solution d'iode.
15°	id.	0gr. 0170	id.	0gr. 0310	

Ces expériences montrent que la différence de titre sulfhydrométrique entre une solution concentrée et une solution très
étendue est loin d'être négligeable. Elle varie, en effet, dans
les opérations faites à froid, entre 14 et 20 pour cent de la quantité d'acide sulfhydrique. En opérant à chaud, l'erreur varie de
24 à 34 0/0 ; enfin, quand au lieu de verser l'iode dans la solution d'acide sulfhydrique, on verse l'acide sulfhydrique dans la
liqueur iodée, l'erreur peut s'élever à 42 0/0 si les liqueurs sont
froides, et à 46, si elles sont chaudes. J'ai déterminé sans peine
la cause de ces différences. L'essai inexact est celui de la solution étendue ; dans ce cas, en effet, une partie de l'acide sulfhydrique se transforme en acide sulfurique, comme l'indique l'é-
quation :

$$H^2S + I^8 + 4\,H^2O = 8\,HI + H^2SO^4.$$

2° *Essai d'une solution de monosulfure ou de sulfhydrate.* — L'existence dans l'eau sulfurée de sels à réaction
alcaline exerce une influence marquée sur le degré sulfhydrométrique, comme je l'ai montré dès 1852. La quantité d'iode
qu'on doit ajouter à un litre d'eau sulfureuse, additionnée de colle
d'amidon, pour déterminer une coloration bleue permanente, dépasse de beaucoup celle qui répond à la décomposition du sulfure,
et l'écart est d'autant plus grand que la température est plus
élevée. Il y a, en effet, dans ce cas, transformation d'une partie du composé sulfuré en sulfate alcalin, suivant l'équation :

$$Na^2S + I^8 + 4H^2O = 8HI + Na^2SO^4$$

J'ai proposé d'éviter l'erreur résultant de cette réaction, en
ajoutant au liquide un léger excès de chlorure de baryum qui
fait disparaître l'influence des sels à réaction alcaline et ramène
le degré sulfhydrométrique à sa vraie valeur.

L'action des carbonates ou des silicates alcalins s'exerce, du
reste, avec beaucoup moins d'énergie quand l'eau minérale est
presque froide. J'ai eu l'occasion de constater le fait à Ax,
où j'ai fait, avec M. Melliés, une série d'essais que je vais
rapporter.

Après avoir pris le degré sulfhydrométrique de l'eau minérale à la température qu'elle possède à son point d'émergence, on le déterminait une deuxième fois en ajoutant à l'eau du chlorure de baryum, qui avait pour effet de diminuer la quantité d'iode nécessaire pour arriver au terme de l'opération. Une troisième détermination était faite ensuite sur de l'eau minérale ramenée rapidement à la température de 12°, en plongeant le flacon qui la contenait dans un courant d'eau froide. La quantité d'iode nécessaire pour obtenir la coloration bleue était dans ce dernier cas sensiblement la même que dans l'opération exécutée avec addition de chlorure de baryum. Pour nous assurer que dans cet essai, l'abaissement de titre n'était pas dû à une oxydation partielle produite pendant le refroidissement, nous avons ramené à un degré voisin de sa température primitive une autre quantité d'eau minérale, préalablement refroidie et nous avons constaté que la quantité d'iode nécessaire pour obtenir la coloration bleue était la même que dans le premier essai. L'action du carbonate ou du silicate alcalin, si prononcée et si rapide à une température élevée, est donc à peine appréciable à froid dans une opération de courte durée.

On n'observe, du reste, des différences de cette nature qu'en agissant sur des eaux sulfurées contenant, à côté du sulfure, un carbonate ou un silicate alcalin. Des solutions de monosulfure ou de sulfhydrate pur se comportent de la même manière, et exigent la même quantité d'iode, à chaud ou à froid, avec ou sans addition de chlorure de baryum. Le tableau suivant renferme le résumé de nos essais sur les eaux d'Ax (Ariège).

TABLEAU IV. — *Sources d'Ax.* — Essais sulfhydrométriques sur une même eau à différentes températures :

	NOMS DES SOURCES	ESSAIS SUR L'EAU NON REFROIDIE						ESSAIS SUR L'EAU REFROIDIE						Qté réelle de l'eau en sulfure.
		Température de l'eau minérale.	1er ESSAI		2e ESSAI		Erreur sur la quantité de sulfure accusée par le 1er essai p. %	Température de l'eau minérale.	1er ESSAI		2e ESSAI		Erreur sur la quantité de sulfure accusée par le 1er essai p. %	
			Iode absorbé par un litre d'eau	Quantité de sulfure correspondante	Iode absorbé par un litre d'eau mêlée à du chlorure de baryum.	Quantité de sulfure correspondante			Iode absorbé par un litre d'eau.	Quantité de sulfure accusée par l'essai précédent.	Iode absorbé par un litre d'eau mêlée à du chlorure de baryum.	Quantité de sulfure correspondante		
			gr.	gr.	gr.	gr.			gr.	gr.		gr.		gr.
1	Source Viguerie.....	74°40	0.0760	0.0233	0.0640	0.0196	15.87	22°00	0.0552	0.0147	0.0555	0.0170	1.23	0.0170
	Source Joly.........	71.00	0.0564	0.0173	0.0536	0.0164	5.20	24.00	0.0540	0.0165	0.0536	0.0164	0.6	0.0164
	Source de la Pyramide	68.00	0.0540	0.0165	0.0485	0.0149	9.69	21.5	0.0480	0.0147	0.0480	0.0147	0	0.0147
2	Source Fontan.......	58.00	0.0623	0.0193	0.0550	0.0168	12.95	24.0	0.0500	0.0159	0.0480	0.0147	3.90	0.0147
	Petite sulfureuse.....	43.60	0.0576	0.0176	0.0520	0.0159	9.65	22.00	0.0480	0.0147	0.0480	0.0147	0	0.0147
3	Grande source.......	60.00	0.0592	0.0181	0.0470	0.0144	20.50	23.0	0.0496	0.0159	0.0476	0.0145	4.60	0.0145
	Source des Abeilles..	46.60	0.0600	0.0184	0.0552	0.0169	8.19	24.5	0.0563	0.0173	0.0560	0.0172	0.5	0.0172
4	Bain fort............	48.8	0.0510	0.0156	0.0485	0.0148	5.12	20.4	0.0485	0.0148	0.0485	0.0148	0	0.0148

1 Établissement du Teich. — 2 Établissement du Breih. — 3 Établissement modèle. — 4 Établissement du Couloubret.

3º *Essai d'une eau polysulfurée.* — J'ai appelé, le premier je crois, l'attention des chimistes sur les erreurs que peut donner l'essai par la sulfhydrométrie, quand il porte sur une eau polysulfurée. Dans ce cas, l'analyse exécutée au moyen d'une solution titrée d'iode n'offre pas la moindre garantie d'exactitude. En effet, la quantité d'iode nécessaire pour décomposer les sulfures à divers degrés de sulfuration, n'est nullement proportionnelle à la quantité de soufre qu'ils contiennent, et il ne faut pas plus d'iode pour décomposer un équivalent de pentasulfure que pour un équivalent de monosulfure.

$$Na^2S \ + I^2 = 2NaI + S$$
$$Na^2S^5 + I^2 = 2NaI + S^5$$

Or, les eaux prises sur les lieux d'emploi sont souvent polysulfurées, et l'analyse doit être conduite, en ce qui concerne le dosage du soufre, tout autrement que celle des eaux qui contiennent un monosulfure ou un sulfhydrate. J'ai donc proposé d'agir de la manière suivante :

1º Faire un essai sulfhydrométrique à la manière ordinaire, en ayant soin d'ajouter à l'eau minérale du chlorure de baryum pour éviter l'influence des sels à réaction alcaline.

2º Faire un second essai sulfhydrométrique sur de l'eau minérale désulfurée par du sulfate de cadmium et filtrée avec soin. La dose d'iode employée dans cet essai, permet de calculer la quantité de soufre existant à l'état d'hyposulfite. On pourrait encore concentrer le liquide désulfuré destiné au dosage de l'hyposulfite, et déterminer la quantité d'acide hyposulfureux au moyen des sels d'argent.

3º Déterminer avec soin la quantité de soufre préexistant à l'état d'acide sulfurique dans l'eau minérale prise à son point d'émergence. Il suffit pour cela, d'aciduler l'eau minérale avec de l'acide chlorhydrique et de la concentrer; on dose l'acide sulfurique à la manière ordinaire dans la liqueur concentrée en ajoutant du chlorure de baryum, recueillant le précipité de sulfate de baryte, lui faisant subir des lavages convenables et le pesant après dessiccation.

4º Transformer tout le soufre contenu dans l'eau minérale polysulfurée en acide sulfurique, soit en la faisant bouillir avec une solution concentrée d'hypochlorite alcalin bien dépourvue de sulfates, soit au moyen du permanganate de potasse ; aciduler la liqueur vers la fin de l'opération ; précipiter tout l'acide sulfurique produit au moyen du chlorure de baryum, et peser le sulfate de baryte ainsi obtenu.

La discussion des résultats de ces diverses opérations permet de se rendre compte des divers états du soufre dans l'eau minérale polysulfurée. En effet, la dernière opération fait connaître le poids total du soufre contenu dans l'eau sous divers états ; — la troisième opération donne le poids du soufre préexistant à l'état d'acide sulfurique ; — la deuxième opération permet de doser le soufre de l'hyposulfite ; — enfin, la première opération fait connaître le poids du soufre contenu dans l'eau polysulfurée à l'état d'acide sulfhydrique, de monosulfure ou de sulfhydrate.

Supposons que l'eau minérale à analyser contienne : de l'acide sulfhydrique libre ; du monosulfure ; du sulfhydrate ; de l'hyposulfite ; du polysulfure ; des sulfates. Nous venons de voir que l'élimination du soufre faisant partie des sulfates, s'exécute avec facilité, et qu'il en est de même de celui existant à l'état d'hyposulfite. Si l'on retranche ces deux quantités de la quantité totale de soufre indiquée par le dernier essai, il restera le soufre du monosulfure, du polysulfure, de l'acide sulfhydrique ou du sulfhydrate. Le premier essai sulfhydrométrique permet de calculer le soufre existant à l'état de monosulfure ou de sulfhydrate ; mais il n'accuse pas la présence du soufre en excès qui fait partie des polysulfures. Si nous retranchons du poids total de soufre : 1° celui des sulfates, 2° celui des hyposulfites, 3° celui du sulfure ou du sulfhydrate, il ne devra rien rester si l'eau minérale ne contenait qu'un monosulfure ou un sulfhydrate ; mais, si elle renfermait un polysulfure, il resterait une quantité de soufre qui permettrait de calculer la dose de polysulfure. Un exemple rendra ceci plus clair.

L'eau de la piscine des Indigents à Barèges est visiblement polysulfurée. Si nous retranchons du soufre total la somme des quantités de soufre existant à l'état de sulfate, d'hyposulfite ou de sulfure, nous avons un reste qui montre que l'essai sulfhydrométrique n'avait pas accusé tout le soufre, et nous en dédui-

sons la quantité de ce dernier corps qui fait partie du polysulfure. Ceci conduit à attribuer au soufre de l'eau du bain de piscine la répartition suivante :

Soufre des sulfates........................... 0^s0103
  — de l'hyposulfite......................... 0,0035
  — du monosulfure ou du sulfhydrate....... 0,0027
  — du polysulfure......................... 0,0045

Réactions successives dans la sulfhydrométrie. — On représente ordinairement la réaction de l'iode sur les sulfures
alcalins par l'équation

$$M^2S + I^2 = 2MI + S$$

Cette équation représente le résultat final de l'opération ;
mais en observant avec attention ce qui se passe pendant un
essai sulfhydrométrique, on constate que les premières portions
d'iode n'occasionnent pas le moindre trouble dans la liqueur, et
que le soufre, au lieu d'être mis en liberté, se redissout en produisant un polysulfure. En opérant sur des eaux naturelles, on
ne voit la liqueur se troubler qu'après avoir employé environ
la moitié de la quantité d'iode qu'exigerait la décomposition
totale du sulfure alcalin. J'avais donc pensé, qu'il se produisait un bisulfure que l'iode décomposait ensuite ; on aurait eu :

$$2Na^2S + I^2 = 2NaI + Na^2S^2$$
$$Na^2S^2 + I^2 = 2NaI + S^2$$

Ou, si l'on admet que l'eau contient un sulfhydrate,

$$2NaHS + I^2 = 2HI + N^2aS^2$$
$$2NaS + I^2 = 2NaI + S^2$$

C'est, en effet, ainsi que les choses paraissent se passer avec
des solutions aussi diluées que le sont les eaux sulfurées naturelles ; mais quand on agit sur des solutions concentrées, on
peut, par des additions graduelles d'iode, obtenir des liquides
correspondant au pentasulfure sans observer le plus léger dépôt de soufre. Dans ce dernier cas, on a donc successivement
les réactions suivantes :

$$2\ Na^2S + I^2 = 2\ NaI + Na^2S^2$$
$$3\ Na^2S + I^4 = 4\ NaI + Na^2S^3$$
$$4\ Na^2S + I^6 = 6\ NaI + Na^2S^4$$
$$5\ Na^2S + I^8 = 8\ NaI + Na^2S^5$$

Il était assez naturel de penser qu'on pourrait tirer parti de cette série de réactions pour déterminer la chaleur de formation des polysulfures, à partir des monosulfures alcalins. C'est ce que j'ai tenté de faire avec M. Joulin. J'emprunte les détails suivants au travail que nous avons communiqué, à la Réunion des Sociétés Savantes (1).

Des solutions d'iode dans l'iodure de potassium, et de monosulfure de sodium, renfermant $100\ H^2O$, ont été mêlées en proportion répondant aux différents sulfures, dans le calorimètre de M. Berthelot. Les résultats thermiques des réactions correspondantes à la formation des cinq sulfures ont été les suivants :

$$Na^2S \dots\dots\dots\dots + 48^{cal}.36$$
$$Na^2S^2 \dots\dots\dots\dots + 46 \quad 75$$
$$Na^2S^3 \dots\dots\dots\dots + 45 \quad 34$$
$$Na^2S^4 \dots\dots\dots\dots + 43 \quad 45$$
$$Na^2S^5 \dots\dots\dots\dots + 41 \quad 53$$

Les polysulfures de sodium se forment donc avec dégagement de chaleur à partir du monosulfure. Toutefois, ces résultats ne peuvent pas être considérés comme donnant la mesure exacte du dégagement de chaleur correspondant à la formation de chacun d'eux, parce qu'en même temps que les polysulfures, il se produit, des composés oxygénés du soufre, et plus particulièrement des thionates dont la formation peut être représentée par les équations suivantes, en partant du monosulfure :

$$2\ Na^2S + I^{14} + 6\ H^2O = 2\ NaI + 12\ HI + Na^2S^2O^6$$
$$3\ Na^2S + I^{16} + 6\ H^2O = 4\ NaI + 12\ HI + Na^2S^3O^6$$
$$4\ Na^2S + I^{18} + 6\ H^2O = 6\ NaI + 12\ HI + Na^2S^4O^6$$
$$5\ Na^2S + I^{20} + 6\ H^2O = 8\ NaI + 12\ HI + Na^2S^5O^6$$

(1) *Revue des Sociétés Savantes* (1880).

Dans le cas du sulfhydrate de sulfure, on aurait :

$$2 \ NaHS + I^{14} + 6 \ H^2O = 14 \ HI + Na^2S^2O^6$$
$$3 \ NaHS + I^{16} + 6 \ H^2O = 15 \ HI + NaI \ + Na^2S^3O^6$$
$$4 \ NaHS + I^{18} + 6 \ H^2O = 16 \ HI + 2 \ NaI + Na^2S^4O^6$$
$$5 \ NaHS + I^{20} + 6 \ H^2O = 17 \ HI + 3 \ NaI + Na^2S^5O^6$$

Action des acides sur les Polysulfures alcalins. — Nous terminerons cette étude générale de la sulfhydrométrie par quelques observations sur l'action des acides sur les polysulfures alcalins qui peuvent trouver leur application en thérapeutique. Ces réactions se représentent comme il suit :

$$2 \ Na^2S^2 + 4 \ HCl = 4 \ NaCl + H^2S + S^2$$
$$2 \ Na^2S^3 + 4 \ HCl = 4 \ NaCl + 2 \ H^2S + S^4$$
$$Na^2S^4 + 2 \ HCl = 2 \ NaCl + H^2S + S^3$$
$$Na^2S^5 + 2 \ HCl = 2 \ NaCl + H^2S + S^4$$

c'est-à-dire qu'il y a dégagement d'acide sulfhydrique et dépôt de tout le soufre excédant le monosulfure. Mais, si au lieu de mêler en une fois les liqueurs équivalentes, on ajoute l'acide peu à peu, il se produit avec les acides sulfurique, chlorhydrique et acétique, des liqueurs analogues à celles obtenues avec l'iode, et l'on peut arriver ainsi à des liqueurs répondant au degré de polysulfuration le plus élevé. Toutefois, ces réactions pour être bien nettes, exigent des liquides concentrés et chauds. Comme celles obtenues avec l'iode, ces solutions de polysulfure produisent le phénomène du blanchiment quand on les étend avec une quantité considérable d'eau aérée contenant un peu d'acide carbonique.

Il résulte de cet ensemble de faits, que la réaction de l'iode sur les monosulfures alcalins, aussi bien que celles des acides sur le bisulfure, ne peut s'interpréter que de deux manières : ou bien il y a production successive de polysulfures définis, ou bien dissolution du soufre dans l'un d'eux.

Quoi qu'il en soit, les faits que je viens de signaler montrent que le médecin peut donner à ses malades des bains minéralisés, soit par des polysulfures dont il fera varier la richesse en soufre à volonté, soit par du soufre émulsionné (eau blanche), et, cela, en modifiant par les moyens que je viens d'indiquer, la composition des eaux sulfurées naturelles ou artificielles. L'emploi de l'iode pour obtenir la polysulfuration ou le blanchiment, me paraît surtout mériter d'être recommandé à l'attention des praticiens qui jugeraient à propos de prescrire des bains polysulfurés ou des bains d'eau blanche, car ils n'introduiraient comme élément nouveau dans l'eau minérale qu'un iodure alcalin dont l'action sur l'économie pourrait, dans un assez grand nombre de cas, être considérée comme très utile.

II. — Détermination des sulfates et de la matière organique.

La détermination exacte de la quantité de soufre préexistant à l'état d'acide sulfurique dans les eaux sulfurées, exige des précautions particulières. Nous avons déjà vu avec quelle facilité une partie notable du soufre des sulfures alcalins se transforme en acide sulfurique au contact de l'air; le dosage de l'acide sulfurique doit donc toujours se faire auprès de la source, à moins qu'on ne prenne la précaution de décomposer le sulfure alcalin, au moment où l'on puise l'eau, par l'addition d'une quantité suffisante d'acide chlorhydrique pur, afin d'empêcher toute formation ultérieure d'acide sulfurique.

La matière organique forme une partie essentielle des éléments minéralisateurs des eaux sulfurées sodiques ; elle est incontestablement azotée. Il est impossible de ne pas être frappé de l'odeur particulière qui se répand quand on fait évaporer une quantité un peu considérable de ces eaux ; l'odeur, qui devient très prononcée vers la fin de l'évaporation, rappelle celle de l'albumine cuite. Pour doser la quantité de cette matière, j'ai analysé le résidu de l'évaporation de plusieurs litres d'eau, comme s'il s'agissait d'une matière organique ordinaire, en prenant les précautions nécessaires pour que l'azote ne pût pas se dégager à l'état d'ammoniaque.

CHAPITRE V

NATURE DES COMPOSÉS SULFURÉS QUI MINÉRALISENT LES EAUX THERMALES DES PYRÉNÉES

Nous avons vu que Bayen considérait les eaux de Bagnères-de-Luchon comme contenant du sulfure de sodium. Cette manière de voir avait été successivement étendue aux autres eaux sulfurées de la chaîne, par Dispan, Poumier, Longchamp, Anglada, Orfila, etc. Elle était donc généralement adoptée lorsque dans une thèse publiée en 1838, A. Fontan soutint que le principe essentiellement actif de ces eaux, n'était pas du monosulfure, mais du sulfhydrate de sulfure de sodium.

Ces nouvelles idées furent accueillies avec faveur par les chimistes, et cette question si controversée paraissait avoir reçu une solution définitive, quand Boullay et O. Henry, chargés par l'Académie de médecine de Paris de faire un rapport sur le mémoire de Fontan, n'admirent pas sa manière d'envisager la constitution du composé sulfuré, et l'engagèrent à faire de nouvelles expériences, pour lever les doutes que la lecture de son travail leur avait inspirés. Quelques années plus tard, Boullay et O. Henry, dans leur analyse des eaux de Cauterets et de Barèges, admirent l'existence, dans les eaux des Pyrénées, d'un monosulfure alcalin. De tous leurs devanciers, c'était Anglada qui avait étayé cette théorie des preuves les plus sérieuses.

I. — Travaux d'Anglada

Pour démontrer que les eaux thermales des Pyrénées contiennent du monosulfure de sodium, Anglada s'appuyait sur les résultats de nombreux essais comparatifs sur des eaux sulfurées naturelles, et sur des solutions de monosulfure de sodium de concentration analogue. Il préparait ses eaux artificielles, avec le composé désigné assez généralement sous le nom d'hydrosulfate de soude cristallisé, $Na^2S,9H^2O$. L'analyse de $0^{gr}500$ de cristaux, lui avait donné $0^{gr}474$ de sulfure d'argent, comme moyenne de plusieurs expériences concordantes ; tandis que le calcul eût exigé $0^{gr}516$. Les cristaux d'hydrosulfate sur lesquels il opérait, contenaient donc soit de l'eau interposée, soit un excès de soude. Le même poids de sulfhydrate de sulfure, répondant à la formule $NaHS,9H^2O$, aurait formé $0^{gr}568$ de sulfure d'argent.

Les principaux faits observés par Anglada peuvent se résumer ainsi :

1° Les eaux sulfureuses des Pyrénées, soumises à une ébullition peu prolongée, ne laissent dégager qu'une très faible proportion d'acide sulfhydrique.

2° L'eau artificielle, préparée avec le monosulfure, en laisse dégager tout autant ; soumise à diverses épreuves, elle se comporte toujours absolument comme l'eau naturelle.

3° Les solutions de sulfhydrate de sulfure fournissent, lorsqu'on les fait bouillir, un dégagement plus rapide et plus abondant d'acide sulfhydrique.

4° Les eaux minérales des Pyrénées *contiennent de l'oxygène en dissolution* ; c'est cet élément qui, agissant sur le principe sulfureux, produit en même temps de l'hyposulfite et un dégagement d'acide sulfhydrique.

5° Les eaux minérales des Pyrénées ne donnent pas de précipité avec l'acide arsénieux (1).

Les citations suivantes rendront plus claire encore la manière de voir du savant professeur de Montpellier :

« L'hydrosulfate de soude artificiel, étant introduit dans l'eau et soumis à l'ébullition, laisse dégager de l'acide sulfhydrique, précisément à la manière des eaux naturelles ; au lieu qu'une même dose de *surhydrosulfate* se comporte tout autrement sous l'influence des mêmes conditions, en laissant dégager le gaz acide avec une abondance peu comparable. » (*Sixième mémoire*, page 195.)

---

(1) Il ne s'agit ici que des eaux sulfurées sodiques, car les eaux sulfurées calciques donnent un précipité de sulfure d'arsenic lorsqu'on les mêle avec de l'acide arsénieux.

Plus loin :

« Ce n'est certainement pas à l'état de surhydrosulfate que nos eaux sulfureuses contiennent leur ingrédient caractéristique ; cette espèce saline serait bien autrement décomposable à la température de l'ébullition ; elle donnerait lieu au dégagement d'une bien grande quantité d'acide hydrosulfurique, et le surhydrosulfate s'arrêterait à peu près, dans ce cas, à la production d'un hydrosulfate neutre. » (*Sixième mémoire*, page 201.)

Anglada insiste beaucoup sur le rôle que l'air dissous dans l'eau sulfureuse, joue dans la mise en liberté de l'acide sylfhydrique, quand on la soumet à l'ébullition ; il admet que l'oxygène altère le sulfure alcalin, tandis que l'azote dissous dans l'eau se dégage et entraîne, par une action purement mécanique, l'hydrogène sulfuré. Cette théorie n'est pas à l'abri de tout reproche : en opérant avec soin, on constate, en effet, que les eaux sulfurées ne contiennent pas d'oxygène, mais simplement de l'azote. Il est certain, d'autre part, que des solutions de monosulfure de sodium se décomposent par l'ébullition, et j'ai constaté que la totalité du soufre peut s'échapper à l'état d'acide sulfhydrique, si l'opération est suffisamment prolongée. Cette décomposition se fait même à l'abri du contact de l'air.

Il est, du reste, incontestable que le passage d'un gaz inerte, à travers une solution très étendue de monosulfure, donne lieu à une décomposition analogue, quoique plus lente, et d'autant plus grande que la température du liquide est plus élevée. Les observations d'Anglada sont à cet égard d'une grande exactitude ; mais la décomposition du monosulfure va plus loin qu'il le pensait, puisqu'elle peut être complète si l'opération est assez prolongée.

II. — Travaux de A. Fontan

Dans son premier mémoire, qui date de 1838, Fontan combattit l'opinion d'Anglada. Il fit observer avec raison que l'acide arsénieux ne pouvait pas servir de réactif pour distinguer le sulfure neutre du sulfhydrate de sulfure, parce qu'il ne produit de précipité, ni avec l'un, ni avec l'autre. Le dégagement d'acide sulfhydrique par l'ébullition des eaux sulfureuses naturelles, prouve, selon lui, *que ces eaux contiennent de l'acide sulfhy-*

drique libre, mais en petite quantité. Le sulfhydraté de sulfure résisterait, au contraire, à la décomposition; cela ressort d'un passage du mémoire que je cite textuellement :

« Nous allons maintenant examiner la question de savoir si le principe sulfureux, *qui ne se dégage pas par l'ébullition*, est un sulfure simple de sodium avec la formule NaS, ou bien un sulfhydrate de sulfure de sodium avec la formule NaS, H^2S(1). Si la solution était concentrée, la discussion serait bientôt vidée; Il suffirait de traiter l'eau par un sel de zinc ou de manganèse qui formerait un précipité blanc dans tous les cas, *mais qui produirait une effervescence avec dégagement d'acide sulfhydrique, si l'eau tenait en dissolution un sulfhydrate de sulfure de sodium*, tandis qu'il n'y aurait aucune effervescence, si l'eau contenait un sulfure simple. »

On voit que Fontan n'admettait pas que le sulfhydrate de sulfure en solution étendue laissât dégager de l'acide sulfhydrique à la température de l'ébullition. Pour lui, les eaux sulfurées des Pyrénées contenaient : 1° de l'acide sulfhydrique libre, en très faible quantité, pouvant se dégager rapidement dès les premiers moments de l'ébullition; 2° du sulfhydrate ne laissant dégager, même à la température de l'ébullition, que fort peu d'hydrogène sulfuré (2). Il se trompait manifestement sur ce dernier point, car le sulfhydrate est plus altérable que le monosulfure, et ce dernier, même en solution concentrée, produit un dégagement d'hydrogène sulfuré par l'ébullition.

A cette occasion, Fontan prétendit que les cristaux dont Anglada s'était servi pour préparer ses eaux artificielles, n'étaient pas du monosulfure, mais du sulfhydrate. « Evidemment, dit-il, Anglada commettait une erreur, lorsqu'il croyait que les cristaux qu'il obtenait en faisant passer un courant d'hydrogène sulfuré dans une solution de soude étaient formés de sulfure de sodium. Ces cristaux étaient un véritable sulfhydrate de sulfure avec la composition suivante : NaS $+$ H^2S... etc. » (2). Nous savons qu'Anglada ne confondait pas le monosulfure avec le sulfhydrate ; qu'il

____

(1) Notation de Berzélius.

(2) Fontan admettait, comme on l'a dit plus haut, que toutes les eaux sulfureuses des Pyrénées étaient constituées de la même manière.

avait analysé ses cristaux d'hydrosulfate avant de s'en servir, et que la composition de ces cristaux, vérifiée depuis par divers chimistes, répond bien à la formule $Na^2S, 9H^2O$.

Argument tiré de l'action des sulfates de zinc et de manganèse sur les eaux minérales sulfureuses. — L'action des sulfates de zinc et de manganèse ne peut pas davantage trancher la question, de la nature des composés sulfurés des eaux minérales, car, en présence de ces sels, les solutions de monosulfure de sodium, à un degré de dilution comparable à celui des eaux minérales naturelles, se comportent tout autrement que le croyait Fontan.

Les eaux thermales des Pyrénées sont désulfurées d'une manière à peu près complète par le sulfate de zinc. Ce fait s'explique facilement si l'on considère que l'alcalinité de ces eaux dépasse, d'une manière très sensible, celle résultant du composé sulfuré, en admettant qu'il fût constitué en entier par du monosulfure. Une dissolution d'acide sulfhydrique à laquelle on ajoute du carbonate ou même du bicarbonate de soude en léger excès, est aussi complètement désulfurée par le sulfate de zinc. Mais, le sulfate de manganèse n'agit pas de la même manière que le sulfate de zinc, contrairement à ce qui se trouve mentionné dans divers ouvrages. Ce sel, *bien pur et bien neutre*, ne désulfure pas en entier les solutions de monosulfure de sodium ; en sorte que les réactions que certains chimistes ont observées en les faisant agir sur les eaux sulfurées naturelles, n'ont pas la valeur qu'ils leur ont attribuée. C'est ce qui résulte de nombreuses expériences que j'ai faites sur ce sujet.

1° *Action du sulfate de manganèse.* — J'ai mêlé de l'eau de Barèges, *Source du Tambour*, avec un excès de sulfate de manganèse ; filtrant le mélange, j'ai obtenu une liqueur d'une limpidité parfaite. Pour apprécier aussi exactement que possible la perte en sulfure attribuable à la formation d'un peu de sulfure de manganèse, et la distinguer de celle due à l'action de l'air sur l'eau minérale pendant la filtration, j'opérais de la manière suivante : deux flacons d'un demi-litre étaient remplis d'eau sulfureuse puisée au griffon ; dans l'un, je mettais cinq décigrammes de sulfate de manganèse en cristaux ; chaque flacon était fermé avec un bouchon de liège traversé par un tube dont l'extrémité effilée était scellée à la cire. La quantité d'air, qui restait dans chaque flacon, était extrêmement faible. Le flacon renfermant le sulfate a été retourné deux ou trois fois pour bien mélanger le sel avec l'eau sulfurée. Repos de 24 heures, au bout duquel les deux liquides, filtrés avec soin ou décantés, ont été analysés au moyen, d'une |solution titrée d'iode, contenant 2 grammes de ce corps par litre. Voici les résultats obtenus :

Iode absorbé par l'eau minérale, rapporté à un litre : $0^{gr}1140$ répondant à $0^{gr}0350$ Na^2S ;

Iode absorbé, après l'action du sulfure de manganèse
et filtration...................................... $0^{gr}0700$

Iode absorbé par l'eau filtrée, sans addition de sulfate de manganèse............................ $0^{gr}1080$

Perte attribuable à l'air pendant la filtration...... $0^{gr}0060$

La perte en principe sulfuré due à l'action du sel de manganèse, est donc de $0^{gr}0380$. Si la diminution du titre sulhydrométrique par suite de l'action du sulfate de manganèse, devait être attribuée à la décomposition d'une quantité de monosulfure de sodium répondant à $0^{gr}0360$ d'iode, et si le reste du composé sulfuré, correspondant à $0^{gr}0700$ d'iode, devait être considéré comme de l'acide sulfhydrique, l'eau minérale contiendrait :

Acide sulfhydrique................ $0^{gr}0093$
Sulfure de sodium................. $0^{gr}0135$

Ou bien :

Sulfhydrate de sulfure............. $0^{gr}0193$
Acide sulfhydrique................. $0^{gr}0035$

Ou, en négligeant la perte occasionnée par l'action de l'air pendant la filtration, perte qui doit être sensiblement le même pour les deux liquides, l'eau de la *Source du Tambour* à Barèges contiendrait :

Sulfhydrate de sulfure............. $0^{gr}0166$
Acide sulfhydrique libre........... $0^{gr}0043$

Un examen plus approfondi ne permet pas de s'arrêter à cette conclusion. En effet, s'il est vrai que le liquide filtré après l'action du sulfate de manganèse, précipite en noir les sels de plomb, d'argent, de cuivre, comme le font les solutions d'acide sulfhydrique, on constate qu'avec l'acide arsénieux, il n'y a ni précipité, ni coloration jaune ; tandis que l'addition d'un acide fait apparaître immédiatement la coloration jaune du sulfure d'arsenic. En outre, le liquide filtré après l'action du sel de manganèse, se colore instantanément en violet sous l'influence du nitroprussiate de potasse, et il est même assez curieux de voir l'action du nitroprussiate s'exercer d'une manière plus prononcée et plus rapide, sur l'eau minérale ainsi dépouillée d'une portion de son composé sulfuré, que sur la même eau qui n'a pas subi cet appauvrissement. C'est que le sulfure de manganèse, récemment précipité et bien lavé, est coloré en violet par une solution de nitroprussiate, comme les sulfures alcalins.

Des expériences semblables, dont voici les résultats, ont été faites sur d'autres sources .

Baréges. — Source Saint-Roch :

Iode absorbé par litre.......................... 0^{gr}0940
Après addition de sulfate de manganèse et filtration
    au bout de cinq minutes ; iode absorbé.......... 0^{gr}0520

Source de l'Entrée :

Iode absorbé par litre.......................... 0^{gr}0980
Après addition de sulfate de manganèse et filtration
    après 24 heures ; iode absorbé. .... 0^{gr}0560

Source Dassieu :

Iode absorbé par litre.......................... 0^{gr}0700
Après addition de sulfate de manganèse et filtration
    immédiate ; iode absorbé...................... 0^{gr}0440
    id.   , Filtration après deux jours............. 0^{gr}0220
La même eau sans aucune addition, mais transvasée
    et conservée pendant deux jours pour tenir compte
    de l'altération par l'air ; iode absorbé.......... 0^{gr}0500

Source Polard :

Iode absorbé par litre.......................... 0^{gr}0760
Après l'action du sulfate de manganèse et filtration
    immédiate ; iode absorbé...................... 0^{gr}0500

Source Louvois :

Iode absorbé par litre........................... 0gr0540

Après l'action du sulfate de manganèse et filtration
  immédiate; iode absorbé...................... 0gr0280

Bagnères-de-Luchon. — *Source du Pré n° 2 :*

Iode absorbé par litre........................... 0gr1300

Au bout de 24 heures, après transvasement et filtration, sans aucune addition ; iode absorbé........ 0gr1060

Au bout de 24 heures, après addition de sulfate de
  manganèse et filtration ; iode absorbé.......... 0gr0560

Source d'Étigny :

Iode absorbé par litre......................, ... 0gr0740

Après l'action du sulfate de manganèse et filtration
  au bout d'un quart d'heure ; iode absorbé........ 0gr0400

Voici un dernier résultat obtenu sur l'eau de la *Source du Pré n° 1*, à Bagnères-de-Luchon, que nous allons analyser en détail :

Un litre d'eau minérale exige, pour décomposer le principe sulfuré, 0gr2240 d'iode, ce qui représente 0gr0687 de monosulfure, ou 0gr0493 de sulfhydrate, ou bien enfin 0gr0299 d'acide sulfhydrique.

Un litre de la même eau, mêlée pendant 24 heures, avec un excès de sulfate de manganèse, a donné un très léger précipité de sulfure de manganèse. Le liquide, décanté et parfaitement limpide, absorbait encore 0gr0600 d'iode par litre ; il se colorait légèrement en violet avec le nitroprussiate, ne se colorait pas en jaune, ni ne donnait de précipité avec l'acide arsénieux ; mais la coloration et le précipité de sulfure d'arsenic, apparaissaient à la longue quand on l'acidulait par l'acide chlorhydrique.

Un litre de la même eau, conservée sans aucune addition, afin de tenir compte de l'altération produite par l'air dans les opérations précédentes, n'absorbait plus que 0gr2180 d'iode.

Si l'on admet que la perte de titre sulfhydrométrique est due à la précipitation de la partie du composé sulfuré qui existait dans l'eau minérale à l'état de sulfure, on trouve que l'eau minérale contenait :

Acide sulfhydrique................ 0^{gr}0080
Monosulfure.......................... 0^{gr}0485

ou bien :

Sulfhydrate......................... 0^{gr}0263
Monosulfure........................ 0^{gr}0302

En résumé, si la réaction que les sulfhydrates alcalins exercent sur le sulfate de manganèse avait lieu comme l'indiquent les traités spéciaux, et si, d'autre part, l'eau de Bagnères contenait du sulfhydrate de sodium, le titre de l'eau minérale aurait baissé de moitié, et le sel de manganèse, agissant sur la liqueur filtrée, aurait dû absorber encore 0^{gr}1090 d'iode, correspondant à 0^{gr}0149 d'acide sulfhydrique. D'autre part, si l'on considérait les 0^{gr}0080 d'acide sulfhydrique, restant dans la liqueur filtrée après l'action du sulfate de manganèse, comme ayant fait partie d'un sulfhydrate, on serait conduit à attribuer à la *Source du Pré* n° 1, la composition suivante :

Monosulfure de sodium............ 0^{gr}0302
Sulfhydrate de sulfure.............. 0^{gr}0263

Or, rien de tout cela n'est exact, puisque la liqueur, sur laquelle on a fait agir le sulfate de manganèse, filtrée, se colore avec le nitroprussiate, et ne donne, ni précipité, ni coloration, avec l'acide arsénieux.

J'ai complété ces recherches, en étudiant l'action du sulfate de manganèse sur des solutions de monosulfure de sodium. Toutes les expériences, répétées sur des solutions de monosulfure dans de l'eau distillée bien privée d'air, ont montré que ces solutions se comportaient comme les eaux sulfureuses naturelles. Voici l'un des résultats :

Solution contenant 0^{gr}1228 de monosulfure par litre :
Iode absobé par litre............................. 0^{gr}3850
Après action du sulfate de manganèse et filtration
au bout de 24 heures........................... 0^{gr}0160
Les expériences suivantes ont été faites dans le but de déterminer l'influence du degré de dilution des liquides sulfurés.

Solution contenant 1^{gr} de monosulfure par litre :

Iode absorbé par litre.......................... 0gr3150
Après addition de sel de manganèse et filtration; iode
    absorbé 0gr1220
Solution contenant 0gr5 par litre :
Iode absorbé par litre 0gr1550
Après addition de sulfate de manganèse et filtra-
    tion; iode absorbé 0gr0450
Solution contenant 0gr1 par litre :
Iode absorbé par litre 0gr0300
Après addition de sulfate de manganèse et filtra-
    tion; iode absorbé.......................... 0gr0075

Nous devons donc conclure que le sulfate de manganèse est un réactif qui n'a pas, quand il s'agit de résoudre la question de la nature du composé sulfuré des eaux des Pyrénées, la valeur que lui attribuait Fontan. D'ailleurs, les faits signalés par cet auteur s'expliquent aussi facilement dans l'hypothèse d'un monosulfure. On a, en effet, comme dans le cas précédent :

1º Formation d'un polysulfure sous l'influence de l'air :

$$2Na^2S + O = Na^2O + Na^2S^2$$

2º Production de carbonate, d'hyposulfite et dépôt de soufre :

$$CO^2 + 2\,Na^2S^2 + O^4 = Na^2S^2O^3 + Na^2CO^3 + S^2$$

Fontan n'a donc pas établi d'une manière certaine que le principe sulfuré des eaux minérales des Pyrénées était un sulfhydrate de sulfure alcalin. Ses travaux, dont il serait injuste de méconnaître le mérite, sont restés infructueux sous ce rapport.

2º *Action du Sulfate de zinc.* — En ajoutant à des eaux minérales naturelles du sulfate de zinc pur en excès, j'ai observé les résultats suivants :

Eau de Baréges. — *Source du Tambour :*
Iode absorbé par litre.......................... 0gr0900
Après addition de sulfate de zinc et décantation. 0gr0000

Eau de Cadéac :
Iode absorbé par litre.......................... 0gr2200

Après addition de sulfate de zinc et décantation... $0^{gr}0000$
Eau de Labassère :

Iode absorbé par litre............................ $0^{gr}0120$

Après addition de sulfate de zinc et décantation.... $0^{gr}0000$
Bagnères-de-Luchon. — *Source du Pré n° 1 :*

Iode absorbé par litre............................ $0^{gr}2200$

Après addition de sulfate de zinc et décantation.... $0^{gr}0050$
Source Bayen :

Iode absorbé par litre............................ $0^{gr}2300$

Après addition de sulfate de zinc et décantation.... $0^{gr}0040$
Source de la Reine :

Iode absorbé par litre............................ $0^{gr}1700$

Après addition de sulfate de zinc et décantation.... $0^{gr}0040$

L'eau sulfurée calcique de la *Source de Salies* (Haute-Garonne), examinée au même point de vue, a donné les résultats suivants :

Iode absorbé par litre............................ $0^{gr}1800$

Après addition de sulfate de zinc et décantation.... $0^{gr}0120$

Après addition de sulfate de manganèse et décantation au bout de 24 heures...................... $0^{gr}1280$

Cette eau produit un abondant précipité de sulfure d'arsenic quand on ajoute de l'acide arsénieux. Elle se comporte donc comme une solution dans laquelle la dose d'acide sulfhydrique dépasse ce qui serait nécessaire pour produire un sulfhydrate, et il semble que le sulfate de zinc, dont l'action sur l'acide sulfhydrique est limitée, n'aurait pas dû produire une désulfuration aussi complète. Cette action s'explique cependant si l'on tient compte de l'existence, à côté de l'acide sulfhydrique et du sulfhydrate, des bicarbonates de chaux et de magnésie. L'acide sulfurique, mis en liberté par la réaction du sulfate de zinc sur l'acide sulfhydrique, est immédiatement saturé par les bicarbonates, et la désulfuration peut devenir complète si la dose de ces derniers est suffisante. Voici donc une eau minérale sulfurée qui serait : sulfhydriquée si l'on s'en rapporte à l'action de l'acide arsénieux, sulfurée si l'on considère l'action du sulfate de zinc et du nitroprussiate de potasse, et qui contiendrait un sulfhydrate avec excès d'acide sulfhydrique, si l'on s'en rapporte à l'action du sulfate de manganèse.

On voit combien chacune de ces réactions, considérées isolément, doit laisser d'incertitude dans l'esprit du chimiste. Il faut donc conclure que l'on doit renoncer absolument à résoudre la question de la nature du principe sulfuré, en s'appuyant sur l'action qu'exercent sur les eaux minérales, les sels de zinc ou de manganèse.

Argument tiré du blanchiment des Eaux minérales. — Fontan appuyait encore sa théorie sur la facilité avec laquelle l'existence d'un sulfhydrate permet de rendre compte de la décomposition remarquable que subit l'eau de certaines sources exposée au contact de l'air. A Bagnères-de-Luchon, par exemple, l'eau de la *Source Blanche* devient laiteuse peu de temps après son introduction dans les baignoires, et l'apparition du soufre émulsionné, qui trouble sa transparence, est précédée par un phénomène que cet auteur a observé avec une grande sagacité : je veux parler de la teinte jaune verdâtre que prend l'eau minérale, et qui dénote la formation d'un polysulfure. Pour Fontan la cause du *blanchiment* serait la suivante :

« Le sulfhydrate de sulfure qui existe dans ces eaux y est en dissolution très étendue. Si cette eau arrive directement à l'air libre, elle perd tout son principe sulfureux sans se colorer ; l'oxygène de l'air se porte sur le sodium pour former de la soude, sur le soufre pour former de l'acide hyposulfureux, et ces deux nouveaux corps forment de l'hyposulfite de soude. L'acide carbonique de l'air s'empare d'une portion de la soude pour former du carbonate de soude, et l'acide hydrosulfurique, ne trouvant plus de base avec laquelle il puisse rester combiné, se dégage et répand l'odeur qui lui est propre, c'est l'odeur qu'on sent auprès des sources, car le sulfhydrate par lui-même est inodore.

« Quand l'eau sulfureuse arrive dans un réservoir dont elle ne remplit qu'en partie la capacité, l'oxygène de l'air n'étant pas en aussi grande quantité qu'à l'air libre, s'empare d'abord de l'hydrogène de l'acide sulfhydrique, avec lequel il a le plus d'affinité, et met en liberté le soufre avec lequel il était combiné; mais ce soufre, à mesure qu'il devient libre, se combine avec le sulfure existant pour former un polysulfure, et l'eau prend alors la couleur jaune verdâtre que nous avons signalée.

« Lorsque l'eau jaune verdâtre arrive au contact de l'air libre, l'oxygène agit de nouveau sur tous les éléments à la fois; il s'empare du sodium pour former de la soude, d'un atome de soufre pour former de l'acide hyposulfureux, qui se combine avec une portion de la soude, et l'acide carbonique s'empare de l'autre portion; mais il existe un atome de soufre en excès, qui, n'étant pas attaqué par l'air, parce qu'il n'existe pas de base avec laquelle le nouveau corps qu'il produirait pourrait se combiner, se précipite sous forme de poudre blanche très fine et donne à l'eau la couleur blanche qu'on lui connaît. Quand le précité est déposé, l'eau a repris sa transparence, parce que l'hyposulfite qu'elle contient est incolore. C'est par le même motif que les acides qui ne troublaient pas l'eau quand elle était incolore, la troublent subitement quand elle est devenue jaune verdâtre. »

Fontan considérait donc deux cas parfaitement distincts :

1º Celui où l'eau minérale est exposée à l'air libre : la désulfuration se ferait alors sans qu'il se produise de polysulfure et sans dépôt de soufre; il se formerait de l'hyposulfite, du carbonate et de l'acide sulfhydrique.

2º Celui où l'eau minérale subit, dans un réservoir, le contact d'un air limité. Dans ce cas, l'oxygène de l'air brûlant l'hydrogène du sulfhydrate produit d'abord un polysulfure

$$2NaHS + O = H^2O + Na^2S^2,$$

qui se détruit au contact de l'air avec formation de carbonate et d'hyposulfite de soude, et dépôt de soufre

$$CO^2 + 4Na^2S^2 + O^4 = Na^2S^2O^3 + Na^2CO^3 + S^2.$$

La moitié du sulfure se transformerait ainsi en hyposulfite. Grave erreur, car on peut s'assurer que la dose d'hyposulfite formée est très inférieure à celle qu'exige cette théorie.

Les faits ont été fort bien observés par Fontan, nous le répétons; mais certaines circonstances dont le rôle est essentiel dans les phénomènes qu'il étudiait, ont échappé à son attention Je les signalerai dans le chapitre consacré à l'étude du blanchiment des eaux sulfureuses. Je ferai remarquer seulement, ici, qu'en admettant l'existence d'un sulfhydrate dans toutes les eaux minérales des Pyrénées, Fontan semblait perdre de vue que celles où l'on observe le blanchiment sont peu nombreuses. Or, si toutes ces eaux sont minéralisées par un sulfhydrate, on ne voit pas pourquoi les unes blanchissent, tandis que les autres ne le font pas, quand elles séjournent au contact d'un air limité.

III. — Travaux de Boullay et O. Henry.

Ces savants signalent les réactions suivantes comme propres à distinguer une solution de monosulfure alcalin d'une solution de sulfhydrate :

MONOSULFURE	SULFHYDRATE
Un courant d'hydrogène agissant à froid sur sa dissolution ne lui enlève rien ;	En dégage de l'acide sulfhydrique.
L'argent métallique, plongé dans la dissolution, à l'abri du contact de l'air, n'est pas bruni, et le titre sulfhydrométrique ne baisse pas ;	Est bruni ; le titre sulfhydrométrique baisse de moitié.
Le sulfate de zinc produit un précipité de sulfure de zinc, et laisse un liquide entièrement dépouillé de principe sulfureux ;	Produit un précipité de sulfure de zinc, et un liquide contenant de l'acide sulfhydrique.
Le sulfate de manganèse agit comme le sulfate de zinc ;	Produit un précipité de sulfure de manganèse, et un liquide contenant de l'acide sulfhydrique.
Le soufre s'y dissout sans dégagement de gaz ;	Se dissout avec dégagement d'acide sulfhydrique.
Le monosulfure cristallise ;	Le sulfhydrate ne cristallise pas.

Boullay et Henry examinent ensuite si les eaux minérales des Pyrénées se comportent comme des solutions de monosulfure ou comme des solutions de sulfhydrate, et ils concluent de leurs essais sur les eaux de Barèges et de Cauterets :

« 1° Que ces eaux doivent leurs propriétés au monosulfure de sodium ;

« 2° Que la théorie, judicieusement établie par le professeur Anglada, et confirmée par leurs expériences, doit rester dans la science comme un fait avéré, comme une explication satisfaisante, pour servir de guide aux praticiens. »

Dans un second mémoire, publié en 1847, ils discutent à nouveau la valeur des deux théories. Les expériences qu'ils avaient déjà faites leur paraissant insuffisantes, ils recherchent par une méthode nouvelle, à établir si c'est un monosulfure, plutôt qu'un sulfhydrate, qui existe dans les eaux minérales des Pyrénées.

Après avoir dosé le soufre par la sulfhydrométrie, ils déterminent les quantités de soude, de chlore, d'acide sulfurique, d'acide carbonique et d'acide silicique. Déduisant ensuite de la totalité de la soude, ce qui est nécessaire pour former des sels neutres avec les acides, ils cherchent si la soude et le soufre qui restent, sont dans le rapport nécessaire pour former un sulfhydrate de sulfure. Les résultats qu'ils obtiennent ainsi, sont les suivants :

Barèges — *Source de l'Entrée*, un litre.

Sulfure de sodium..........	0gr0360	représentant : soufre, 0gr0147
Soude totale...............	0gr0750	
Sulfate de soude...........	0gr0300	
Carbonate et silicate de soude.	0gr0240	représentant : soude, 0gr0490
Chlorure de sodium.........	0gr0219	

Il reste 0gr0260 de soude qui exigent 0gr0134 de soufre pour former un monosulfure ; il y aurait donc un excès de soufre égal à 0gr0013. Or, dans la théorie du sulfhydrate, cet excès devrait être de 0gr0134, c'est-à-dire dix fois plus grand,

Barzun

Sulfure de sodium..........	0gr0303	représentant : soufre, 0gr0124
Soude totale..	0gr0740	
Sulfate de soude...........	0gr0180	
Carbonate et silicate de soude.	0gr0740	représentant : soude, 0gr0539
Chlorure de sodium.........	0gr0040	

L'excès de soude est de 0gr0210 qui exigeraient, pour former un monosulfure, 0gr0108 de soufre ; il y a donc un excès de soufre de 0gr0016. Pour former un sulfhydrate, il en faudrait

0^{gr}0107, c'est-à-dire environ six fois autant. Boullay et Henry concluent de leurs recherches :

« 1º Que d'après les faits constatés sur les sources de Barzun et de Barèges, s'il y a (comme il paraît certain) analogie de composition entre les diverses eaux sulfureuses de la chaîne des Pyrénées, on doit admettre que le sulfure ou le sulfhydrate alcalin ne s'y trouvent pas, en effet, à l'état neutre, mais accompagnés de proportions plus ou moins grandes d'acide sulfhydrique libre ;

« 2º Que l'opinion qui consiste à considérer le principe sulfureux à l'état de sulfhydrate de sulfure hydraté, ne saurait être admise, parce que l'excès d'acide sulfhydrique ne s'y trouve pas en proportion convenable pour donner lieu à ce composé ;

« 3º Que, selon leur opinion et leurs présomptions, le principe sulfureux doit exister dans la nappe originelle à l'état d'un sulfure simple neutre ; que, sous l'influence des courants d'air souterrains, ce sel se dépouille d'une partie de son acide sulfhydrique, qui reste dissous dans l'eau à côté des autres sels et du sulfate produit, en même temps qu'il s'échappe de l'azote libre au bouillon ; enfin, que l'état de sulfure simple serait maintenu s'il y avait moyen d'éviter le contact de l'air ;

« 4º Que lors de l'addition des sulfates purs de zinc et de manganèse dans les eaux sulfureuses qui nous occupent, si l'on précipite tout l'acide sulfhydrique libre ou combiné, ce qui ne devrait pas avoir lieu pour le premier, cela est dû à la présence simultanée des carbonates et silicates alcalins... etc. »

Plusieurs erreurs se sont glissées dans ce travail. Il n'est pas exact qu'un courant d'hydrogène agissant à froid sur une solution de monosulfure ne lui enlève rien. Des expériences, répétées plusieurs fois, m'ont prouvé que l'hydrogène, traversant à froid une solution de monosulfure alcalin au degré de dilution des eaux minérales, lui enlève de l'acide sulfhydrique. En outre, le sulfate de manganèse n'agit pas comme le sulfate de zinc, ainsi que je l'ai déjà montré.

Les auteurs n'ayant indiqué ni la quantité d'acide carbonique, ni celle d'acide silicique, qu'ils ont trouvée dans les eaux de Barèges et de Barzun, il n'est pas possible de vérifier leurs calculs ; mais je ne puis m'empêcher de faire observer que l'on ne voit figurer dans leurs résultats, ni la chaux, ni la magnésie, qui, pourtant, existent dans ces eaux à dose déterminable. J'ajouterai enfin, que, d'après mes analyses, un litre d'eau de la *Source de l'Entrée* contient 0^{gr}0630 de silice ; tandis que le carbonate et le silicate de soude réunis ne pèseraient, d'après Boullay et Henry, que 0^{gr}0240.

IV. — Travaux de M. E. Baudrimont

Dans un mémoire, publié en 1875 (1), M. Baudrimont dit :

« Il est, d'ailleurs, un certain nombre de réactions qui permettent de distinguer facilement un sulfhydrate de sulfure d'un monosulfure alcalin. Jusqu'ici, cependant, on n'a indiqué que celle qui consiste à additionner ces composés d'une solution de chlorure de manganèse ; il se forme dans les deux cas un précipité rosé de sulfure de manganèse ; mais sa production est accompagnée d'un dégagement de gaz hydrogène sulfuré lorsqu'on agit sur un sulfhydrate de sulfure, ce que ne produit nullement un monosulfure alcalin. Or, en dehors de cette réaction classique, en voici d'autres très caractéristiques, qu'on devra désormais lui ajouter :

« 1° La production d'un polysulfure avec dégagement d'acide sulfhydrique dans le cas des sulfhydrates, et sans dégagement de ce gaz dans le cas des monosulfures (2) ; 2° la précipitation d'hydrates de chaux ou de magnésie quand on ajoute une solution de ces sels à une solution de monosulfure ; il ne se produit rien avec les sulfhydrates ; 3° la réaction de l'hydrate de chloral, qui produit dans les solutions de monosulfure une couleur rouge très intense, en même temps qu'il se précipite un mélange de soufre et d'un acide brun, amorphe, à composition complexe. Avec le même réactif, les sulfhydrates de sulfures donnent un abondant dépôt de soufre, mais en laissant les liqueurs complètement incolores, »

J'ai essayé l'hydrate de chloral sur l'eau de Bagnères-de-Luchon, *Source du Pré n°* 1. La réaction a lieu avec une *grande*

---

(1) *Journal de chimie et de pharmacie*, 1875, t. XXII, p. 18.
(2) Réaction déjà indiquée par Boullay et O. Henry.

lenteur, en raison de la dilution du sulfure ; cependant, après quelques heures, l'eau minérale prend une coloration rose bien prononcée, et se trouble légèrement en restant colorée en rose. Même résultat, sur l'eau sulfurée calcique de Salies (Haute-Garonne).

J'avais moi-même indiqué une réaction importante, qui conduit à des résultats semblables ; elle consiste dans l'emploi du sulfate de plomb pur. Dans le cas du monosulfure, la réaction est la suivante :

$$Na^2S + P^3SO^4 = PbS + Na^2SO^4$$

et la liqueur filtrée est neutre au tournesol. Dans le cas de sulfhydrate, on a :

$$2NaHS + 2PbSO^4 = 2PbS + Na^2SO^4 + H^2SO^4$$

et la liqueur filtrée est acide (1).

Rien, en effet, n'est plus facile que de distinguer un monosulfure d'un sulfhydrate de sulfure, dans un liquide qui ne contient pas autre chose. Mais, lorsqu'il s'agit des eaux sulfurées des Pyrénées, l'association des carbonates et des silicates alcalins au composé sulfuré, rend extrêmement difficile, si ce n'est impossible, une solution rigoureuse de cette question ; car un mélange de carbonate ou de silicate de soude et de sulfhydrate de sulfure, se comporte avec le réactif que j'ai déjà signalé, exactement comme une solution de monosulfure. Boullay et Henry avaient parfaitement indiqué cette similitude d'action. Des difficultés bien autrement grandes se présentent pour le chimiste, quand il tient compte des effets que produit une très grande dilution du sulfure.

V. — Travaux de H. Rose et de Pelouze.

En 1842, H. Rose a publié un mémoire fort important, sur la décomposition des sulfures alcalino-terreux (2). Cet éminent chimiste avait observé que lorsqu'on traite du sulfure de baryum par l'eau, il se produit de l'hydrate de baryte et du

---

(1) *Eaux minérales des Pyrénées*, p. 139.

(2) *Journal für praktische chemie*; vol. XXVI, cah. II, p. 65, et *Journal de chimie et de pharmacie*, t. II, p. 81.

sulfhydrate de sulfure de baryum. Une partie de l'hydrate de baryte se sépare à l'état pur ; le reste se combine avec du sulfure de baryum pour former des composés particuliers, plus solubles que l'hydrate de baryte pur. Une simple ébullition avec de l'eau paraît décomposer le sulfure de baryum en sulfhydrate et en combinaisons de sulfure de baryum avec l'hydrate de baryte ; ces dernières, traitées de nouveau par l'eau, laissent déposer des cristaux d'hydrate de baryte, tandis que le sulfure de baryum est décomposé. Le sulfure de strontium se décompose également par l'eau en sulfhydrate de sulfure et en hydrate de strontium. L'action de l'eau sur le sulfure de calcium produit des effets analogues ; mais, en raison de son peu de solubilité, dans l'eau, l'hydrate de chaux reste en majeure partie indissous.

Pelouze a étudié la même question (1).

« On admet généralement que le sulfhydrate et le bisulfhydrate d'ammoniaque ne forment pas de précipité dans les sels de chaux et de magnésie : cela est vrai ; mais, par une extension qui n'est pas basée sur l'expérience, on a attribué les mêmes propriétés négatives aux sulfures de potassium et de sodium. Tous les traités de chimie, se répétant les uns les autres, ont propagé cette erreur ».

Il montre que si l'on verse dans une dissolution composée d'une partie de chlorure de calcium ou d'acétate de chaux pour 600 parties d'eau, une solution de sulfure de sodium pur, exempt de soude libre, on obtient un précipité blanc très apparent, qui n'est autre chose que de l'hydrate de chaux.

Lorsqu'une dissolution concentrée des mêmes sels de chaux est mêlée avec un excès de sulfure de sodium, il se forme un précipité blanc très abondant; si l'on filtre la liqueur, l'oxalate d'ammoniaque y produit à peine un léger trouble. On trouve, au contraire, plus de chaux dans les eaux de lavage, et il arrive un moment où le précipité complétement débarrassé de l'excès de sulfure de sodium qui l'accompagnait, se trouve uniquement composé de chaux hydratée. Quant à la dissolution qui surnage, elle ne renferme que du sulfhydrate de sulfure de sodium, sans

(1) *Ann. de ch. et de phys.*, 4ᵐᵉ série, t. VII, p. 172.

trace de chaux. La réaction peut être représentée par l'équation suivante :

$$CaCl^2 + 2\,Na^2S + 2\,H^2O = 2\,NaCl + 2\,NaHS + CaH^2O^2$$

Examinant ensuite l'action que l'eau exerce sur les sulfures de calcium et de magnésium, Pelouze constate que ces sulfates sont entièrement décomposés, comme l'avait indiqué H. Rose, en sulfhydrate et en chaux ou magnésie hydratée. Il y a mieux : le sulfhydrate de sulfure de calcium, dissous dans l'eau, ne passe pas à l'état de monosulfure, même au contact d'un excès de chaux. « Ainsi, dit-il, lorsqu'on introduit de l'hydrogène sulfuré dans un lait de chaux, dès les premiers instants, la liqueur filtrée contient toute la chaux qu'elle a dissoute à l'état de sulfhydrate de sulfure, et le précipité, lavé à l'eau chaude ou froide, ne présente aucune trace de monosulfure de calcium : c'est de l'hydrate de chaux pur ».

Pelouze conclut de ses expériences que le sulfure de calcium ne peut exister en dissolution dans l'eau, et qu'il s'y décompose en chaux libre et en sulfhydrate de sulfure de calcium. Il en est de même du sulfure de magnésium. Les conséquences qui découlent des faits précédents, trouveront leur place dans le chapitre consacré à l'étude des eaux sulfurées calciques.

VI. — Travaux de M. Béchamp

M. Béchamp a publié, dans le tome XVI des *Annales de Chimie et de Physique*, 4ᵉ série, un Mémoire relatif à l'action que l'eau exerce sur les sulfures alcalins. Les principales conclusions de ce travail sont les suivantes :

1º Si l'on traite du sulfure de calcium par une petite quantité d'eau distillée, le sulfure se décompose comme l'indique l'équation

$$2CaS + 2H^2O = CaO + H^2O + Ca\,H^2S^2 ;$$

c'est-à-dire qu'il se produit un précipité d'hydrate de chaux, et du sulfhydrate de sulfure de calcium reste en dissolution. Cependant, si la quantité d'eau distillée est suffisante pour dissoudre l'hydrate de chaux, tout se dissout, et l'on peut croire que le sulfure de calcium lui-même est contenu dans la liqueur;

tandis qu'on n'a en réalité qu'un mélange d'hydrate de chaux et de sulfhydrate de sulfure de calcium.

2º Que si la solution de sulfhydrate de sulfure de calcium est étendue d'une quantité considérable d'eau, le sulfhydrate de sulfure lui-même se décompose en agissant sur l'eau, de manière à produire de l'acide sulfhydrique et de l'hydrate de chaux :

$$CaS,H^2S + 2H^2O = CaO,HO + 2H^2S$$

3º Que le sulfure de magnésium est décomposé de la même manière.

4º Que les sulfures de potassium et de sodium peuvent entrer en dissolution sans se décomposer, lorsqu'on n'emploie pas une grande quantité d'eau ; tandis qu'au delà d'une certaine dilution, le monosulfure cesse d'exister et subit des transformations analogues à celles qu'éprouvent les sulfures de calcium et de magnésium.

5º Que plusieurs eaux minérales, que l'on considère comme contenant soit du sulfure de sodium, soit du sulfhydrate de sulfure, ne contiennent en réalité que de l'acide sulfhydrique et de l'hydrate de soude.

« Il est hors de doute, dit M. Béchamp, que, dans le cas où le monosulfure de calcium a été traité par une quantité d'eau suffisante pour qu'il ne se produise pas un précipité d'hydrate de chaux, les éléments du monosulfure sont en présence au sein du liquide, et l'analyse est impuissante pour déceler leur véritable état de combinaison. »

Il est certain que le composé sulfuré contenu dans les eaux minérales froides, riches en sulfate de chaux, a souvent pour origine la réduction par une matière organique d'un peu de sulfate de chaux. Ces eaux doivent donc tenir en dissolution les éléments du sulfure de calcium, car la quantité d'eau est assez grande pour que tout reste dissous. Une eau de ce genre se comporterait avec les sels de zinc, de manganèse, etc., comme si elle contenait du sulfure de calcium, dans le cas où elle ne contiendrait pas en dissolution de l'acide carbonique. Mais j'ai constaté que le plus ordinairement les eaux sulfurées calciques renferment une quantité d'acide carbonique suffisante pour décomposer le sulfure alcalin ; aussi, donnent-elles, pour la plupart, un précipité de sulfure d'arsenic, quand on y verse une solution d'acide arsénieux.

Pour appuyer sa manière de voir, M. Béchamp recourt à des considérations déduites de l'analogie et à des expériences que je vais résumer rapidement. Il compare la décomposition des sulfures en sulfhydrates et en oxydes hydratés, à la décomposition que l'eau fait subir aux sels de bismuth et d'antimoine, en sels basiques, qui se précipitent, et en sels acides ou même en acides libres, qui restent en dissolution. Il rapproche des faits précédents la décomposition des chlorures de magnésium, d'aluminium, dont les solutions, quand on les fait évaporer, laissent dégager de l'acide chlorhydrique et donnent un résidu de magnésie ou d'alumine ; il rappelle enfin les expériences de H. Rose sur le dédoublement que le borax et le silicate de soude semblent éprouver sous l'influence d'une grande quantité d'eau, en acide borique ou silicique hydraté et en hydrate de soude, et il conclut qu'il n'est pas permis d'inscrire des borates ou des silicates dans les eaux minérales.

A ces preuves, tirées de l'analogie, M. Béchamp en ajoute d'autres déduites de la réaction du nitroprussiate de soude sur les solutions de sulfures alcalins, suivant qu'elles sont plus ou moins étendues d'eau. Playfair a, en effet, observé que ce réactif produit dans les solutions de monosulfures métalliques une magnifique coloration pourpre, qui apparaît instantanément dans les solutions concentrées. Certaines dissolutions de sulfhydrates de sulfures, sans excès d'acide sulfhydrique, pourraient aussi, il est vrai, d'après M. Béchamp, se colorer en pourpre (1).

Étudiant plus complètement cette réaction, ce dernier savant a observé :

1º Que la coloration des solutions de monosulfure par le nitroprussiate varie avec la concentration du réactif ;

2º Que la coloration varie aussi avec la dilution du sulfure.

A mesure que la quantité d'eau augmente, la coloration passe du pourpre au violet, et au bleu ; puis, elle cesse d'être instan-

____

(1) Ce fait prouverait que la réaction dont il s'agit, ne suffit pas pour distinguer le monosulfure du sulfhydrate.

tanée ; enfin, une solution très diluée de sulfure ne se colore plus. L'addition d'une plus grande quantité de nitroprussiate a pour effet de faire apparaître la couleur pourpre dans des liqueurs où elle ne serait pas montrée avec des quantités moindres de réactif. Enfin, l'addition d'un peu de potasse ou de soude caustique détermine la coloration instantanée en pourpre de dissolutions étendues, qui seraient restées incolores ou se seraient colorées plus ou moins lentement en violet ou en bleu, avec le nitroprussiate seul.

M. Béchamp, ayant fait des essais comparatifs sur des solutions de monosulfure de sodium et de sulfhydrate de sulfure, a vu :

« 1° Que, toutes choses égales d'ailleurs, la coloration avec le sulfure simple se conserve avec sa nuance propre, au moins dix fois plus longtemps qu'avec le sulfhydrate.

« 2° Qu'une dissolution contenant moins de $0^{gr}0587$ de sulfure de sodium par litre ne se colore plus par le nitroprussiate, ou que, du moins, on ne parvient à saisir quelque coloration que dans l'épaisseur de la masse, encore cette coloration est-elle fugitive.

« On peut se demander, ajoute-t-il, si, lorsque le réactif ne produit plus de coloration, cela ne tiendrait pas à ce que les liqueurs sont trop étendues et à ce que l'on a atteint la limite réelle de la sensibilité. »

Or, si une solution de sulfure de potassium, trop diluée pour se colorer immédiatement en pourpre par le nitroprussiate, se colore instantanément, quand on ajoute de la potasse ou de la soude caustique, n'est-on pas autorisé à conclure que la cessation de coloration ne marque pas la limite de la sensibilité du réactif et de la réaction, et que si celle-ci n'a plus lieu, c'est seulement parce que la quantité de sulfure est trop diminuée pour que la coloration soit encore visible ; puisque, le poids du sulfure étant resté le même, une addition de potasse suffit pour provoquer le développement de la couleur pourpre ?

M. Béchamp établit enfin que, quand il s'agit de sulfures sans excès d'acide sulfhydrique, la coloration dominante est la pourpre. Elle est au contraire violette quand on agit sur des sufhydrates de sulfures.

En résumé, d'après lui, les monosulfures de potassium ou de sodium peuvent être dissous par l'eau sans subir de décomposition, s'ils sont en quantité suffisante ; mais, si l'on ajoute à une dissolution concentrée de l'un de ces sulfures une quantité d'eau graduellement croissante, il se produit d'abord du sulfhydrate de sulfure et de l'hydrate alcalin, ce qui est démontré par la coloration violette ou bleue que produit le nitroprussiate, au lieu de la coloration pourpre, caractéristique du monosulfure. Si la proportion d'eau est encore plus grande, le sulfhydrate cesse d'exister, et la liqueur ne contient plus que de l'acide sulfhydrique et un hydrate alcalin. Lorsqu'une solution contient moins de $0^{gr},060$ de sulfure de sodium par litre, le nitroprussiate de soude est impuissant à l'accuser. Quand il s'agit du sulfure de calcium, une liqueur, qui contient moins de $0^{gr},036$ de sulfure de calcium par litre, n'est plus colorée par le nitroprussiate, et doit par conséquent être considérée comme tenant en dissolution, non du sulfure de calcium, mais de l'acide sulfhydrique et de l'hydrate de chaux.

M. Béchamp conclut de ce qui précède, que les eaux d'Amélie-les-Bains et de Bonnes ne contiennent pas de sulfure de sodium actuellement formé, mais bien de l'acide sulfhydrique et de l'hydrate de soude.

Je me propose de démontrer qu'on peut opposer à ces résultats, plusieurs expériences qui autorisent à penser que les sulfures de potassium et de sodium ne sont pas décomposés par l'eau ; et que, par conséquent, on peut admettre leur existence dans certaines eaux sulfureuses.

Argument tiré de l'analogie avec la décomposition des sulfures alcalino-terreux. — L'argument déduit de la décomposition des chlorures de magnésium ou d'aluminium par l'eau, n'a pas, à mon avis, une grande importance : les hydrates de magnésie et d'alumine sont insolubles, tandis que les hydrates de potasse et de soude sont solubles ; d'autre part, les chlorures de potassium et de sodium ne sont pas décomposés par l'eau, tandis que ceux de magnésium et d'aluminium sont manifestement décomposés par elle. L'insolubilité de la base n'est donc pas une chose indifférente, et je ne pense pas qu'on puisse conclure, de ce que les sulfures de magnésium ou de calcium sont décomposés par l'eau, que ceux de potassium ou de sodium le soient aussi ; car la solubilité de l'hydrate de soude peut rendre difficile, ou même impossible, une décomposition que l'insolubilité ou le peu de solubilité des hydrates de magnésie et de chaux tend au contraire à faciliter.

Il en est de même quand il s'agit de la décomposition par l'eau des sels de bismuth, d'antimoine, etc., en sel basique qui se précipite, et en sel acide, ou même en acide libre qui reste dissous.

Ce raisonnement, il est vrai, n'est plus applicable au cas des borates, carbonates et silicates alcalins, qui, d'après H. Rose, semblent se décomposer quand on étend d'eau leurs dissolutions, et réagissent alors sur les sels d'argent, comme si une partie de la base était devenue libre ; car, tandis qu'une dissolution concentrée de carbonate de soude produit, en agissant sur l'azotate d'argent, un précipité de carbonate d'argent, une dissolution très diluée de carbonate de soude donne un précipité qui est un mélange de carbonate d'argent et d'oxyde d'argent. H. Rose signale encore l'expérience suivante : si l'on ajoute à une solution concentrée de borax une quantité d'acide suffisante pour qu'un peu de teinture de tournesol mêlée à la solution soit légèrement rougie, et si l'on étend le liquide ainsi préparé d'une quantité considérable d'eau distillée, la couleur du tournesol redevient bleue comme si une partie de la soude s'était séparée de l'acide.

Je ferai remarquer d'abord que l'on ne peut pas conclure de ce qu'un carbonate alcalin, versé dans la solution d'un sel métallique, donne lieu à la précipitation d'un mélange de sel métallique et d'oxyde, que le carbonate alcalin dissous dans l'eau contenait une quantité de base libre, ou à l'état d'hydrate, équivalente à la quantité d'oxyde métallique précipité.

En effet, quand on verse dans une solution de sulfate de magnésie, *une solution concentrée de carbonate de soude*, on obtient un précipité de *magnesia alba* dont la composition peut être représentée par la formule :

$$3 (MgO, CO^2) + MgO, HO$$

et, pourtant, on n'a jamais songé à expliquer la précipitation de l'hydrate de magnésie par la préexistence, dans la solution de carbonate de soude, d'une quantité équivalente d'hydrate de soude. On admet, au contraire, qu'au moment du mélange des deux sels, il se produit du bicarbonate de soude et de l'hydrate de soude; tout s'explique alors facilement. Il en est de même dans d'autres cas analogues, où l'on voit un carbonate alcalin, agissant sur un sel neutre, produire un précipité composé d'un mélange de carbonate et d'hydrate de la base de ce dernier.

Il est certain que, dans tous les sels solubles dont l'acide est faible et la base très forte, les propriétés de la base apparaissent comme si elle était partiellement libre. La même chose a lieu pour certains sels formés par des acides polybasiques, tels que l'acide phosphorique. Non-seulement les solutions de ces sels ramènent au bleu le tournesol rougi par un acide, mais elles donnent lieu à des réactions où l'influence de la base se manifeste avec une grande netteté. C'est ainsi qu'on peut produire de l'iodoforme avec un mélange de phosphate ou de borate de soude, d'iode et d'alcool; c'est ainsi que, si l'on ajoute successivement à une solution de phosphate de soude, de l'acide arsénieux et de l'acide sulfhydrique, le mélange reste limpide et incolore jusqu'au moment où la quantité d'acide sulfhydrique devient supérieure à celle qui pouvait produire, en réagissant sur une partie de la soude du sel et sur une partie de l'acide arsénieux, du sulfarsénite de sodium, et qu'un excès d'acide sulhydrique fait apparaître du sulfure d'arsenic à l'état libre.

Voilà des cas dans lesquels *des solutions concentrées* de phosphate, carbonate, borate alcalin, agissent par une partie de leur base comme si elle était séparée de l'acide. L'action du nitroprussiate lui-même sur les sels à réaction alcaline, en présence de l'acide sulfhydrique, me paraît pouvoir être expliquée de la même manière.

Il est plus difficile, au moins de prime abord, d'expliquer la production du carbonate d'argent pur, quand on mêle des solutions de carbonate de soude et d'azotate d'argent, en quantités proportionnelles à leurs équivalents, si les solutions sont concentrées ; tandis qu'on obtient un mélange de carbonate et

9

d'oxyde d'argent, avec des solutions contenant les mêmes
quantités de chacun des deux sels, dissoutes dans une masse
d'eau beaucoup plus considérable. Des recherches récentes
permettent, cependant, de se rendre compte de ces différences (1).

M. Joulin a répété les expériences de H. Rose, et il a obtenu
des résultats qui l'ont conduit à donner des phénomènes qui
nous occupent, une interprétation différente de celle du chimiste allemand.

1º Ayant mêlé à une solution de borax un peu de teinture de
tournesol, et une quantité d'acide acétique suffisante pour
donner au mélange une teinte rouge vineuse, M. Joulin, a étendu
la liqueur ainsi préparée avec une masse d'eau distillée très
considérable, et il n'a jamais vu l'addition de l'eau distillée ramener la couleur bleue.

2º En ce qui concerne l'action du carbonate de soude sur l'azotate d'argent, M. Joulin a vu qu'il n'est pas nécessaire d'étendre
d'eau les solutions de carbonate de soude et d'azotate d'argent
pour obtenir de l'oxyde d'argent, et qu'il suffit de faire agir sur
l'azotate un excès de carbonate de soude. Le carbonate d'argent
est alors décomposé par le carbonate de soude, comme l'indique
l'équation suivante :

$$AgO,AzO^5 + 2\,(NaO,\,CO^2) = NaO,Az\,O^5 + AgO + NaO,2CO^2,$$

c'est-à-dire qu'il y a formation de bicarbonate de soude et
d'oxyde d'argent.

Il y a mieux, on peut obtenir de l'oxyde d'argent en humectant un cristal de carbonate de soude avec une solution d'azotate d'argent.

La formation de l'oxyde d'argent est donc le résultat d'une
action secondaire, et n'implique nullement la préexistence de
l'hydrate de soude dans la solution.

3º On peut se demander comment il se fait que, si l'on mêle
des solutions concentrées de carbonate de soude et d'azotate
d'argent, contenant des quantités équivalentes des deux sels, on

____

(1) *Recherches sur les doubles Décompositions salines*, par M. Joulin.
Annales de Chimie et de Physique ; 1873.

obtient du carbonate d'argent ; alors que les mêmes solutions, étendues d'une grande quantité d'eau, donnent un mélange de carbonate et d'oxyde.

M. Joulin rend compte de ce fait de la manière suivante. Si l'on fait réagir deux solutions concentrées, contenant, l'une du carbonate de soude, l'autre de l'azotate d'argent, en quantités telles, que la double décomposition puisse être complète, on obtient du carbonate d'argent qui se précipite au sein d'un liquide neutre aux réactifs colorés, et ne contenant que de l'azotate de soude. Dans ce cas, la réaction a été complète. Il n'en est plus de même quand les deux solutions sont très diluées : par suite du ralentissement de la réaction, dû à la dilution, la liqueur, séparée tout d'abord du précipité, contient encore du carbonate de soude et de l'azotate d'argent. Or le carbonate de soude, qui n'a pas encore agi sur l'azotate d'argent, décompose le carbonate d'argent qui s'est précipité au moment du mélange, et produit du bicarbonate de soude et de l'oxyde d'argent.

Cette interprétation des faits, rationnellement basée sur la lenteur des doubles décompositions salines dans les solutions diluées, et sur les réactions secondaires qui en résultent, me paraît de nature à empêcher d'admettre les preuves tirées de l'analogie avec les sulfures alcalino-terreux, que M. Béchamp a fait valoir pour démontrer que le sulfure de sodium n'existe pas dans les eaux des Pyrénées. Dans la dernière réaction citée, du carbonate de soude et de l'azotate d'argent aux grandes dilutions, on ne peut pas invoquer que l'eau sépare l'acide carbonique de la soude. Si cette séparation avait lieu, il suffirait, en effet, pour obtenir de la soude caustique, de faire bouillir une solution très diluée de carbonate de soude ; or l'expérience prouve que l'acide carbonique est retenu dans une solution très diluée, tout aussi bien que dans une solution concentrée de ce sel.

Argument tiré de la réaction du nitroprussiate. — L'argument tiré de la coloration du nitroprussiate de potasse sur les solutions de sulfure étendues n'est pas plus décisif.

M. Béchamp, lui-même, reconnaît qu'on aura de la peine à admettre qu'un simple changement de nuance suffise pour prouver qu'il s'est formé un sulfhydrate, là où il y avait un monosulfure, et que l'absence de coloration dans une solution très diluée, implique qu'elle ne contient pas de sulfure.

La lenteur avec laquelle la coloration par le nitroprussiate apparaît, quand la quantité d'eau est très considérable, n'a rien qui doive suprendre. Cette lenteur que l'on observe dans beaucoup de cas, en opérant sur des solutions très étendues, ne suffit pas, à mon avis, pour prouver que le sulfure alcalin, qui aurait cessé d'exister, se reconstitue sous l'influence du nitroprussiate. Enfin, pour ce qui concerne l'action de la potasse, dont l'addition fait apparaître la couleur caractéristique dans les liquides trop étendus pour la produire directement, je dirai que cette action me paraît analogue à celle que déterminerait la concentration de la liqueur. Cet effet est comparable à celui qui se produit quand on obtient le précipité de sulfure d'arsenic, en ajoutant de l'acide chlorhydrique à un mélange d'acide arsénieux et d'acide sulfhydrique, trop étendu pour donner lieu à un précipité.

VII. — Travaux de thermochimie

L'étude que je poursuis serait incomplète si je ne mentionnais au moins, la manière dont les chimistes qui considèrent les phénomènes thermiques comme jouant le principal rôle dans l'étude des combinaisons ou des décompositions, envisagent l'état des sulfures et des sulfhydrates alcalins dans les dissolutions. Ces composés ont été étudiés, par MM. Favre, Silbermann, Berthelot et Thomsen. Les travaux de ces savants offrent un accord remarquable sur un point essentiel, et les passages suivants, donnent une idée très nette des résultats de leurs observations.

« Nos expériences, disent Favre et Silbermann (1), prouvent que la potasse, en réagissant sur le sulfhydrate de sulfure de potassium, ne dégage pas de chaleur appréciable; il faut donc en conclure que l'acide sulfhydrique, en se combinant au mono-

(1) *Ann. de ch. et de phys.*, t. XXXIX, page 430 (troisième série).

sulfure de potassium en dissolution, dégage la même quantité de chaleur qu'en se combinant à une quantité équivalente de potasse, pour former un monosulfure. »

M. Berthelot s'exprime ainsi (1) :

« Les sulfures de potassium et de sodium, aussi bien que celui d'ammonium sont décomposés à peu près complètement par l'eau, en sulfhydrate et en alcalis libres. On arrive à cette conclusion par la mesure des chaleurs dégagées, lorsqu'on fait réagir successivement un et deux équivalents d'hydrogène sulfuré dissous, sur un et deux équivalents d'alcali.

« En effet, la chaleur dégagée croît proportionnellement à la quantité d'alcali mise en présence de deux équivalents d'hydrogène sulfuré, tant que cette quantité est inférieure à un équivalent de soude, NaO. J'ai trouvé que :

$$H^2S^2 + NaO, \text{ dégage } 7^{cal}7$$
$$H^2S^2 + AzH^3, \text{ dégage } 6^{cal}2,$$

nombres qui se rapportent à l'acide et à la base dissous. Au-delà de ce terme, l'excès d'alcali n'exerce plus d'action thermique appréciable, de telle sorte que les réactions

$$H^2S^2 + 2NaO \text{ ou } H^2S^2 + 2AzH^3,$$

en présence de l'eau, dégagent sensiblement la même quantité de chaleur que les réactions dans lesquelles intervient un seul équivalent d'alcali. Le second équivalent de soude ou d'ammoniaque, ne réagit donc point sur le sulfhydrate de sulfure dissous. J'ai confirmé sur ce dernier point les expériences tout à fait décisives de M. Thomsen. »

Il admet enfin que le sulfhydrate lui-même ne saurait être regardé comme un terme définitif d'équilibre, car « l'action de l'eau tend à le décomposer à son tour en alcali et en acide libre, quoique la variation de la quantité combinée avec la proportion d'eau soit bien plus lente que pour le sulfure (2). »

M. Berthelot a également étudié l'action des acides faibles sur les sulfures alcalins. « Si un acide faible, l'acide carbonique par

(1) *Ann. de ch. et de phys.*, quatrième série, t. XXIX, page 508.
(2) *Comptes-rendus de l'Institut*, t. LXXVIII, page 1179,

exemple, réagit sur un sulfure en dissolution, il se produira, dans les liqueurs, un certain partage de la base avec l'acide sulfhydrique et l'acide antagoniste, attendu que la dissolution du sulfure alcalin doit être regardée en réalité, comme renfermant à la fois un sulfhydrate réel, de l'acide sulfhydrique et de l'alcali libre. Ce dernier sera pris par le nouvel acide dans la proportion qui répond à la stabilité du sel correspondant; mais l'alcali libre, ainsi éliminé, se reproduira en partie par une décomposition consécutive du sulfhydrate alcalin, qui tend à reprendre son équilibre primitif en présence de l'eau ; de là résultera une nouvelle proportion du second sel, et ces actions continueront jusqu'à ce qu'il se soit produit dans la liqueur un certain équilibre entre le sulfhydrate et le nouveau sel d'une part, et d'autre part, l'eau et les portions des deux acides et de la base demeurés libres. Le thermomètre traduit, en effet, ces partages prévus par la théorie. »

VIII. — Continuation de la discussion des travaux antérieurs ; nouvelles expériences de l'auteur.

Je poursuis la discussion des travaux antérieurs aux miens, et l'exposition de mes recherches personnelles, pour en déduire des conclusions aussi conformes que possible aux résultats de l'expérience.

I. — *Hypothèse de l'acide sulfhydrique.* — Je n'ai pas besoin de rappeler que la constatation de la présence de l'acide sulfhydrique libre dans une eau minérale, ne présente pas de difficulté. En effet, l'absence de coloration par le nitroprussiate de potasse, la formation d'un précipité jaune avec l'acide arsénieux, l'odeur vive et pénétrante du liquide, la rapidité avec laquelle il laisse dégager jusqu'aux dernières traces du composé sulfuré par l'ébullition ou l'exposition à l'air, ou quand on le fait traverser par un courant de gaz inerte, l'action limitée que la solution sulfurée exerce sur le sulfate de zinc, ne peuvent pas laisser la moindre incertitude. Nous savons aussi qu'une solution d'acide sulfhydrique exposée à l'air, se décompose avec formation d'un précipité de soufre, et que la liqueur désulfurée ne contient pas d'acide sulfurique. J'ajouterai enfin que si l'on décompose une eau sulfhydriquée, mêlée d'un peu de colle d'amidon, par une solution d'iode, la coloration bleue, indiquant le terme de la réaction, est précédée d'une coloration rougeâtre, qui ne se manifeste jamais quand on opère sur une solution de mono-sulfure ou de sulfhydrate alcalin. Or, cette coloration ne se produit pas avec les eaux sulfurées des Pyrénées.

La désulfuration de ces eaux à l'air libre et à la température ordinaire, s'accomplit, du reste, avec une grande lenteur. C'est à tel point que l'eau de la source de Bayen à Bagnères-de-Luchon, laissée dans une bouteille pleine et débouchée, met plus de deux mois à se désulfurer complètement. Pendant tout ce temps, on n'observe, ni trouble provenant d'un dépôt de soufre, ni coloration indiquant la production d'un polysulfure. L'analyse de l'eau complètement désulfurée, montre qu'elle contient beaucoup plus de sulfates qu'au moment où elle a été puisée, car l'excès de sulfate alcalin provenant de l'oxydation du sulfure, représente plus des huit dixièmes du soufre primitivement contenu dans l'eau minérale ; il ne se produit que des traces d'hypo-sulfite. On trouvera plus loin les résultats que j'ai obtenus sur les eaux de Bagnères-de-Luchon ; pour le moment, je constate que tous ces faits s'accordent pour montrer que *les eaux sulfurées des Pyrénées ne sont pas minéralisées par l'acide sulfhydrique.*

II. — *Hypothèse du sulfhydrate.* — Recherchons maintenant si les eaux des Pyrénées se comportent comme des solutions de sulfhydrate.

Passage d'un courant de gaz inerte à travers les eaux sulfureuses. — Ayant préparé une solution d'acide sulfhydrique titrée avec soin, j'en ai fait trois parts égales. A l'une, j'ai ajouté la quantité de soude caustique nécessaire pour former du monosulfure de sodium ; j'ai mis dans la deuxième, une quan-tité de soude moitié moindre, c'est-à-dire ce qu'il fallait pour produire un sulfhydrate ; enfin la troisième n'a rien reçu (1).

(1) Dans toutes ces expériences, la richesse en soufre des solutions sur les-quelles j'ai opéré, était analogue à celle des eaux minérales naturelles des Pyrénées : au maximum, 0 gr. 035 d'acide sulfhydrique par litre ; au minimum, 0 gr. 017 de cet acide. Pour préparer le monosulfure de sodium, j'ai ajouté à

Chacune des eaux sulfureuses artificielles, a été soumise à l'action d'un courant d'hydrogène bien lavé, dans des conditions que j'ai cherché à rendre, sous tous les rapports, aussi égales que possible; j'avais soin d'éliminer l'air des appareils avant d'y introduire la solution sulfureuse. J'ai toujours constaté que la solution d'acide sulfhydrique libre était désulfurée longtemps avant les deux autres, bien que celles-ci continssent des doses de monosulfure ou de sulfhydrate assez faibles pour que la transformation en acide sulfhydrique et en hydrate de soude, eût dû se produire, en admettant qu'une grande dilution décompose ces deux sels. La soude retient donc l'acide sulfhydrique; ce qui semble indiquer que cet acide n'est pas libre.

En outre, le sulfhydrate a toujours été décomposé par le courant d'hydrogène beaucoup plus tôt que le monosulfure. Du reste, l'odeur du liquide préparé avec la quantité de soude correspondante au monosulfure, est beaucoup moins vive que celles des deux solutions contenant le sulfhydrate ou l'acide sulfhydrique libre. Cet amoindrissement de l'odeur ne semble-t-il pas indiquer que la soude a réellement produit un sulfure, en agissant sur l'acide sulfhydrique ? Une solution de monosulfure de sodium peut toujours, je le répète, être décomposée, en entier par un courant suffisamment prolongé d'hydrogène, ce qui semble indiquer que la décomposition du monosulfure en présence de l'eau et la mise en liberté d'un peu d'acide sulfhydrique a réellement lieu ; mais, dans mon opinion, elle est très limitée, et la presque totalité du sulfure reste indécomposée au sein du liquide. Quand le courant d'hydrogène a enlevé l'acide libre, il s'en produit une nouvelle quantité, et cette série de décompositions, partielles et successives, se continue jusqu'à ce que le sulfure ait été détruit en entier. Comment s'expliquer autrement la possibilité de dé-

---

la solution d'acide sulfhydrique, une quantité de soude à l'alcool suffisante pour produire ce composé. J'ai agi de même pour le sulfhydrate. Une solution titrée de soude, me permettait d'opérer avec une rapidité suffisante pour n'avoir pas à me préoccuper de l'altération des solutions d'acide sulfhydrique, pendant la préparation des liqueurs destinées à mes essais. Dans la majorité des cas, mes solutions étaient préparées, avec de l'eau distillée privée d'air par l'ébullition, et refroidie sous une couche d'huile. Je n'ai employé l'eau distillée tenant de l'air en dissolution, que dans les expériences qui avaient pour but l'étude de l'oxydation des composés sulfurés sur lesquels j'opérais.

composer en entier, par un courant d'hydrogène, des solutions de monosulfure, assez riches pour donner avec le nitroprussiate les réactions que M. Béchamp considère comme caractéristiques des monosulfures alcalins.

J'ai soumis les eaux minérales de Bagnères-de-Luchon et de Bonnes à l'action d'un courant d'hydrogène, comparativement avec des solutions d'acide sulfhydrique ou de sulfhydrate, au même titre. Les résultats ont été, pour les eaux naturelles, plus rapprochés de ceux fournis par le monosulfure, que de ceux donnés par le sulfhydrate ou l'acide sulfhydrique ; c'est dire que l'eau minérale naturelle a toujours résisté à la décomposition, plus longtemps que les solutions d'acide sulfhydrique ou de sulfhydrate. *L'acide sulfhydrique est donc retenu dans les eaux sulfureuses naturelles comme s'il n'était pas libre.*

Modification des eaux sulfureuses exposées à l'air libre. — 1re *expérience.* — J'ai exposé à l'air libre, à la température ordinaire, dans des flacons de même forme et de même capacité, des quantités égales de trois solutions contenant la même dose de soufre ; l'une à l'état d'acide sulfhydrique ; la deuxième à l'état de sulfhydrate de sulfure, et la troisième à l'état de monosulfure. La solution d'acide sulfhydrique a été désulfurée plusieurs jours avant celle de sulfhydrate, et celle-ci, quelques jours avant celle de monosulfure.

Quand l'eau distillée que j'employais, tenait de l'air en dissolution, la liqueur, qui contenait le sulfhydrate, prenait, pendant la durée de l'oxydation, une teinte jaune verdâtre bien manifeste, indiquant la production d'un polysulfure ; la solution d'acide sulfhydrique donnait un dépôt de soufre ; celle de monosulfure restait limpide et incolore. J'ai obtenu ces résultats avec des liqueurs dont la richesse en soufre ne dépassait pas la quantité qui correspond à 0gr045 de monosulfure de sodium par litre.

Comment expliquer la production d'un polysulfure dans un liquide où l'acide sulfhydrique et la soude ont été séparés sous l'influence de la dilution ? D'autre part, comment expliquer l'absence de polysulfure dans la solution qui contient la soude et l'acide sulfhydrique dans les proportions convenables pour former un monosulfure, si l'on admet que chacune de ces solutions contient l'acide sulfhydrique à l'état de liberté ?

Or, les eaux minérales naturelles, qui fournissent des bains d'eau blanche, prennent toujours, avant de blanchir, la teinte verdâtre qui correspond au polysulfure. Toutefois, la production du polysulfure et le blanchiment n'ont jamais lieu dans ces eaux que si on les a préalablement étendues avec une eau froide non minéralisée, ou si le mélange s'est produit naturellement. Je donnerai plus loin l'explication de ce fait.

2ᵉ *Expérience.* — Si, après avoir abandonné à l'air trois solutions préparées comme je l'ai indiqué plus haut, on analyse ces solutions quand le composé sulfuré qu'elles contenaient, a complètement disparu, on constate :

Que la solution d'acide sulfhydrique a donné un dépôt de soufre, et que le liquide surnageant ne contient pas d'acide sulfurique ;

Que la solution de sulfhydrate contient une quantité relativement notable de sulfate de soude ;

Que la solution de monosulfure contient aussi une quantité du sulfate de soude, plus grande que celle donnée par le sulfhydrate ;

Enfin, que la production d'un polysulfure, pendant l'oxydation du sulfhydrate, a lieu plus facilement si l'on maintient la solution, au contact de l'air, à une température de 30 à 40 degrés.

Il résulte de ces faits qu'une solution d'acide sulfhydrique libre se comporte tout autrement, exposée à l'air, qu'une solution dans laquelle on a ajouté à l'acide sulfhydrique, des quantités de soude convenables pour produire soit du sulfhydrate, soit du monosulfure, et que la différence dans les résultats de l'oxydation, se maintient quand on opère sur des liqueurs au moins aussi diluées que les eaux sulfureuses thermales les plus pauvres des Pyrénées. *L'acide sulfhydrique se comporte donc en présence de la soude, même dans les solutions les plus étendues, comme s'il n'était pas libre.*

3ᵉ *Expérience.* — J'ai exposé à l'air des eaux minérales de Bagnères-de-Luchon, Bonnes, Cauterets, Labassère, etc. ; je n'ai jamais vu se produire, pendant la durée de la désulfuration, ni la teinte jaune du polysulfure, ni le blanchiment.

Le temps nécessaire pour opérer la désulfuration dans des bouteilles pleines et débouchées a souvent dépassé deux mois ; l'eau est toujours restée limpide et incolore, et la liqueur désulfurée contenait une dose de sulfate bien supérieure à celle qui existait dans le liquide primitif. Avec les eaux de Bagnères-de-Luchon, la quantité de sulfate de soude ainsi formée, représentait, comme je l'ai dit, les huit dixièmes du sulfure qui avait disparu.

Ainsi, ces eaux naturelles se désulfurent moins rapidement qu'une solution d'acide sulfhydrique d'égale richesse, et ne produisent jamais de polysulfure, ni de dépôt de soufre. *Elles se comportent donc, comme si le monosulfure de sodium y existait bien réellement.*

Décompositions des eaux sulfureuses par l'iode. — Si l'on verse dans une solution contenant $0^{gr}040$ à $0^{gr}050$ de monosulfure de sodium, une solution titrée d'iode, goutte à goutte et lentement, en ayant soin d'agiter le mélange, on constate que les premières portions d'iode n'y produisent pas le plus léger trouble. On peut même verser dans la liqueur sulfurée, la moitié de la quantité d'iode, qui produirait une décomposition totale du sulfure, sans qu'il se forme le moindre dépôt de soufre ; mais la teinte jaune verdâtre du polysulfure apparaît manifestement, et, si la liqueur est abandonnée à l'air, le blanchiment a lieu quelque temps après. Quand on agit sur des solutions concentrées de monosulfure, la précipitation du soufre n'a lieu qu'après l'addition des quatre cinquièmes de la quantité d'iode nécessaire pour décomposer tout le sulfure.

Ces faits s'expliquent sans peine quand on admet que le sulfure de sodium existe dans la solution ; il n'en est plus de même si l'on considère celle-ci comme renfermant de l'acide sulfhydrique et de l'hydrate de soude. Or, les eaux sulfureuses des Pyrénées se comportent comme les solutions de monosulfure de sodium, car elles ne blanchissent jamais sans avoir été mêlées avec une eau froide non minérale, et sans que la formation d'un polysulfure se soit manifestée par la teinte jaune verdâtre, quand on fait agir sur elles une quantité d'iode graduellement croissante.

Si, comme le pense M. Béchamp, la dilution a pour effet de déterminer une décomposition totale du sulfure en acide sulfhydrique et en hydrate de soude, la production du polysulfure sous l'influence de l'iode pourrait s'expliquer de la manière suivante :

$$Na^2H^2O^2 + H^2S + I = NaI + NaS + 2H^2O ;$$

mais alors on serait forcé d'admettre que, lorsque la moitié de la soude a donné naissance à de l'iodure de sodium, le sulfure alcalin se reconstitue pour former le polysulfure au sein d'un liquide où la quantité d'eau est environ double, par rapport au sulfure, de celle qui aurait déterminé la décomposition du sulfure primitif en hydrate alcalin et acide sulfhydrique. Une pareille hypothèse me paraît d'autant moins admissible que les expériences de M. Béchamp prouvent que l'addition d'une plus grande quantité de soude à une solution sulfurée trop étendue pour produire avec le nitroprussiate la coloration caractérisque des sulfures, fait apparaître cette coloration. Ici, au contraire, le bisulfure de sodium se reconstituerait quand la quantité de soude aurait diminué de moitié, et un polysulfure pourrait exister là où le monosulfure ne saurait se maintenir. Tout cela paraît bien peu probable.

Action de l'acide arsénieux sur les eaux sulfureuses. — Si l'on verse une solution d'acide arsénieux dans une solution d'acide sulfhydrique libre, il se forme un précipité jaune de sulfure d'arsenic, ou du moins, si les liqueurs sont très étendues, une coloration jaune apparaît au sein du liquide, et témoigne de l'existence du sulfure d'arsenic, qui ne se précipite pas. Rien de pareil ne se produit, ni avec les solutions les plus diluées de monosulfure de sodium ou de sulfhydrate de sulfure, ni avec les eaux sulfureuses thermales des Pyrénées : celles-ci restent limpides et incolores quand on les mêle avec l'acide arsénieux, absolument comme les solutions artificielles de monosulfure ou de sulfhydrate ; mais il suffit de les aciduler légèrement pour faire apparaître la coloration jaune et le précité de sulfure d'arsenic. L'acide carbonique lui-même peut produire cet effet. Du reste, si l'on fait digérer une eau minérale naturelle sulfurée sodique avec du sulfure d'arsenic, ce dernier se dissout en quantité notable.

Les choses se passent donc comme s'il était nécessaire de décomposer le sulfure alcalin par un acide, et de mettre en liberté l'acide sulfhydrique pour obtenir la réaction.

Cet ensemble de réactions n'autorise-t-il pas à admettre l'existence du sulfure de sodium dans les eaux sulfureuses thermales ? Je crois qu'il est en ainsi. Les eaux qui contiennent de l'acide sulfhydrique libre se comportent tout autrement et donnent, avec l'acide arsénieux, un précipité de sulfure d'arsenic, sans qu'il soit nécessaire de les aciduler. L'eau d'Enghien est dans ce cas, et il est de même de toutes les eaux sulfurées calciques que j'ai eu l'occasion d'observer.

Dans le cas même, où s'appuyant sur les données thermochimiques, on admettrait que les sulfures alcalins sont décomposés en sulfhydrates et en soude hydratée, il n'en serait pas moins démontré par l'ensemble des faits que j'ai produits que, l'alcalinité des eaux sulfureuses thermales des Pyrénées étant supérieure à celle répondant à la dose de sulfure qu'elles contiennent, les éléments du monosulfure de sodium y existent bien réellement. Il serait, en outre, démontré que l'excès d'alcalinité, due au silicate ou au carbonate de soude, rend l'action de ces eaux minérales sur les sels de zinc et de manganèse, sur l'hydrate de chloral, les solutions iodées, l'acide arsénieux, exactement semblables à celle que produirait un monosulfure. Il est donc tout naturel de penser que leur action sur l'économie doit se rapprocher beaucoup plus de celle de ce dernier composé, que d'un sulfhydrate, et, à plus forte raison, d'une solution d'acide sulfhydrique.

Nous avons vu que la décomposition par la chaleur d'une solution d'acide sulfhydrique diminue quand on ajoute des quantités graduellement croissantes d'alcali ; ceci est encore un argument d'un grand poids, à l'appui de l'existence du sulfure. Je considère aussi comme d'une grande valeur, l'abaissement du titre alcalimétrique de l'eau correspondant à la production d'une quantité de sulfate neutre qui représente les huit dixièmes du composé sulfuré primitif. On peut constater, en effet, que dans les stations thermales où se trouvent plusieurs sources, la plus riche en soufre est la plus pauvre en sulfates ; cela autorise à penser que le composé sulfuré provient, comme l'admettent beaucoup de savants, de la réduction d'un sulfate. Or, s'il en est ainsi, les éléments du monosulfure doivent exister dans l'eau minérale, et, comme l'a fort bien fait observer M. Béchamp, l'analyse complète de celle-ci, ne fournit pas des éléments suffisants pour prouver d'une manière péremptoire, qu'il y a du monosulfure, plutôt que de l'acide sulfhydrique libre ou un sulfhydrate et de la soude hydratée.

Enfin, si l'on compare une solution préparée avec du monosulfure de sodium et de l'eau distillée privée d'air, à une eau sulfurée naturelle contenant la même quantité de soufre, on constate que l'eau naturelle est plus odorante et plus facilement décomposable. Il doit en être ainsi, car l'eau naturelle contient souvent une quantité de silice, supérieure à celle nécessaire pour former un silicate neutre avec les bases, déduction faite des quantités de bases répondant aux sulfures, chlorures et sulfates. De plus, l'eau naturelle est chaude, et l'action décomposante de l'acide silicique sur le sulfure est favorisée par la chaleur.

J'ai comparé les eaux naturelles pulvérisées à des solutions d'acide sulfhydrique, de monosulfure et de sulfhydrate, et, comme on pouvait le prévoir, j'ai trouvé la solution d'acide sulfhydrique libre plus altérable que celle de sulfhydrate, et cette dernière plus altérable que la solution de monosulfure. Les eaux naturelles se rapprochent donc beaucoup, sous ce rapport, des solutions de monosulfure.

Action du soufre sur les eaux sulfurées. — L'action du soufre sur les solutions de monosulfures et de sulfhydrates alcalins, m'ayant paru de nature à jeter quelque jour sur l'étude des eaux sulfurées, j'ai institué des expériences dont les résultats doivent trouver place ici.

1° *Solutions de monosulfure et de sulfhydrate.* — Quand on fait agir du soufre sur des solutions de monosulfure ou de sulfhydrate de sodium, contenant des doses de composé sulfuré, analogues à celles qui existent dans les eaux minérales naturelles, on constate que la quantité de soufre dissoute par le monosulfure, l'emporte beaucoup sur celle qui l'est par le sulfhydrate. On conçoit, en effet, que Na^2S dissolvant un atome de soufre doive donner Na^2S^2 ; tandis que, pour dissoudre un atome de soufre, $2NaHS$ devraient mettre en liberté deux atomes d'hydrogène. Or, il n'y a pas la moindre trace d'hydrogène dégagé. On admet depuis longtemps que la réaction est la suivante avec le sulfhydrate :

$$2NaHS + S = Na^2S^2 + H^2S$$

C'est-à-dire que, si l'on fait agir un excès de soufre sur deux solutions contenant la même dose de ce corps, l'une à l'état de monosulfure, l'autre à l'état de sulfhydrate, la première devra dissoudre une quantité de soufre double de celle dissoute par la seconde. L'expérience montre qu'il en est ainsi.

Du reste, la quantité de soufre que peuvent dissoudre des solutions de monosulfure et de sulfhydrate alcalin, varie avec le degré de concentration. Avec des liquides contenant des doses considérables de sulfure alcalin, on peut arriver à produire un degré de polysulfuration très élevé ; il n'en est pas de même quand on opère sur des solutés qui ne renferment, comme les eaux sulfureuses naturelles, que des doses de sulfure ou de sulfhydrate ne dépassant pas, par litre, $0^{gr},078$ du premier sel et $0^{gr},056$ du deuxième. Avec ces solutions très diluées, je n'ai pas pu obtenir une polysulfuration dépassant le bisulfure ; l'action du soufre sur ces liquides a lieu, très lentement à froid et assez rapidement à chaud.

Pour répondre aux partisans des idées thermochimiques qui admettent que le monosulfure n'existe plus dans des solutions aussi diluées, et que $Na^2S + H^2O$ a donné $NaHS + NaHO$, il était intéressant de rechercher si l'action du soufre s'exercerait isolément sur le sulfhydrate et sur la soude hydratée ; ou, si la réaction inverse ne s'établirait pas au contact du soufre, et ne précèderait pas la formation du polysulfure. On comprend en effet, que si le sulfhydrate et la soude sont attaqués isolément par le soufre, il doive se produire, indépendamment du polysulfure, un hyposulfite ou un sulfate ; tandis que, si le monosulfure se reconstitue, il n'y aura pas formation d'un composé oxygéné du soufre pendant la polysulfuration. Or, dans aucune des expériences que j'ai faites pour résoudre cette question, je n'ai vu se former la moindre quantité d'un composé oxygéné du soufre.

J'ai, bien entendu, pris les précautions les plus minutieuses pour éviter la formation des hyposulfites ou des sulfates par l'action de l'air. L'opération était conduite de la manière suivante : le sulfure ou le sulfhydrate étaient dissous dans de l'eau distillée privée d'air par une ébullition assez prolongée et refroidie ensuite sous une couche d'huile ; j'avais soin, d'autre part, d'éliminer l'air adhérent à la fleur de soufre lavée que j'employais. Le mélange de soufre et de solution sulfurée était introduit dans un ballon que je remplissais en entier, et que je fermais ensuite avec un bouchon traversé par un tube recourbé deux fois, qui se remplissait complètement de liquide quand on enfonçait le bouchon dans le col du ballon ; l'orifice extérieur du tube plongeait dans une éprouvette contenant un liquide sulfuré semblable à celui du ballon ; la surface de ce liquide était recouverte d'une couche d'huile ; le ballon était maintenu pendant six à huit heures à une température de 50 à 60 degrés. Au bout de ce temps, une coloration jaune verdâtre montrait que la polysulfuration avait eu lieu ; on laissait refroidir. Le liquide refroidi donnait un précipité de soufre quand on le traitait par un acide ; son titre sulfhydrométrique n'avait pas sensiblement varié ; désulfuré par l'acétate de zinc et filtré avec soin, il ne donnait aucune des réactions qui caractérisent les hyposulfites ou les sulfates.

Il semble que les sulfhydrates auraient dû dégager de l'acide sulfhydrique ; cet acide est sans doute resté dissous dans le liquide froid de l'éprouvette. Les résultats ont été les mêmes avec les sulfures et avec les sulfhydrates, à cela près que ces derniers dissolvaient moins de soufre. On peut donc considérer comme certain que l'action exercée par le soufre sur une solution de monosulfure alcalin très diluée, a lieu comme si ce sulfure n'avait pas cessé d'exister. Nous ajoutons, toutefois, que les choses s'expliquent aussi bien, si l'on admet que le mélange : $NaHS + NaHO + S$, donne lieu à la réaction définitive : $Na^2S^2 + H^2O$; la formation de ce dernier système répond, en effet, dans les idées thermo-chimiques, à un dégagement de chaleur supérieur à celui qui correspond au premier.

2° *Eaux minérales.* — J'ai complété cette étude en examinant l'action du soufre en vase clos, à l'abri du contact de l'air, sur les eaux minérales sulfureuses naturelles. Ici, l'expérience n'a plus le même degré de simplicité, puisque, dans ces eaux, le composé sulfuré est accompagné d'une quantité de silicate ou de carbonate alcalin, qui, bien que faible, suffit pour compliquer les résultats. Il fallait donc, tout d'abord, étudier l'action du soufre sur les carbonates et sur les silicates alcalins, en solution très étendue et à des températures variées. Voici le résumé de mes expériences.

En solutions concentrées, les carbonates de potasse et de soude agissent à froid sur le soufre, et donnent lieu, à la longue, à du polysulfure, en même temps que le carbonate, non décomposé, passe à l'état de bicarbonate. A une température comprise entre 50 et 100 degrés, l'action est plus rapide et plus complète, quand on opère en vase clos pour éviter le dégagement d'acide carbonique. Dans ce dernier cas, le liquide polysulfuré qui surnage, est très limpide ; il se trouble pendant le refroidissement, et laisse déposer du soufre extrêmement divisé, comme si une réaction inverse, mais partielle, avait lieu par suite de l'abaissement de température.

Avec des solutions contenant des quantités de carbonates de potasse ou de soude, ne dépassant pas la dose de ces sels dans les eaux sulfurées des Pyrénées, $0^{gr},050$ à $0^{gr},080$ par litre, je n'ai observé aucune action appréciable à froid, même au bout de treize mois ; il en a été autrement à chaud. Entre 50° et 100°, il y a élimination d'acide carbonique et formation d'hyposulfite et de polysulfure. En opérant avec les carbonates de baryte, de strontiane, de chaux et de magnésie, je n'ai observé de formation de polysulfure, ni à chaud, ni à froid.

J'ai aussi étudié l'action du soufre sur les silicates de potasse et de soude. En faisant agir du soufre, à froid, sur des solutions concentrées de silicate de soude, j'ai constaté la formation d'un peu de polysulfure et d'hyposulfite. Entre 50 et 100°, la réaction est plus complète ; une quantité relativement forte de polysulfure et d'hyposulfite prend naissance, et, dans quelques-unes de mes opérations, de la silice en gelée s'est déposée. Quand j'ai mis en présence du soufre, des solutions de silicate de soude ne contenant que 0^{gr}100 à 0^{gr}050 de silicate par litre, les choses se sont passées comme dans le cas des solutions très diluées de carbonates alcalins. A froid, il ne s'est pas formé de quantités appréciables de polysulfure ou d'hyposulfite ; au contraire, la réaction s'est opérée à une température comprise entre 50 et 100 degrés.

Ces expériences montrent, que l'action du soufre sur les eaux minérales naturelles, ne consisterait pas purement et simplement dans la reconstitution du monosulfure et sa transformation en polysulfure ; elle se complique de la décomposition du silicate ou du carbonate alcalin qui accompagne le composé sulfuré, et la production, aux dépens de ces derniers sels, d'une certaine quantité de polysulfure et d'hyposulfite alcalin.

Si cette conclusion est exacte, une eau minérale, relativement riche en carbonate ou silicate de soude, chauffée en vase clos, au contact du soufre, devrait renfermer, après l'opération, une dose de sulfure supérieure à celle qui s'y trouvait à l'origine. L'expérience montre qu'il en est ainsi ; ce qui permet d'établir entre les eaux des diverses stations pyrénéennes, une distinction qui me paraît mériter de fixer l'attention des praticiens. On peut constater, en effet, en opérant sur des eaux dont l'alcalinité, abstraction faite de celle du sulfure, est relativement faible, que le degré sulfhydrométrique n'augmente presque pas lorsqu'on leur fait subir l'action prolongée du soufre. L'eau des sources de Bagnères-de-Luchon est dans ce cas ; tandis que les eaux sulfurées de la plupart des sources des Pyrénées-Orientales deviennent manifestement plus riches en sulfure et en hyposulfite.

IX. — Résumé et Conclusions.

En terminant cette longue discussion des travaux entrepris pour connaître la nature du principe sulfureux des eaux des Pyrénées, il me semble nécessaire de résumer les recherches que j'ai faites sur cette importante question. Cela me fournira, du reste, l'occasion de discuter quelques critiques, qu'elles ont soulevées dans ces derniers temps.

Les divers états sous lequel le soufre peut se trouver dans une eau minérale sulfurée, sont les suivants : Acide sulfhydrique libre, Sulfhydrate alcalin, Monosulfure, Polysulfure, Hyposulfite, Sulfate, Soufre libre (1). La plupart de ces composés peuvent exister en même temps dans une eau minérale, et nous verrons qu'il en est ainsi pour les eaux qui, avant d'être utilisées, subissent l'action de l'air dans des réservoirs, surtout, si avant de les emmagasiner, elles sont mélangées avec une eau froide tenant en dissolution de l'air et de l'acide carbonique.

I. — *Des eaux minérales sulfhydriquées*. — Existe-t-il des eaux exclusivement sulfhydriquées ? On peut répondre affirmativement à cette question ; mais les eaux de ce genre ne sont pas très répandues. Quelques-unes contiennent, en même temps que de l'acide sulfhydrique, d'autres acides libres ; je citerai les eaux minérales du Japon que M. le Dr Vidal a bien voulu recueillir et m'envoyer. D'après mes analyses, elles renferment de l'acide sulfurique et de l'acide chlorhydrique libres, et une assez forte proportion d'acide sulfhydrique. Les dépôts de soufre auxquels ces eaux donnent naissance sur leur trajet, ne peuvent laisser aucun doute au sujet de l'existence de ce dernier corps.

Les sources sulfhydriquées sont rares en France ; j'ai eu pourtant l'occasion d'examiner des eaux minérales ferrugineuses, qui répandaient une odeur bien prononcée d'hydrogène

(1) Le soufre n'existe à l'état libre que dans *l'eau blanche*, qui est une eau minérale profondément altérée.

sulfuré. Or, dans une eau ferrugineuse et sulfurée à la fois, le soufre est nécessairement à l'état d'acide sulfhydrique libre, en même temps que le sel de fer est au minimum d'oxydation.

Les réactions chimiques auxquelles donne lieu une eau sulfhydriquée, sont celles que produirait une solution d'acide sulfhydrique :

1° Une solution d'ydrogène sulfurée se trouble peu de temps après son exposition à l'air libre ; elle perd son odeur, en même temps qu'elle laisse déposer du soufre. La solution ainsi désulfurée ne contient pas de composé oxygéné du soufre de nouvelle formation. La réaction est représentée par l'équation :

$$H^2S + O = H^2O + S$$

2° Soumise à l'ébullition, l'eau chargée d'hydrogène sulfuré perd rapidement son odeur et ses propriétés caractéristiques.

3° Le nitroprussiate de potasse n'y produit aucune coloration.

4° Le chloral hydraté ne la colore pas non plus.

5° L'acide arsénieux produit un précipité jaune de trisulfure d'arsenic :

$$As^2O^3 + 3H^2S = As^2S^3 + 3H^2O$$

6° Agitée avec du sulfate de plomb en excès, elle est rapidement désulfurée. Si l'on filtre la liqueur, on constate qu'elle contient de l'acide sulfurique libre, en quantité équivalente à la dose d'acide sulfhydrique contenue dans la liqueur primitive. L'équation suivante rend compte de la réaction :

$$H^2S + PbSO^4 = PbS + H^2SO^4$$

Le carbonate de plomb, le chlorure d'argent donnent lieu à des réactions analogues.

7° Le sulfate de zinc est aussi décomposé par l'acide sulfhydrique libre ; mais la réaction est incomplète, ce qui tient à ce que l'acide sulfurique, mis en liberté, tend à décomposer le sulfure de zinc. Quand on met en présence, et à équivalents égaux, l'acide sulfhydrique et le sulfate neutre de zinc, la moitié environ du sulfate de zinc est décomposée. On voit combien est peu exact le procédé, autrefois recommandé par quelques chimistes, qui consiste à analyser une solution contenant à la fois de l'acide sulfhydrique et un sulfure ou un sulfhydrate alcalin, en supposant que tout le soufre contenu dans la liqueur primitive à l'état d'hydrogène sulfuré libre, se retrouve dans la liqueur filtrée. Cette décomposition du sulfate de zinc par l'acide sufhydrique libre, est aujourd'hui bien connue ; M. Berthelot, en particulier, l'a signalée avec insistance, et j'ai déterminé la limite de la réaction dans un mémoire publié ces dernières années.

8° Une solution d'iode, versée goutte à goutte dans une liqueur tenant en dissolution de l'hydrogène sulfuré libre, produit un précipité de soufre dès les premières gouttes. Il n'en est pas de même si l'on ajoute à l'eau sulfurée une quantité, même très faible, d'un sel à réaction alcaline (carbonate, silicate, etc.). Dans ce dernier cas, la formation d'un polysulfure précède le dépôt de soufre, ainsi que je l'ai démontré, le premier, il y a plusieurs années.

9° Si dans une eau tenant en dissolution de l'acide sulfhydrique libre, et additionnée d'un peu de colle d'amidon, on verse goutte à goutte une solution d'iode, la liqueur prend une coloration rougeâtre, que ne produisent ni les sulfhydrates, ni les sulfures alcalins.

Je n'ai observé jusqu'à ce jour, dans les Pyrénées, aucune eau sulfurée pouvant donner lieu à l'ensemble de réactions que je viens de signaler (1). *Il n'y a donc pas dans les Pyrénées d'eau minérale exclusivement sulfhydriquée.*

II. — *Des eaux minérales sulfhydratées.* — Il existe incontestablement dans nos contrées des eaux minérales sulfurées contenant un sulfhydrate alcalin ; mais il en est d'autres dont la constitution chimique est plus compliquée, au moins à mon avis. Je n'ai, d'ailleurs, rencontré jusqu'à ce jour dans les Pyrénées aucune source sulfurée donnant lieu à l'ensemble des réactions que peut produire un eau contenant exclusivement un sulfhydrate. Je vais entrer à cet égard dans quelques détails.

(1) Les eaux ferrugineuses dont il a été question plus haut, pourraient seules être considérées comme sulfhydriquées ; mais elles ne contiennent que des traces d'acide sulfhydrique.

Toutes les eaux sulfurées calciques froides que j'ai eu l'occasion d'observer, se sont comportées comme des mélanges d'acide sulfhydrique libre et de sulfhydrates. Je citerai, dans le département de la Haute-Garonne, la source sulfurée froide de Salies. L'eau de cette source donne, avec l'acide arsénieux, un précipité assez abondant de trisulfure d'arsenic, ce que ne pourrait faire ni un sulfhydrate, ni un monosulfure. Mais l'existence d'une notable quantité d'acide sulfhydrique libre, ne paraît pas compatible avec celle d'un monosulfure, et, du moment où l'acide arsénieux ne précipite pas en entier le soufre qui minéralise l'eau de cette source, il me paraît rationnel d'admettre que la portion qui n'est pas précipitée, est constituée par du sulfhydrate. Ceci est d'accord avec les recherches de Berzélius et de Pelouze sur le sulfure et le sulfhydrate de calcium, et celles postérieures de M. Béchamp. Ces savants admettent que le monosulfure de calcium est décomposé par l'eau, et donne lieu à un sulfhydrate, en même temps qu'à de la chaux hydratée. On voit, en effet, un précipité de chaux hydratée se former dans de l'eau de chaux, quand on y fait passer un courant d'acide sulfhydrique, et la partie soluble est formée de sulfhydrate de calcium :

$$2CaS + 2H^2 = CaH^2S^2 + CaH^2O^2$$

M. Béchamp admet d'ailleurs que, dans les solutions très diluées, le sulfure de calcium se décompose :

$$CaS + 2H^2O = H^2S + CaO,H^2O$$

Les éléments du sulfure existeraient dans l'eau minérale, mais il n'y aurait en réalité, ni sulfure, ni sulfhydrate. Cette dernière conclusion me paraît exagérée. J'ai prouvé, il y a longtemps, que l'addition graduelle de petites quantités d'iode dans des solutions contenant tous les éléments d'un sulfure ou d'un sulfhydrate, donne lieu à la production d'un polysulfure ; ce qui me semble difficile à expliquer, si l'on n'admet pas qu'une partie au moins du composé sulfuré, est un monosulfure ou un sulfhydrate existant tout formé dans la solution. Autrement, il faudrait supposer que le sulfure qui n'existait plus, se reconstituât sous l'influence de l'iode.

L'eau minérale d'Enghien se comporte avec les réactifs comme celle de Salies : l'acide arsénieux y produit un précipité de sulfure d'arsenic ; le nitroprussiate de potasse et l'hydrate de chloral accusent, dans l'une et dans l'autre, l'existence d'un composé sulfuré, autre que l'acide sulfhydrique libre, qui serait du sulfhydrate alcalin.

Les caractères propres à une solution du sulfhydrate alcalin sont les suivants (1) :

1° Une solution de sulfhydrate dans de l'eau distillée pure est moins odorante qu'une solution d'hydrogène sulfuré contenant la même dose de soufre.

2° Portée à l'ébullition, elle se désulfure avec plus de lenteur.

3° Exposée à l'air dans une bouteille pleine et débouchée, elle ne se trouble, ni ne prend la couleur jaune des polysulfures ; son odeur disparaît peu à peu, et l'analyse y démontre l'existence d'un hyposulfite, et, plus tard, d'un sulfate. Cette transformation s'accomplit avec beaucoup de lenteur ; quand elle est complète, l'eau qui avait à l'origine une réaction alcaline, exerce une réaction acide. Il faut plusieurs mois pour que l'oxydation atteigne son dernier terme. Le dosage de l'acide sulfurique montre qu'une partie du soufre s'est dissipée dans l'air à l'état d'acide sulfhydrique ; tandis que la majeure partie, plus de 80 0/0, donne lieu à la formation d'un sulfate acide.

4° Agitée avec du sulfate de plomb pur, en léger excès, une solution de sulfhydrate produit du sulfure de plomb et un sulfate acide, ou un mélange de sulfate neutre et d'acide sulfurique hydraté (2). L'équation suivante représente la réaction :

$$MHS + PbSO^4 = PbS + MHSO^4$$

ou bien :

$$2\,MHS + 2\,PbSO^4 = 2\,PbS + M^2SO^4 + H^2SO^4$$

La liqueur filtrée est franchement acide.

On obtient une réaction analogue avec le sulfate de zinc.

5° L'acide arsénieux ne produit ni précipité, ni coloration, dans les solutions de sulfhydrate.

6° Le soufre se dissout à chaud dans les solutions de sulfhy-

(1) Il s'agit toujours de solutions contenant des quantités de soufre analogues à celles qu'on trouve dans les eaux minérales naturelles.

(2) M. Berthelot admet que, dans les solutions très diluées, les bisulfates alcalins se dédoublent, au moins en partie, en sulfate neutre et acide sulfurique.

drate, et les transforme en polysulfure. Les sulfures d'arsenic et d'antimoine s'y dissolvent aussi.

7° Le nitroprussiate de potasse produit dans les solutions un peu concentrées de sulfhydrate, une coloration pourpre instantanée. Avec les solutions très diluées, la coloration est violette ou bleue ; on n'observe rien dans le cas d'une extrême dilution.

8° Le chloral hydraté colore en rouge les solutions concentrées et en rose les solutions étendues.

9° L'iode, ajouté par petites quantités successives, transforme visiblement les sulfhydrates en polysulfures avant de les décomposer en entier.

10° L'addition de quantités même très faibles de sels à réaction alcaline, carbonates, silicates, borates, phosphates, suffit pour empêcher plusieurs des réactions qui précèdent, notamment celles qu'on obtient avec le sulfate de plomb ou le sulfate de zinc. Des mélanges de ce genre existent dans certaines eaux sulfurées thermales des Pyrénées ; aussi ne donnent-elles pas l'ensemble des réactions que je viens de décrire, et se comportent-elles, sinon comme contenant exclusivement un monosulfure, au moins comme renfermant à la fois un monosulfure et un sulfhydrate. C'est un point que j'examinerai plus loin.

III. — *Des eaux minérales monosulfurées.* — Existe-t-il des eaux minérales exclusivement monosulfurées ? Pour résoudre cette question, on a eu recours à divers moyens, savoir :

1° Détermination quantitative des acides et des bases, dont l'analyse indique l'existence dans ces eaux ;

2° Réactions chimiques de diverses natures (précipités, colorations, etc...) ;

3° Études thermochimiques.

En s'appuyant sur ces données, divers auteurs ont attribué la minéralisation des eaux sulfurées thermales des Pyrénées, aux composés suivants :

Acide sulfhydrique libre ; sulfhydrate ; monosulfure ; acide sulfhydrique et soude hydratée ; sulfhydrate et soude hydratée ; mélanges de monosulfure, de sulfhydrate, d'acide sulfhydrique, de polysulfure et d'hyposulfite.

L'opinion, qui consiste à considérer les eaux sulfurées thermales comme exclusivement sulfhydriquées, n'est plus soutenable aujourd'hui; en effet, :

1° Ces eaux ne sont pas colorées en jaune par l'acide arsénieux, ni en jaune orangé par l'émétique; non-seulement elles ne donnent pas de précipité de sulfure d'arsenic, ou de sulfure d'antimoine, mais elles dissolvent une quantité relativement notable de ces derniers sulfures. Soumises à l'ébullition, elles se désulfurent beaucoup plus lentement que les solutions d'acide sulfhydrique.

2° Mêlées avec de l'acide arsénieux ou avec de l'émétique, elles donnent une précipité jaune ou jaune orangé aussitôt qu'on les acidule.

3° Elles se colorent en violet ou en bleu par le nitroprussiate de potasse.

4° Elles sont colorées en rose, au bout de quelque temps, par le chloral hydraté.

5° Agitées avec du sulfate de plomb pur, en léger excès, ou avec du sulfate de zinc pur et bien neutre, et filtrées, elles restent légèrement alcalines ; tandis qu'elles devraient être acides, si elles contenaient exclusivement de l'acide sulfhydrique ou un sulfhydrate.

6° Exposées à l'air libre jusqu'à ce que l'addition de l'azotate d'argent donne un précipité blanc, elles sont encore légèrement alcalines ; tandis que les solutions de sulfhydrate deviennent acides.

7° Chauffées, avec du soufre, à l'abri de l'air, elles en dissolvent une quantité assez notable pour se colorer en jaune, et forment visiblement un polysulfure. L'eau, ainsi polysulfurée, donne immédiatement un précipité de soufre quand on la traite par un acide. La quantité de soufre dissoute par l'eau de la *Source du Pré n° 1*, de Bagnères-de-Luchon, correspondait, dans les essais auxquels je me suis livré, à celle nécessaire pour transformer tout le sulfure en bisulfure.

Les chimistes qui pensent que toutes les eaux sulfurées contiennent un sulfhydrate, se sont appuyés sur les expériences et les considérations suivantes :

1° Les solutions de sulfhydrate, exposées à l'air, se transforment d'abord en polysulfure et blanchissent ensuite (Fontan).

2° Soumises à l'ébullition, elles laissent dégager, pendant les premières minutes, une quantité notable d'acide sulfhydrique ; le dégagement se ralentit ensuite. Une solution contenant une quantité équivalente de monosulfure laisserait dégager moins d'acide sulfhydrique pendant les premières minutes.

3° Désulfurées par le sulfate de zinc ou par le sulfate de plomb, et filtrées, elles deviennent acides.

4° Le nitroprussiate de potasse les colore lentement en violet ou en bleu, au lieu de les colorer instantanément en pourpre (Béchamp).

Le blanchiment de l'eau minérale, invoqué par Fontan, comme un argument de grande valeur, pour prouver l'existence d'un sulfhydrate dans les eaux des Pyrénées, n'ayant lieu qu'à Bagnères-de-Luchon et à Ax, conduirait à considérer les eaux de ces deux localités comme étant seules sulfhydratées. Cet argument n'a cependant pas l'importance que lui attribuait cet auteur ; car il est rigoureusement impossible de faire blanchir une eau sulfurée sans la mélanger avec une eau contenant en dissolution, et dans une proportion convenable, de l'oxygène et de l'acide carbonique.

Dans l'hypothèse du monosulfure, ce composé passe d'abord à l'état de polysulfure :

$$2Na^2S + O + CO^2 = Na^2CO^3 + Na^2S^2 ;$$

le polysulfure est ensuite décomposé :

$$Na^2S^2 + O + CO^2 = Na^2CO^3 + S^2$$

Dans le cas du sulfhydrate, le blanchiment s'explique, du reste, avec la même facilité ;

$$2\,NaHS + O = Na^2S^2 + H^2O$$

Ici l'oxygène suffit pour produire le polysulfure, que l'acide carbonique décompose ensuite, comme dans le cas du monosulfure.

Comme j'ai réussi à produire le blanchiment avec des eaux sulfurées artificielles, monosulfurées, ou sulfhydratées, le phénomène, à mon avis, ne peut servir, ni à appuyer, ni à infirmer l'existence d'un monosulfure, ou celle d'un sulfhydrate.

La décomposition par l'ébullition, qui serait plus rapide avec la solution du sulfhydrate qu'avec les solutions de monosulfure, constitue un argument de médiocre valeur, car les eaux sulfurées naturelles, un peu riches, se laissent décomposer plus lentement que les solutions de sulfhydrate au même titre.

La coloration par le nitroprussiate ne peut pas davantage conduire à établir que les eaux sulfurées naturelles contiennent un sulfhydrate, plutôt qu'un monosulfure ; puisque, d'après M. Béchamp lui-même, une solution un peu concentrée de sulfhydrate donne instantanément la coloration pourpre, que ce savant regarde comme caractéristique du monosulfure.

On a prétendu, il est vrai, que l'eau des *Sources Bayen* et *Pré n° 1*, de Bagnères-de-Luchon, désulfurées par le sulfate de plomb ou par le sulfate de zinc, et filtrées, avaient une réaction acide due à de l'acide sulfurique. Il n'en est rien, et j'ai de la peine à comprendre qu'une erreur de cette nature ait pu être commise. Cette manière de voir a été soutenue récemment dans un mémoire inséré dans le *Recueil de la Société d'hydrologie médicale*. Dans cette étude, M. le Dr Monard se livre à une critique complète de mes recherches sur ce point ; aussi, vais-je discuter ses expériences et les conclusions qu'il en déduit.

L'auteur détermine, tout d'abord, l'alcalinité de l'eau de la source de Bayen, à Bagnères-de-Luchon, et trouve qu'il faut, pour saturer un litre d'eau sulfurée, 26 cent. cub. d'acide sulfurique normal au dixième, qui correspondent sensiblement à 0^{gr}1288 d'acide sulfurique H^{2}SO^4. Il établit, d'autre part, que la dose de soufre, contenue dans un litre de la même eau, est égale à 0^{gr}0306 ; dont 0^{gr}005 à l'état d'hyposulfite et 0^{gr}0301 représentant, soit de l'acide sulfhydrique, soit du sulfhydrate, soit du monosulfure.

Or, examinons ce qui doit arriver après l'action du sulfate de plomb sur une eau minérale, contenant 0^{gr}0301 de soufre, dans les trois hypothèses suivantes : tout le soufre est à l'état d'acide sulfhydrique libre ; il est à l'état de sulfhydrate ; il est à l'état de monosulfure.

1re *Hypothèse*. — La réaction est la suivante :

$$H^2S + PbSO^4 = PbS + H^2SO^4$$

$0^{gr}03010$ de soufre correspondent à $0^{gr}03198$ d'acide sulfhydrique, qui, agissant sur le sulfate de plomb, doivent mettre en liberté $0^{gr}09218$ d'acide sulfurique. Mais, puisqu'il faut $0^{gr}12881$ d'acide sulfurique pour saturer l'alcalinité d'un litre d'eau de la source Bayen, la dose de cet acide, mise en liberté par l'action du composé sulfuré sur le sulfate de plomb, est insuffisante pour produire cet effet ; l'eau désulfurée doit nécessairement être alcaline, et elle l'est. Un calcul semblable, effectué dans le cas où l'on aurait recours pour la désulfuration au sulfate de zinc, conduirait au même résultat.

2e *Hypothèse.* — $0^{gr}03010$ de soufre peuvent former $0^{gr}0527$ de sulfhydrate. L'action de ce dernier sel sur le sulfate de plomb, introduirait dans l'eau désulfurée, comme dans le cas précédent, $0^{gr}09218$ d'acide sulfurique, dont la moitié serait saturée par le sodium, si l'on admet l'existence d'un bisulfate à ce degré de dilution dans l'eau désulfurée. Cette moitié ne suffisant pas pour saturer l'alcalinité totale du liquide, le déficit serait exactement le même que dans le cas où tout le soufre existerait à l'état d'acide sulfhydrique.

3e *Hypothèse.* — $0^{gr}0301$ de soufre peuvent produire $0^{gr}0734$ de monosulfure de sodium, qui, agissant sur le sulfate de plomb, introduiraient dans le liquide désulfuré une quantité d'acide sulfurique à l'état de sulfate neutre de soude, égale à $0^{gr}09218$, et, la liqueur devrait encore être alcaline.

Voici comment je procède pour constater la réaction alcaline, d'ailleurs faible, de l'eau qui a été agitée avec un excès de sulfate de plomb et filtrée. Je prends de la teinture de tournesol, à laquelle je donne, en ajoutant une quantité d'acide sulfurique aussi faible que possible, la teinte pelure d'oignon qui correspond à un léger excès d'un acide fort. Je divise cette teinture en deux parties : l'une est étendue avec un demi-litre d'eau distillée, l'autre, avec un demi-litre d'eau désulfurée par le sulfate de plomb et filtrée. La première conserve sa teinte rouge ; la deuxième devient violette. J'ai donc eu raison d'écrire que l'eau désulfurée par le sulfate de plomb, était légèrement alcaline ; la théorie et l'expérience marchent ici d'accord, tandis que l'acidité de l'eau désulfurée serait inconciliable avec la théorie.

M. Monard trouve un second argument, en faveur de sa manière de voir, dans l'action que le sulfate de manganèse exerce sur les eaux sulfurées thermales des Pyrénées. Suivant que le principe sulfuré serait un monosulfure ou un sulfhydrate, cette action serait :

$$1^o \quad Na^2S + MnSO^4 = MnS + Na^2SO^4$$

L'eau minérale traitée par un excès de sulfate de manganèse et filtrée serait complètement désulfurée ; ou bien :

$$2^o \quad 2NaHS + MnSO^4 = MnS + Na^2SO^4 + H^2S$$

Dans ce dernier cas, l'eau, traitée par un excès de sel de manganèse aurait conservé la moitié de son soufre à l'état d'acide sulfhydrique libre.

C'est ainsi, que l'on a considéré longtemps l'action des sels de manganèse sur les sulfures et les sulfhydrates. J'avais cru, moi-même, qu'il en était ainsi ; mais il est facile de constater que, soit qu'on opère avec des solutions de monosulfure au degré de dilution des eaux sulfurées naturelles, soit qu'on opère avec des solutions de sulfhydrate, l'eau traitée par un excès de sel de manganèse ne contient pas d'acide sulfhydrique libre. En effet, l'acide arsénieux n'y produit ni précipité, ni coloration ; au contraire, le précipité de sulfure d'arsenic ou la coloration apparaissent immédiatement, si l'on acidule la liqueur filtrée. D'autre part, le nitroprussiate de potasse colore la liqueur en violet. Par conséquent, tous les raisonnements basés sur le partage d'un sulfhydrate en sulfure de manganèse et en acide sulfhydrique libre, pèchent par la base, et conduisent à l'erreur.

M. Gorgeu (1) avait signalé, il y a quelques années, la solubilité du sulfure de manganèse dans l'acide sulfhydrique. M. Berthelot (2) pense que le manganèse et le zinc, si voisins de la magnésie, « forment aussi quelque proportion de sulfhydrate de sulfure, comparable aux sulfures alcalins, mais décomposables peu à peu, sous l'influence de l'eau, en hydrogène sulfuré qui se dissout, et en sulfure métallique qui se précipite. »

---

(1) *Annales de chimie et de physique*, 4ᵐᵉ série, t. XLII, p. 73.
(2) *Comptes rendus de l'Institut*, t. LXXVIII, p. 1255.

Dans le cas des sels de zinc, le sulfhydrate, s'il se forme, ne dure que quelques instants ; au contraire, le sulfhydrate de manganèse paraît pouvoir subsister pendant des journées entières, à l'abri du contact de l'air. Voilà donc encore un argument en faveur de l'existence du sulfhydrate qui doit être mis de côté.

Si l'on fait chauffer du soufre avec une solution de sulfhydrate au degré de dilution des eaux naturelles, on constate qu'une petite quantité de ce corps entre en dissolution. Une solution de monosulfure, au même titre, en dissout beaucoup plus. Or, si l'on fait chauffer de l'eau de la *Source Bayen*, ou de la *Source du Pré n° 1* avec du soufre, on trouve qu'elle se comporte exactement comme la solution du monosulfure, et non, comme celle de sulfhydrate. Ici le fait est tellement évident que toute hésitation devient impossible. Ainsi, tout nous ramène vers l'idée de la persistance d'une partie du soufre à l'état de monosulfure dans les eaux sulfurées des Pyrénées.

Au reste, M. Monard lui-même admet qu'une partie notable de soufre existe dans l'eau de Bagnères-de-Luchon à l'état de monosulfure ; mais cette portion est, selon moi, plus considérable qu'il le pense. Le calcul des résultats donnés dans son mémoire conduirait, en effet, à représenter l'eau de la *Source Bayen*, comme contenant par litre :

Monosulfure de sodium... $0^g,0358$ — Soufre... $0^g,0147$
Sulfhydrate de sulfure... $0^g,0253$ — Soufre... $0^g,0154$

$$\text{Total........} \quad 0^g,0301$$

Je termine ce résumé par un nouvel examen des arguments tirés de la thermochimie.

Favre et Silbermann d'abord, et plus tard MM. Berthelot et Thomsen, ont démontré que si l'on ajoute à une solution de potasse ou de soude une quantité d'acide sulfhydrique suffisante pour former un sulfhydrate, il se produit une élévation de température qui, selon eux, est l'indice de l'accomplissement d'une combinaison chimique ; mais, si l'on ajoute à ce sulfhydrate une quantité de soude égale à celle qu'il contient déjà, ce qui conduirait à la production d'un monosulfure, on n'observe pas d'élévation de température, au moins dans les solutions très diluées. Les choses se passent donc comme si la formation du monosulfure n'avait pas lieu. Ils admettent au contraire, que dans les solutions concentrées, il y a, élévation de température, et formation de monosulfure. Partant de là, M. Berthelot pense que l'addition d'une quantité notable d'eau à une solution concentrée de monosulfure, a pour effet de le dédoubler en sulhydrate et en soude hydratée :

$$Na^2S + H^2O = NaHS + NaHO$$

Il croit même que la décomposition du monosulfure dans les liqueurs très diluées, peut aller au-delà du partage que je viens de signaler.

Sans doute, l'absence de développement de chaleur, quand on ajoute, à une solution très diluée de sulfhydrate, une quantité de soude égale à celle qu'elle contenait, semble indiquer que la formation du monosulfure n'a pas lieu ; mais des faits d'une autre nature me paraissent prouver le contraire.

1° La solution qui contient les éléments du monosulfure, résiste plus longtemps à l'ébullition que celle qui contient le sulfhydrate ;

2° La solution qui renferme les éléments du monosulfure, dissout à chaud beaucoup plus de soufre que celle qui contient le sulfhydrate.

3° Les eaux sulfurées thermales se comportent, sous le rapport de la dissolution du soufre, comme des solutions de monosulfure.

D'autre part, on ne doit pas perdre de vue que les eaux sulfurées naturelles contiennent du carbonate ou du silicate de soude, qui contribuent à donner au sulfure une plus grande stabilité. M. Béchamp a montré, en effet, que si l'on ajoute à une solution de sulfure, assez diluée pour ne plus donner de coloration avec le nitroprussiate, une petite quantité de potasse ou de soude, la coloration apparaît de nouveau. Les carbonates et silicates alcalins peuvent donc empêcher, dans une certaine mesure, la décomposition du monosulfure par l'eau. Enfin, la matière organique, qui peut-être a servi à former le sulfure alcalin, en décomposant les sulfates, peut aussi contribuer à sa conservation.

On peut donc, malgré les indications de la théorie thermochimique, regarder les eaux sulfurées naturelles comme contenant encore du monosulfure ; et, il faut bien le dire, les derniers chimistes qui ont étudié les eaux sulfurées des Pyrénées, MM. Monard, Willm, ont admis l'existence d'une certaine quantité de monosulfure dans ces eaux.

Je me résume : à mon avis il y a dans les eaux thermales sulfurées, un peu d'acide sulfhydrique provenant de la tension de décomposition du monosulfure ou du sulfhydrate, ou même de l'action simultanée de l'acide silicique et de l'eau, un peu de sulfhydrate, un peu de soude hydratée, et enfin du monosulfure, qui est le composé dominant.

Je n'ai trouvé dans les Pyrénées aucune eau polysulfurée à son point d'émergence. Les eaux polysulfurées ne peuvent exister, à mon avis, que sur les lieux d'emploi, et la polysulfuration est la conséquence de l'action simultanée de l'air et des acides carbonique ou silicique.

CHAPITRE VI

MATIÈRE ORGANIQUE DES EAUX SULFUREUSES THERMALES

Les eaux sulfureuses thermales des Pyrénées, renferment une quantité de matière organique telle que l'on s'est demandé souvent, si une bonne part de leur action bienfaisante ne revenait pas à cette matière, dont l'étude a été si longtemps négligée ; « il y aurait, disait Bordeu, beaucoup de recherches à faire par rapport à ces glaires ; le temps nous apprendra beaucoup. Je ne puis pas me persuader qu'elles n'aient pas des usages fort étendus.» Cette matière glaireuse, accompagne avec tant de constance les eaux sulfureuses des Pyrénéés, qu'Anglada n'hésitait pas à considérer, comme ayant été primitivement sulfureuses, les sources dans lesquelles il en découvrait les moindres traces, même lorsque les réactifs les plus sensibles n'y décelaient plus l'acide sulfhydrique ou les sulfures.

Les auteurs, qui ont étudié la matière organique des eaux sulfureuses, n'en ont pas toujours décrit les propriétés avec tout le soin désirable. Si l'on prenait à la lettre, ce que chacun d'eux dit avoir observé, on serait tenté de croire que la matière, contenue dans certaines sources, est très différente de celle qu'on trouve dans d'autres ; il arrive même quelquefois que la substance, observée dans la même source et par le même auteur, a reçu de lui des noms différents. C'est qu'en effet, cette matière organique peut être observée sous deux états parfaitement distincts : 1° à l'état de dissolution ; 2° à l'état de suspension dans l'eau, ou attachée à la surface des corps qui sont immergés dans la source. Dans ce dernier cas, elle est tantôt vivante et constitue une véritable plante ou un animal, tantôt dépourvue d'organisation, du moins apparente. Pour mettre un peu d'ordre dans cette étude, nous allons examiner, successivement sous ces deux états, la matière organique des eaux sulfureuses.

I. — Matière organique en dissolution dans l'eau

La plupart des auteurs qui ont analysé les eaux des sources sulfureuses, ont signalé, indépendamment de la substance, floconneuse ou filamenteuse, qu'elles tiennent assez souvent en suspension, une matière organique, dont la présence est surtout facile à constater, dans les eaux qui ont subi un certain degré de concentration. Campardon, Richard, Poumier, Raulin, Fourcroy, Dispan, Magnes, ont étudié cette substance organique, et reconnu qu'elle présentait une analogie de propriétés assez marquées avec les substances d'origine animale. Mais toutes les recherches antérieures à celles d'Anglada, laissent beaucoup à désirer, parce que, comme je l'ai dit plus haut, les auteurs n'ont pas suffisamment distingué la matière dissoute, de celle déposée par l'eau ou suspendue dans ce liquide.

Nature de la matière organique. — Anglada, le premier, a soumis à des expériences variées chacune des deux substances. « Ce qu'il y a de certain, dit-il, c'est que cette matière organique, commune aux eaux sulfureuses, est un composé azotifère, chimiquement analogue, par sa nature, aux substances animales ou végéto-animales. »

Anglada a retrouvé la même matière parmi les produits de l'évaporation des eaux d'Arles, de la Preste, d'Escaldas, de Thués, du Vernet, en un mot, de toutes les eaux sulfureuses qu'il a analysées ; dans toutes, il l'a trouvée revêtue des mêmes caractères. Il n'hésite pas à déclarer que « tout porte à penser qu'on la découvrira dans toutes les eaux sulfureuses thermales des Pyrénées, et dans celles qui leur sont analogues. »

Les principaux indices auxquels cet auteur reconnaît la présence et la nature de cet ingrédient remarquable des eaux, sont les suivants :

« 1º L'eau, suffisamment concentrée, est d'une teinte jaune plus ou moins foncée ; elle exhale une odeur sensible de bouillon.

« 2º Evaporée à siccité, à l'aide d'une chaleur très douce, le résidu de l'évaporation de ces eaux est d'une couleur jaune brunâtre, noircissant et se charbonnant par la chaleur. Ce résidu jaunâtre se dissout en partie dans l'eau ; cependant, une petite quantité de la matière organique refuse de se dissoudre.

« 3º Si l'on chauffe cette substance jaunâtre au point de la carboniser, il est aisé de constater qu'il s'en dégage un peu d'ammoniaque.

« 4º Le résidu charbonneux contient un peu de cyanure alcalin ; car, si on le traite par l'eau et par un sel de fer, il donne une petite quantité de bleu de Prusse.

« La dissolution aqueuse de cette matière organique reste limpide, quand on y verse un peu d'acide acétique. Ce caractère distingue bien la substance organique des eaux sulfureuses, de celle que Vauquelin avait trouvée dans les eaux de Plombières, puisque cette dernière était précipitée par l'acide acétique.

« Cette même dissolution fournit un abondant précipité avec les sels de plomb ; ce précipité, qui est d'un blanc jaunâtre, noircit lorsqu'on le fait chauffer un peu fortement, et donne lieu à un dégagement sensible d'ammoniaque.

« L'azotate d'argent y produit un précipité blanc qui ne tarde pas à prendre une teinte rougeâtre (1), fort différente de la teinte violette que prend le chlorure d'argent sous l'influence de la lumière. Cette dernière réaction établit une analogie assez marquée entre les propriétés de la substance organique des eaux sulfureuses et celles de l'acide crénique. Le chlorure d'or y produit avec lenteur un précipité dans lequel il est aisé de constater la présence de la matière organique.

« Le bichlorure de mercure n'agit qu'avec lenteur sur cette dissolution ; cependant, il y détermine, après vingt-quatre heures, un léger précipité jaunâtre qui, desséché et calciné, se charbonne comme les précédents. »

Anglada considère la *glairine*, tenue en dissolution par l'eau minérale, comme identique avec celle, qu'il désigne sous le nom de *glaires*, qui se trouve à l'état libre dans les canaux que parcourent les sources ou dans les réservoirs où l'on conserve les eaux ; il reconnaît pourtant qu'elles présentent des différences dans leurs caractères. Ainsi, la glairine, qui se trouve dans le résidu de l'évaporation de l'eau minérale, est bien

(1) Anglada, 2e *Mémoire*, page 227.

plus soluble dans l'eau, que celle qu'on trouve à l'état libre dans ce liquide ; « mais il ne faut pas perdre de vue, dit-il, que la matière que nous trouvons dans le résidu de l'évaporation, a pu subir pendant le cours de cette dernière, des modifications profondes, soit de la part de l'air, soit de la part des sels que contient l'eau minérale, et notamment du carbonate alcalin, et c'est peut-être la cause des différences qu'on remarque entre ces deux substances. »

J'ai remarqué, en effet, que les glaires recueillies dans les conduites ou les réservoirs, sont peu solubles dans l'eau, à la température ordinaire; mais, en les faisant chauffer avec de l'eau dans le digesteur, on obtient un liquide clair qui laisse déposer pendant le refroidissement, une matière d'apparence gélatineuse, entièrement semblable aux glaires que l'eau sulfureuse abandonne au contact de l'air. Il ne faut donc pas s'étonner si cette substance organique, en apparence insoluble, est pourtant dissoute dans l'eau minérale; car il est possible qu'elle l'ait été dans les profondeurs du sol, à une température supérieure à 100 degrés, et que la matière se sépare de l'eau, pendant le refroidissement au contact de l'air, absolument comme elle se sépare de la dissolution obtenue en la faisant chauffer dans le digesteur.

Quantités de matière organique contenues dans les eaux. — La quantité de matière organique dissoute est loin d'être la même dans toutes les eaux sulfureuses ; sous ce rapport, les diverses sources présentent des différences tout aussi marquées que pour la quantité de principes sulfurés.

Pour déterminer la quantité de matière organique contenue dans une eau, Anglada faisait chauffer le résidu de l'évaporation, à une température de 100 degrés, jusqu'à ce qu'il ne changeât plus de poids; il pesait alors avec soin la capsule qui le renfermait, et la soumettait ensuite à l'action d'une forte chaleur. La calcination terminée, il versait sur la matière quelques gouttes d'eau, et faisait sécher le résidu à la température de 100 degrés ; après quoi, il pesait de nouveau la capsule. La différence observée entre les deux pesées, représentait le poids de la matière organique détruite par le feu.

Anglada a trouvé que, dans les Pyrénées-Orientales, les sources les plus chaudes sont, en général, les plus riches en glairine ; il ne paraît pas exister de relation bien nette entre la richesse des eaux en sulfure de sodium, et la proportion de matière organique qu'elles renferment. C'est ainsi que les eaux du Vernet, qui sont très sulfureuses, se sont montrées les plus pauvres en glairine. Les eaux de la Preste sont plus chargées de glaires, et moins riches en principe sulfureux que celles de Moligt. A Arles, les eaux de la source Manjolet l'emportent, sur celles de la Grande Source, par la proportion de glairine, et sont moins sulfureuses.

Fontan dit, au contraire, que les eaux les plus sulfureuses lui ont paru les plus riches en matière organique ; mais il ne rapporte aucune expérience à l'appui de sa manière de voir. L'objection qu'on pourrait tirer, contre l'opinion d'Anglada, du peu de précision du procédé auquel il avait recours pour doser la substance organique, n'a pas une très grande valeur. Ce procédé a, du reste, été le même pour toutes les eaux analysées par lui ; en sorte que, si les résultats, consignés dans ses mémoi. res, ne sont pas d'une exactitude absolue, les rapports qu'ils indiquent pour les diverses sources, doivent s'approcher de la vérité.

La quantité de glairine que les eaux des Pyrénées amènent, des profondeurs de la terre à sa surface, est énorme. Pour en donner une idée, je crois devoir rapporter les résultats des calculs d'Anglada : « La grande source des bains d'Arles qui alimente l'établissement thermal, et dont j'ai présenté les eaux comme contenant 0 gr. 0215 de matière pseudo-organique par 100 pouces cubes de liquide, fournit, toutes les 24 heures, 32,500 pieds cubes d'eau, et entraîne, par conséquent, hors de terre, dans le même temps, 12,074 gr. 4 de matière pseudo-organique. Cette matière est ainsi évaluée à l'état sec, sinon de sécheresse absolue, du moins à l'état hygrométrique que fixe la température de l'eau bouillante. Or, l'on a vu que 25 grammes de glaires blanches, dans leur état naturel, ne laissaient que 0 gr. 4 de résidu séché à 100°, ce qui donne l'agrégat glaireux dans l'état hydraté, comme formé de 24 gr. 6 d'eau et de 0 gr. 4 de glairine séchée au bain-marie ; d'où, l'on est amené à conclure que la quantité de glairine hydratée que fournit, en un seul jour, la source d'Arles, égale 754 kilogrammes 640 grammes, quantité déjà assez élevée pour étonner l'imagination. »

Un calcul du même genre, montre que la source d'Escaldas fournit 812 kilogrammes par jour de glairine hydratée ; les eaux de Thués, en donneraient à peu près 2,800 kilogrammes (1).

J'ai fait moi-même des essais sur la matière organique tenue en dissolution par les eaux sulfureuses thermales des Pyrénées ; je lui ai reconnu des caractères analogues à ceux que lui avait assignés Anglada. En examinant l'eau de la source de la Reine, réduite par évaporation à un très petit volume, j'ai constaté que la proportion de matière organique n'est pas constante. Mais, la difficulté qu'on éprouve à doser rigoureusement de pareils composés, ne me permet pas d'exprimer les résultats obtenus, par des chiffres, dont il me serait impossible de garantir l'exactitude. Je ne conserve, du reste, aucun doute sur les variations que je viens de signaler, qui sont d'une constatation facile.

Origine de la matière organique. — On a beaucoup discuté sur l'origine de cette matière, et toutes les hypothèses, produites jusqu'à ce jour, sont loin d'avoir éclairé la question d'une manière satisfaisante. Si j'avais à émettre une opinion sur ce sujet, je dirais qu'à mon avis, la substance organique, qui existe dans les eaux sulfureuses thermales, doit avoir une origine analogue à celle que l'on trouve dans d'autres eaux minérales : Vichy, Carlsbad, etc. En général, les matières organiques tenues en dissolution par les eaux minérales ou par les eaux potables, sont de nature azotée. Pour les eaux qui coulent à la surface du sol, on ne s'enquiert pas de leur origine ; mais, quand elles font partie d'eaux thermales, arrivant évidemment d'une grande profondeur, on peut se demander d'où elles viennent. Il semble naturel de penser que ces matières, prises à la surface du sol, ont été entraînées dans les profondeurs, d'où elles sont ramenées, à la

(1) Anglada, 2ᵉ Mémoire, page 238.

surface, par les eaux minérales. On s'expliquerait ainsi pourquoi la source de ces matières organiques semble intarissable, et pourquoi leur quantité varie dans les mêmes eaux, à différentes époques.

Ce qui donne, une apparence de raison au moins à cette hypothèse, c'est qu'il existe des relations évidentes, incontestables, entre les eaux qui coulent à la surface du sol, et les eaux thermales qui viennent des profondeurs. Ne sait-on pas depuis longtemps, que les eaux de Brig-Baden, en Valais, restent neuf mois de l'année à 34° ou 35° centigrades, et acquièrent tout-à-coup une température de 45° à 50°, lorsque la fonte des neiges du glacier de la Jungfrau permet d'arroser les pâturages immenses, qui s'étendent au-dessus de la source thermale. Les changements de volume et de température que subissent à diverses époques, et notamment pendant les fontes de neige, les sources de certaines localités, les variations plus légères, mais pourtant sensibles, qui s'y manifestent, lorsque le baromètre suit une marche régulièrement ascendante ou descendante, ne témoignent-ils pas aussi de ces rapports qui doivent exister entre les eaux qui viennent d'une grande profondeur, et celles qui sont à la surface? Certaines sources sulfureuses thermales de Bagnères-de-Luchon, communiquent évidemment avec l'eau de la source Froide qui coule dans les galeries souterraines; de sorte que l'on peut à volonté, faire disparaître, ou reparaître ces sources, en faire varier le débit, la température et la minéralisation, en élevant ou abaissant le niveau de l'eau froide qui circule autour d'elles. Ce mélange des eaux extérieures avec les eaux minérales peut avoir lieu quelquefois à de grandes profondeurs, puisqu'on voit, à Bagnères-de-Luchon, des sources augmenter considérablement de volume, au moment des grandes fontes de neige, sans que leur température baisse d'une manière sensible. J'en ai cité plus haut des exemples.

L'origine de la matière organique est donc assez facile à concevoir, si l'on admet que les sources thermales sont alimentées par les eaux qui, de la surface du sol, pénètrent lentement dans les profondeurs, où elles vont dissoudre, quelquefois à une grande distance de leur point de départ, les substances qui les minéralisent. On opposera peut-être à cette manière de voir, la nature toute particulière de la substance organique des eaux sulfureuses ; cette objection ne me paraît pas très sérieuse. Il est clair, en effet, que cette matière ne peut pas pénétrer à une profondeur considérable, y subir l'action d'une température souvent très élevée, se trouver en présence de composés aussi actifs que le sulfure de sodium et les sels qui l'accompagnent, sans éprouver des modifications toutes spéciales, toutes particulières, de nature à la caractériser.

On pourrait aussi objecter qu'il arrive souvent que des sources thermales salines, naissant à peu de distance des eaux sulfureuses, sont dépourvues de cette matière, que l'on trouve toujours dans les dernières. Cet argument n'a pas, selon moi, toute la portée qu'on peut lui attribuer tout d'abord : ne voit-on pas tous les jours, à la surface du sol, des sources voisines possédant des propriétés fort différentes ; et, sans sortir des Pyrénées, ne trouve-t-on pas dans les galeries souterraines, où sourdent les sources sulfureuses de Bagnères-de-Luchon, des eaux franchement ferrugineuses à quelques mètres de distance des eaux sulfureuses, et une eau froide qui n'est, ni sulfureuse, ni ferrugineuse. On conçoit que des sources, dépourvues de matière organique, pénétrant dans les profondeurs, auront beaucoup de chances d'en ressortir sans en avoir rencontré sur leur passage. Les eaux qu'Anglada désignait sous le nom de *thermales simples*, seraient précisément dans ce cas. L'étude de ces eaux pourrait jeter un grand jour sur la cause de la minéralisation des sources sulfureuses des Pyrénées ; car, si elles renfermaient, en sulfate de soude, l'équivalent, ou à peu près, du sulfure de sodium que contiennent les eaux sulfureuses voisines, on pourrait, sans trop forcer les conséquences, en déduire que, dans ces dernières, c'est à l'action réductrice de la matière organique, qu'est due la transformation des sulfates en sulfures. Je n'insisterai pas davantage, sur ces considérations ; car j'aurai l'occasion d'y revenir dans le courant de cet ouvrage.

II. — Flore et faune des eaux sulfureuses thermales.

J'ai dit plus haut que l'on observe souvent sur le trajet des eaux sulfurées, dont la température n'est pas très élevée, des filaments blancs qui s'attachent aux parois des conduites. Ces filaments, étudiés avec soin par divers savants, et qu'on désigne sous le nom de *sulfuraire*, sont constitués par un être vivant, dont on peut déterminer, à volonté, le développement, ainsi que je l'indiquerai bientôt. Dans d'autres sources, particulièrement dans celles des Pyrénées-Orientales, on voit une abondante végétation, formée de conferves, d'une belle couleur verte, associées parfois à une substance de couleur saumonnée, qui, en masse, présente la consistance d'une membrane. Enfin, j'ai trouvé à Ax (Ariège), à l'endroit où les eaux non utilisées de l'établissement du Teich viennent se déverser dans la rivière d'Orlu, des filaments de couleur rose assez abondants, au milieu desquels l'examen microscopique permet de reconnaître un grand nombre de diatomées. Mais, c'est dans les dépôts, d'apparence gélatineuse, qui se forment sur le parcours des eaux les plus chaudes d'Olette, que l'on rencontre les diatomées en plus grande abondance. J'ai constaté aussi dans certaines eaux sulfurées, particulièrement dans celles de Mérens (Ariège), des monades d'une belle couleur rouge carminée.

L'étude microscopique de la substance désignée sous le nom de *barégine*, a été faite, il y a longtemps déjà, par Turpin (1). Le passage suivant de son mémoire, permettra de se faire une idée de la manière dont ce savant envisageait la constitution de cette substance.

« La barégine qui m'a été remise par M. Longchamp, ressemble à une gelée animale ou végétale, car on peut la comparer tout aussi bien à de la colle-forte, presque dissoute, qu'à de la gelée de pomme ou de coing.

« Lorsque sous le microscope armé du grossissement d'environ trois cents diamètres, on examine, entre deux lames de verre, de petites portions de cette barégine, on reconnaît que

(1) *Comptes-rendus de l'Institut*, t. II, p. 17. 1836.

ce n'est point une matière organique simple, homogène, mais bien un aggloroérant composé des parties suivantes :

« 1° Une sorte de gangue muqueuse, chaotique, formée d'une grande quantité de particules organiques transparentes, sans couleur et sans mouvement monadaire ; particules provenant sans doute de nombreux débris ou détriments d'organisation végétales et animales qui ont précédé ;

2° « Un nombre assez considérable de sporules globuleuses ou ovoïdes, excessivement petites, enveloppées dans le mucus inorganisé de la gangue, qui leur sert en même temps d'habitation et de nourriture, et dont quelques-unes sont dans un état de germination plus ou moins avancé. Ces filaments, d'une ténuité extrême, sont blancs, transparents, sans cloisons, non rameux : ils annoncent le début d'une végétation confervoïde, sans doute bien connue, et sans doute aussi le commencement de ces longs filaments blancs que M. Longchamp, qui les a vus flottants dans l'eau des bains, compare à de la filasse, et qui, plus tard, dans certaines conditions favorables à cette végétation, forment alors, suivant l'expression de l'auteur, de la barégine verte filamenteuse. Parmi ces deux composants, les particules organiques et les sporules organisés, se voient, en outre, quelques autres corps, tels que des grains de sable et des débris méconnaissables, dus probablement à des végétaux et à des animaux infusoires décomposés ».

Cette substance gélatineuse renferme donc, d'après Turpin, une substance dépourvue d'organisation, au milieu de laquelle sont engagés des sporules ; et, c'est à la présence et au développement de ces sporules, que sont dues les végétations filamenteuses blanches, puis vertes, et, non pas à la substance gélatineuse, qui ne peut s'organiser d'elle-même, et qui peut, tout au plus, servir de nourriture à cette conferve. D'après lui, la prétendue barégine des eaux de Néris est un nostoch.

Depuis cette époque, divers savants ont étudié les êtres qui vivent au sein des eaux sulfureuses. A. Fontan a particulièrement examiné la *sulfuraire*. L. Soubeiran a publié, en 1858, un travail important, dans lequel il signale et décrit un grand nombre d'êtres vivants dans les barégines des Pyrénées. Voici la liste des espèces, décrites par cet auteur :

CRUSTACÉS..............		*Cypris* (Müller). *Cypris fusca* (Strauss).
HELMINTHES		*Anguillula* (Homprich et Ehrenberg). *Anguillula Angladæ* (Nobis). *Oncholaïmus* (Dujardin). *Oncholaïmus Sulfuraria* (Nobis). *Phanoglene* (Nordmann). *Phanoglene Filholi* (Nobis).
INFUSOIRES		*Monas* (Müller). *Monas Rosea* (Morren). *Leucophra* (Müller). *Leucophra Mamilla* (Bory de St-Vincent).
ALGUES DIATONÉES	**Desmidiées**	*Closterium* (Nitzsch). *Closterium Baculum* (Brébisson). *Closterium Lunula* (Nitzsch). *Desmidium* (Agardh).
	Cymbellées	*Surirella* (Turpin). *Surirella Pueli* (Nobis). *Surirella gibba* (Ehrenberg).
	Frustuliées	*Frustulia* (Agardh). *Frustulia subulata* (Kützing). *Frustulia major* (Kützing). *Frustulia viridis* (Kützing). *Frustulia viridula* (Kützing). *Navicula* (Bory de Saint-Vincent). *Navicula Vichyensis* (Haime et Petit). *Navicula Filholi* (Nobis). *Eunotia* (Ehrenberg).
ALGUES GLOIOCLADÉES	**Nostocinées**	*Protococcus* (Agardh). *Protococcus pluvialis* (Kützing). *Anabaïna* (Bory de Saint-Vincent). *Anabaïna smaragdina* (Nobis).
ALGUES ARTICULÉES	**Byssoidées**	*Hygrocrocis* (Agardh). *Hygrocrocis nivea* (Kützing).
	Oscillator.	*Oscillatoria* (Vaucher). *Oscillatoria elegans* (Agardh).
	Confervées	*Fischeria* (Schwabe). *Fischeria thermalis* (Schwabe). *Ulothrix* (Kützing). *Ulothrix Vichyensis* (Haime et Petit).
	Conjuguées	*Mougeotia* (Agardh). *Mougeotia Olcitensis* (Nobis).

J'emprunte enfin les conclusions d'un travail important, publié récemment par M. le Dr Marcet, sur la *barégine* ou matière organique des eaux sulfurées des Pyrénées (1), qui d'après lui, existe souvent sous trois états : *barégine en suspension* ou simplement *barégine; barégine filamenteuse; barégine membraneuse.*

M. Marcet décrit ainsi les êtres qui vivent dans la *barégine en suspension.* « Ils sont de forme arrondie ou un peu allongée, incolores, transparents, libres ou réunis en colonie; leur réunion affecte quelquefois la disposition moniliforme, et, dans ce dernier cas, ils sont droits ou flexueux ou contournés en spirale. Ces êtres appartiennent aux degrés les plus infimes de la classe des algues ou phycées, classe qui elle-même occupe, comme on sait, le dernier rang dans le règne végétal. Ils étaient compris dans les infusoires de Dujardin et me paraissent devoir être rangés, dans les genres vibrio, bacterium et spirillum d'Eremberg. Rabenhorst (2) place ces genres dans sa famille des oscillariacées, qu'il faut bien se garder de confondre avec son genre oscillaria. Le nombre de ces organismes microscopiques m'a paru variable, suivant le point de la source où portait l'observation, mais leur présence s'y est montrée constante.....

« A côté d'eux on voit également, dans l'eau soumise à l'examen, des particules minérales, d'autres petites algues unicellulaires de la famille des chroococacées, et quelquefois des portions de l'algue plus importante, dont je donnerai tout à l'heure la description, portions composées de deux, trois, quatre, cinq cellules et plus, qui, bien que détachées de leur support, se meuvent librement dans le liquide, à la façon des oscillaires ; puis enfin, par très rare exception, les autres corps qu'on y a déjà signalés, diatomées, helminthes, crustacés, etc., dont les dimensions sont, du reste, beaucoup plus considérables que celles des protoorganismes que j'indique comme partie essentielle de la matière organique ».

Voici, toujours d'après M. Marcet, la description de la *baré-*

---

(1) *Annales de la Société d'hydrologie médicale de Paris*, t. XIX, 1875.
(2) Rabenhost. *Flora Europea Algarum*, Lypsiæ 1864-68.

gine membraneuse : « Quelle que soit l'épaisseur des membranes qui flottent à la surface de l'eau, elles ont à peu près la
même composition Elles se présentent avec les caractères physiques que j'ai indiqués, mais toujours dépourvues, à l'œil nu,
de toute trace d'organisation. Il n'en est plus de même, si on en
place une mince portion sur le porte-objet du microscope.
Celle-ci se montre alors composée de deux éléments : 1° des
corpuscules cristallins, affectant la forme de prismes obliques à
base rhomboïdale ou d'octaèdres réguliers, quelquefois avec des
lignes géométriques moins déterminées et offrant alors, ainsi
que l'a fait remarquer M. Bouis, une apparence mamelonnée ou
pulpeuse (1). Ces corpuscules sont constitués par du soufre pur,
comme l'indiquent et leur forme cristalline et leur solubilité
dans l'éther et le sulfure de carbone. Leurs différents aspects
ne surprendront nullement ceux qui connaissent les différents
états allotropiques que peut affecter ce métalloïde ; 2° ces cristaux de soufre sont agglomérés, réunis entre eux, comme sou-
dés, « par une sorte de gangue muqueuse, cahotique, formée
d'une grande quantité de particules organiques transparentes,
sans couleur et sans mouvement monadaire (2). » Mais ces particules organiques ne sont pas, comme le pensait Turpin, l'auteur des lignes que je viens de citer, « des débris ou détriments » d'organisations végétales ou animales.....

« Si on a soin de presser légèrement un fragment de la substance entre les deux lames de verre, ces particules se présentent à l'observation patiente et attentive, avec des formes parfaitement nettes et définies, qui permettent de reconnaître en
elles ces mêmes organismes élémentaires que nous avons ren-
contrés vivants et libres dans les eaux.

« Une matière inorganique et une matière organisée constituent donc la barégine membraneuse ; mais la première, le
soufre, en forme la masse principale. C'est à cette circonstance
qu'on doit de voir ces membranes desséchées, brûler avec flamme

(1) Bouis fils. *Notes sur les eaux thermales, alcalines, sulfureuses et non
sulfureuses d'Olette (Pyrénées-Orientales). Comptes-rendus de l'Acad. des
Sciences,* XLI, p 1161.

(2) Turpin. *Etude comparative de la barégine de M. Longchamp observée
dans les eaux de Barèges, etc. Comptes-rend. de l'Acad. des Sciences,* t. II,
1836, p. 17.

bleue et dégagement d'acide sulfureux. C'est à ces formes étalées et flottantes qu'il faut rapporter les observations des auteurs qui avaient constaté ce mode spécial de combustion et en avaient fait un caractère général de la barégine déposée.

« Rien de plus aisé que de reproduire le phénomène avec ses caractères particuliers. François, le surveillant des sources de Luchon, me fournissait, à volonté, des quantités considérables de cette substance qui, abandonnée sur le sol des galeries, lors du nettoyage des canaux, se présentait, après quelques jours, en membranes d'aspect parcheminé et suffisamment desséchées pour être propres à l'expérience ».

Enfin, M. Marcet décrit la *barégine filamenteuse*. « Une portion de cette substance, maintenue dans l'eau et examinée par transparence, se montrera, quelquefois à la simple vue, constituée par un assemblage de filaments, plus ou moins ténus et disposés de façon à former des flocons, des houppes, des peluches, etc... Les formes qu'ils affectent sont, parfois, de la plus surprenante et de la plus parfaite régularité, qu'on ne saurait évidemment attribuer à la forme des corps, sur lesquels ils prennent leur point d'appui.

» Soumis aux grossissements du microscope, ces filaments se montrent composés d'une multitude de petits tubes, extrêmement grêles, de 1/1200 à 1/400 de millimètre ; leur longueur, très variable, peut atteindre jusqu'à plusieurs centimètres.

« Ces tubes sont simples, très unis, d'un diamètre égal dans toute leur étendue, légèrement arrondis à leur extrémité libre, mais non atténués, souvent flexueux et enlacés. Ils sont formés d'une membrane mince, hyaline, transparente, d'un blanc sale. Leur intérieur contient de petits granules, le plus souvent disposés en série linéaire et serrée, quelquefois éloignés les uns des autres et plus rares, d'autres fois enfin, faisant absolument défaut. Par conséquent, l'assertion de Fontan, qui les comparaît à « de petits tubes de verre presque capillaires, remplis de grains de poudre de chasse, qui en remplirait le calibre (1), » cette assertion, dis-je, n'est exacte que pour quelques cas.

(1) Fontan. *Recherches sur les eaux minérales des Pyrénées* Paris, 1838, p. 116.

« Il en est de même de cette autre assertion du même auteur, qu'il n'existe aucune cloison apparente dans leur intérieur. Si, comme il semble, Fontan n'a eu l'occasion d'examiner que des tubes *complètement* garnis de globules, il a eu raison d'émettre cette opinion, justifiée par la difficulté ou même l'impossibilité de constater le moindre cloisonnement ».

« Mais sur des échantillons privés, en totalité ou en partie, de leurs globules, et d'un diamètre plus considérable, soit qu'ils appartiennent à une espèce différente, soit qu'ils ne représentent qu'un état plus développé de la première, je crois qu'on peut, sans crainte d'erreur, affirmer l'existence de cloisons.

« Un fait, entre autres, s'est présenté à mon observation, dans des circonstances particulièrement favorables à cette manière de voir. En examinant de la barégine noire, au milieu de filaments, dont les uns avaient gardé la couleur blanche naturelle, et dont les autres avaient pris la teinte noire accidentelle, j'en ai rencontré un qui présentait alternativement, dans le sens de sa longueur, des parties brunes et des parties transparentes, nettement limitées entre elles, suivant un plan perpendiculaire à l'axe du tube. Une membrane, faisant obstacle à un liquide, pouvait seule produire une délimitation aussi tranchée. Le filament était de ceux qui présentent un gros diamètre ; il était vide de globules, et dans la partie claire comme dans la partie brune, une ligne plus foncée marquait manifestement les cloisons. Les cellules qui en résultaient étaient très distinctes, parfaitement égales entre elles, et d'une longueur environ double de leur diamètre. Une ou plusieurs cellules constituaient une portion noire ou blanche du tube. C'est ainsi qu'on voyait une partie composée de cinq cellules noires, une autre composée de deux cellules blanches, puis successivement quatre noires, une blanche, deux noires, cinq blanches, etc...

« On pourrait peut-être déduire de ce fait quelques explications sur le mode de coloration accidentelle de ces filaments végétaux. Mais ce n'est pas ici le lieu, m'étant proposé uniquement de démontrer la présence des cloisons, contestée ou du moins mise en doute, même par les botanistes.

» Les filaments que je viens de décrire appartiennent à une

algue depuis longtemps connue des naturalistes. Pour ne pas entrer dans une discussion taxonomique, je dirai de suite qu'elle a été classée dans le genre conferva, par Vaucher ; oscillaria, par Agardh ; anabaina, par Bory de Saint-Vincent ; leptomitus, par Kützing et Montagne, et enfin érigée, en 1842, en genre particulier, par Trévisan, sous le nom de beggiatoa. Rabenhorst en admet quatre espèces : B. alba ; B. nivea ; B. leptomitiformis ; B. arachnoïdea.

» A ne considérer que les auteurs qui se sont particulièrement livrés à l'étude des eaux minérales, nous voyons que ceux-ci, de leur côté, ont fait la découverte de ce végétal cryptogamique. Malgré quelques indications antérieures, celles, par exemple, de sir Meighan, médecin anglais, qui, en 1742, signala des filaments dans la matière glaireuse de Barèges (1) ; de Secondat, qui, en 1750, décrivit un *fucus thermalis* recueilli dans la source de la place de Dax (2), c'est à Seguier (3) que nous devons rapporter le mérite de la véritable découverte : « La barégine des parois, écrivait-il en 1836, détachée avec un extrême ménagement, et observée à l'instant même, offre *constamment* (je souligne le mot), sous un faible grossissement, l'apparence d'une masse de crins mal cardée ; sous un grossissement plus fort, chaque brin prend la forme d'un tube composé d'alvéoles juxtaposées suivant la longueur.

« L'année suivante, 1837, Fontan reconnut cette algue dans les eaux sulfureuses d'Enghien (4), et ensuite dans toutes celles des Pyrénées. Il donna, avec une précision très remarquable, les caractères botaniques de cette production et lui assigna le nom de « *sulfuraire*, » encore en usage dans le langage hydrologique.

« Quatre conditions sont indiquées comme indispensables au développement de tous les êtres : 1° de l'eau ; 2° une matière

---

(1) Meighan (Christophe). *A treatise on the nature and powers of Barèges baths and Waters*. London, 1742

(2) De Secondat. *Observat. de physique et d'histoire naturelle sur les eaux minérales de Dax, de Bagnères et de Barèges*. Paris, 1750.

(3) A. Seguier. *Quelques observations pendant les mois d'août et de septembre 1836 à Luchon. Comptes-rendus de l'Acad. des Sciences*, t. III, p. 604.

(4) Fontan, Journal « le *Temps* » du 16 août 1837.

azotée ; 3º de l'air ; 4º un certain degré de chaleur. La sulfuraire exige, en outre, la présence d'un principe sulfureux. Une température supérieure à 45º n'est pas absolument contraire à sa production, ainsi que le prouvent les observations d'Alibert Constant, qui en a trouvé à Ax, dans la source de l'Hôpital, marquant $+$ 68º (1). Un courant d'eau, indiqué encore par Fontan, comme autre condition nécessaire, n'a d'autre action que de favoriser certaines dispositions particulières des filaments.

« Au milieu de ces filaments que nous nous sommes appliqué à faire connaître, avec quelque soin, parce qu'ils constituent la partie essentielle de la barégine filamenteuse, se trouvent répandus en plus ou moins grand nombre, les cristaux de soufre que nous avons vu entrer, pour la plus grande part, dans la composition de la barégine membraneuse. Un autre élément minéral qui accompagne, d'une manière à peu près constante, la sulfuraire et qui, souvent s'accumule autour de cette plante, au point d'en dissimuler les filaments, est la silice, libre ou combinée à la soude, ainsi qu'il résulte des travaux de MM. Bouis, Filhol, O. Henry. Ce dernier, dans le tableau de ses analyses de la barégine desséchée, a trouvé jusqu'à 35 0/0 de silice dans quelques-uns de ses échantillons (2). M. Bouis a vu des veines aqueuses à peu près exclusivement remplies de cette substance.

« Je ne parlerai pas des autres principes minéraux qui peuvent se trouver encore dans la barégine, ils sont trop particulièrement du ressort de la chimie ; je ne parlerai pas davantage des autres productions végétales ou animales qu'on y rencontre. On en a signalé et décrit un grand nombre, ainsi qu'on peut le voir entre autres dans un excellent travail de M. Léon Soubeiran (3). Elles appartiennent pour la plupart aux plus infimes manifestations des deux règnes vivants. Leur étude ne manque ni de charme, ni de séduction, mais elle serait hors de propos

(1) C. Alibert. *Traité des eaux d'Ax. Archives de l'Acad. de méd.*, 1853.

(2) O. Henry fils. *Recherches chim. et méd. sur les mat. organiques des eaux sulfureuses (Barégine et sulfuraire)*. Paris, 1860, p. 39.

(3) Léon Soubeiran. *Essai sur la matière organisée des sources sulfureuses des Pyrénées*. Paris, 1858.

dans ce travail, et sans interêt pour le but que je me suis proposé.

« Ce qu'il m'importe d'établir, c'est que la barégine filamenteuse est essentiellement composée par de la sulfuraire, à laquelle viennent se mélanger de la silice et du soufre. Les autres corps qui s'y rencontrent n'y sont que par le fait de circonstances locales et accidentelles, et ne doivent pas être considérés comme éléments constitutifs ».

III. — Recherches sur la composition chimique des matières organiques des eaux sulfureuses.

Nous venons de voir, que des êtres nombreux, d'espèces très variées, vivent dans les eaux minérales, et qu'ils s'y développent avec une facilité d'autant plus grande, qu'ils rencontrent, en même temps que les substances nécessaires à leur formation, des conditions de température particulièrement favorables. Indépendamment de ces êtres organisés, les eaux sulfureuses, renferment, nous l'avons dit, des matières organiques réellement dissoutes, ainsi qu'on peut s'en assurer au moyen de la dialyse. Ces dernières substances sont, à mon avis, les plus importantes au point de vue thérapeutique ; car, seules, elles sont ingérées par les malades qui usent de l'eau minérale en boisson.

Les analyses que j'ai faites, à diverses reprises, dès résidus d'évaporation d'eaux sulfureuses dialysées, m'ont permis de constater, que l'azote ne manque jamais dans ces résidus ; mais qu'il ne s'y trouve pas en quantité considérable. Peut-être, est-ce cette matière azotée dialysable qui réduit, au contact de l'air, en les ramenant à l'état de sulfure, les sulfates contenus dans l'eau minérale, désulfurée par évaporation et conservée en vase clos après avoir été concentrée, ainsi que l'ont remarqué Lemonnier (1) et plusieurs auteurs.

En résumé, les eaux sulfurées contiennent : 1º des êtres vivants, dont l'étude, fort intéressante, est incomplète ; 2º une

______

(1) Lemonnier. *Examen de quelques eaux minérales de France, et particulièrement de celles de Barèges. Histoire de l'Académie royale des sciences,* 1747.

substance gélatineuse amorphe, désignée ordinairement sous le nom de *barégine* ; 3° une matière en dissolution.

Sulfuraire. — J'ai parlé assez longuement, dans le paragraphe précédent, des êtres vivants ; leur étude appartient à l'histoire naturelle. Je reviens, un instant, à la substance que Fontan a désignée sous le nom de *sulfuraire*, car elle est plus particulièrement spéciale aux sources sulfureuses. C'est pour la même raison, que j'en ai étudié la composition chimique. Fontan l'avait décrite de la manière suivante, dès 1838.

« C'est une véritable conferve qui se rapproche, par quelques-uns de ses caractères, des oscillaires, des nostochs, et surtout des anabaïnes, mais qui en diffère par quelques traits spéciaux. C'est ainsi qu'elle se distingue des nostochs, en ce que ces filaments sont libres dans une grande étendue, tandis que dans les nostochs ils sont empâtés dans une mucosité visqueuse. Dans la sulfuraire, le tube est cylindrique et les globules égaux ; dans les nostochs, le tube externe étant moulé sur les globules intérieurs présente des étranglements entre chacun d'eux ; enfin, le globule terminal des nostochs se trouve souvent d'un diamètre deux ou trois fois plus considérable que les autres globules.

« La sulfuraire se distingue des oscillaires, en ce que les ovules ont un diamètre égal dans tous les points de leur circonférence, tandis que les oscillaires ont le diamètre transversal des articles plus grand que le diamètre dans le sens de la longueur, et qu'il n'existe jamais de mouvement spontané dans la sulfuraire.

« Il y a aussi, une différence entre la sulfuraire et les anabaïnes avec lesquelles on a voulu la confondre, ou, si l'on veut la ranger dans cette tribu, c'est un genre nouveau. En effet, les anabaïnes qui ont pour caractère d'avoir un tube cylindrique, rempli de globules qui se touchent par deux de leurs extrémités, présentent comme caractère spécifique d'avoir certains de ces globules placés de distance en distance, qui sont plus gros que les autres.

« La sulfuraire n'existe que dans les eaux sulfureuses, et on ne la trouve que dans celles dont la température est inférieure à 50° (1).

« Quand la sulfuraire s'accumule dans certains conduits et qu'elle y séjourne longtemps, elle devient complètement noire dans toutes les parties qui ne sont pas en contact avec l'air ; cette couleur est due à la production d'une certaine quantité de sulfure de fer dans le tissu de la conferve qui s'est décomposée ».

La *sulfuraire,* qui a servi à mes recherches, avait été recueillie de la manière suivante : j'avais observé que, toutes les fois qu'une eau sulfureuse thermale se mélangeait avec une eau froide non minéralisée, des filaments de sulfuraire ne tardaient pas à apparaître. Je priai donc le chef surveillant de l'établissement thermal de Bagnères-de-Luchon, de faire dans une baignoire, un mélange de ce genre, en le laissant se renouveler d'une manière continue pendant plusieurs jours. Le mélange se fit dans des proportions telles, que sa température était de 36° à 38° centig. Quelques fils, tendus dans la baignoire, facilitaient le développement de la sulfuraire. Après une vingtaine de jours, une masse considérable de cette substance s'était formée, affectant la forme d'une magnifique chevelure blanche. J'essayai de l'exprimer pour enlever l'eau qu'elle contenait; je fus obligé d'y renoncer, parce qu'elle adhérait fortement au linge, et qu'on ne pouvait l'en détacher sans en perdre une grande partie. Je pensai alors, à faire chauffer la substance encore humide, à la température de l'eau bouillante, et je constatai que, sous l'influence de la chaleur, elle se coagulait comme de l'albumine, et que, dans cet état, il était facile de l'exprimer et de la laver. La sulfuraire ainsi préparée, desséchée à la température de 100°, fut finement pulvérisée, épuisée par le sulfure de carbone, qui lui enleva une quantité relativement énorme de soufre (33 0/0), et divisée en trois parts, destinées à des opérations distinctes.

Une des parties, incinérée, donna 19,80 0/0 de cendre, qui renfermait 3,2 0/0 d'acide phosphorique et 38 0/0 de silice.

(1) *Recherches sur les eaux minérales des Pyrénées,* p. 85 et suiv.

La deuxième partie de la sulfuraire fut employée au dosage spécial de l'azote; on trouva que cet élément représentait 70 0/0 du poids de la sulfuraire, sèche et dépouillée de soufre.

Enfin, la troisième partie servit à l'analyse élémentaire, qui donna les résultats suivants :

Carbone................	31.80
Hydrogène.............	4.60
Oxygène..............	36.80
Azote................	7.00
Cendres..............	19,80
	100.00

Ce qui frappe le plus dans la composition de la sulfuraire, c'est sa richesse en azote; elle est telle qu'il faut l'assimiler, sous ce rapport, à une matière animale. Au reste, abandonnée au contact de l'air et de l'eau, elle se putréfie facilement comme le font les matières albuminoïdes; et, comme ces dernières, elle se colore en rose vif par l'azotate acide de mercure. La sulfuraire, en se putréfiant, se colore en noir; il est donc probable que le fer, qui est un de ses éléments, existe à l'état organique dans l'être vivant, et que c'est seulement lorsque la sulfuraire est morte et désorganisée, que l'eau sulfurée transforme le fer, en sulfure, de couleur noire.

M. Planchud considère la sulfuraire comme une matière, dont le pouvoir réducteur est suffisant pour déterminer la transformation des sulfures alcalins en sulfate; il pense donc qu'on peut la considérer, comme contribuant à la formation de certaines eaux sulfurées naturelles. Tous les essais que j'ai faits pour obtenir des eaux sulfurées artificielles, en renfermant des solutions très étendues de sulfates de potasse, de soude ou de chaux, dans des flacons, où j'avais mis au préalable de la sulfuraire vivante, ont été infructueux. Je n'ai jamais obtenu, de cette manière, la moindre trace de sulfure alcalin. A l'état de putréfaction, au contraire, la sulfuraire a produit la décomposition des sulfates.

Barégine. — La matière gélatineuse, désignée le plus ordinairement sous le nom de *barégine*, n'a pas la même composition dans toutes les stations thermales. A Olette, par exemple,

M. Bouis l'a trouvée formée, en majeure partie, par de la silice gélatineuse. J'ai analysé la cendre de la barégine de Barèges : 1^{gr} de substance sèche, m'a fourni $0^{gr}127$ de résidu solide, composé de sels de chaux, magnésie, potasse et soude, riche en fer, et contenant des phosphates. Au reste, comme l'a fort bien fait observer M. le Dr Maret, dans son important mémoire, ces matières sont constituées surtout par des êtres vivants, végétaux ou animaux. Mais, tout en reconnaissant le mérite des descriptions de cet auteur, je ne puis, je le répète, admettre, avec lui, que toutes les matières organiques des eaux des Pyrénées sont à l'état de suspension. Il est facile, en effet, de s'assurer, par la dialyse, qu'une partie est bien réellement dissoute.

Je dois mentionner que, suivant M. Lambron, la barégine, du moins, serait, dans certains cas, formée par de la sulfuraire morte, qui a perdu sa forme primitive.

Les détails, dans lesquels je viens d'entrer, me paraissent suffisants pour montrer tout ce qui reste à faire, pour bien connaître la faune et la flore des eaux minérales sulfureuses. Ce n'est, du reste, ni aux médecins, ni aux chimistes, que l'on peut demander de combler les lacunes que présente encore cette étude, car elle est surtout du domaine de l'histoire naturelle.

CHAPITRE VII

ACTION DE L'AIR SUR LES EAUX SULFUREUSES.

I. — Différences d'altérabilité des eaux sulfureuses.

Tous les chimistes, qui ont étudié les eaux sulfureuses, ont remarqué leur extrême altérabilité. Un parcours de quelques mètres, au contact d'un air, qui ne se renouvelle qu'avec difficulté, suffit pour faire subir à ces eaux, des changements plus ou moins profonds, dont il importe de bien connaître les causes, pour arrêter, au besoin, la décomposition, ou la maintenir dans des limites convenables. Une étude attentive des principales eaux des Pyrénées, m'a fait reconnaître qu'elles sont loin d'être également altérables, et que certaines sources doivent, en partie du moins, au plus ou moins de résistance qu'elles offrent à la décomposition, les propriétés thérapeutiques qui les distinguent des autres.

Observations des médecins des eaux. — Les praticiens paraissent tous d'accord sur ce fait, que les eaux de Barèges, par exemple, n'agissent pas sur les malades absolument de la même manière, que celles d'Ax ou de Bagnères-de-Luchon. Il y a certainement entre ces sources des ressemblances considérables, qu'on ne saurait méconnaître, et qui permettent, dans un grand nombre de cas, de les administrer indistinctement pour combattre les mêmes affections ; mais, il est des cas particuliers, dans lesquels l'expérience semble avoir prouvé qu'on ne saurait le faire sans inconvénient.

Les eaux de Saint-Sauveur passent pour être douces, sédatives, hyposthénisantes ; elles sont prescrites à des malades d'un tempérament nerveux, irritable, qui ne supporteraient pas l'action d'autres eaux sulfureuses, que l'on considère comme très excitantes.

Les eaux de Bonnes et celles de la source de la Raillère, à Cauterets, ont la réputation de guérir, ou du moins de soulager, les malades atteints d'affections, plus ou moins graves, des voies respiratoires; malades, qu'à tort ou à raison, les médecins n'oseraient diriger vers d'autres établissements.

Les eaux d'Ax (Ariège), certaines sources de Bagnères-de-Luchon, passent pour les plus excitantes de toute la chaîne ; elles sont considérées comme réussissant, mieux que d'autres, dans le traitement des rhumatismes, ou de certaines affections de la peau.

Je chercherai plus tard, si la composition chimique de ces eaux, permet de se rendre compte des différences qu'elles présentent au point de vue de l'action thérapeutique. J'examinerai alors si le choix, auquel les meilleurs praticiens se sont depuis longtemps assujettis, est rationnel ; s'il a été dicté par une sage interprétation des faits ; ou si, au contraire, il est le résultat du caprice, de la mode, et s'il ne constitue qu'un grand préjugé. Je ne veux, pour le moment, m'occuper que de l'influence que le plus ou moins de facilité, avec laquelle les eaux sulfureuses des diverses stations se décomposent, au contact de l'air, peut exercer sur leur puissance médicatrice.

S'il est vrai, comme je le pense, que toutes les eaux sulfureuses des Pyrénées ne se conservent pas à l'air, avec la même facilité ; si le principe sulfureux est retenu, enchaîné dans quelques-unes, avec plus de force que dans les autres, n'est-il pas nécessaire de rechercher : 1º quelles sont les causes qui déterminent sa décomposition ; 2º si l'altération du sulfure alcalin, maintenue dans certaines limites, ne communiquerait pas à l'eau minérale des propriétés nouvelles, précieuses peut-être, et dont il ne faudrait pas se priver, dans certaines affections.

Et d'abord, toutes les eaux sulfureuses des Pyrénées ne sont pas également altérables ? Un coup d'œil jeté sur les travaux, dont les sources les plus considérables ont été l'objet, nous fournit immédiatement la preuve, que les différences de stabilité que je signale, ont été entrevues avant moi ; mais les observateurs ne leur ont pas accordé une importance aussi grande que je le fais.

*Rapport avec la facilité de dégagement de l'acide sulfhy-
drique.* — Les différences que présentent les sources, au point
de vue de la stabilité de l'élément sulfuré, sont faciles à reconnaître, quand on les examine sur les lieux mêmes où elles prennent naissance. On voit, en effet, la partie supérieure des caniveaux, à travers lesquels l'eau de la Grotte Supérieure, à
Bagnères-de-Luchon circule, pour se rendre dans son réservoir, tapissée de croûtes de soufre, dont l'épaisseur atteint quelquefois deux centimètres. Le soufre, qui forme ces incrustations,
a un aspect cristallin, une belle couleur jaune ; il est soluble
dans le sulfure de carbone ; il brûle avec facilité, et ne renferme que des traces de matières étrangères. Vue à la loupe,
l'incrustation paraît constituée par une multitude d'aiguilles
très déliées, dont la forme rappelle celle des cristaux de soufre,
qu'on prépare en faisant fondre ce corps, et le décantant, après
un commencement de refroidissement.

Me trouvant à Bagnères-de-Luchon, quand on a démoli les
réservoirs de l'ancien établissement, j'ai recueilli sur leur
voûte, dans des endroits que l'eau n'atteignait jamais, une
grande quantité de soufre; j'en ai trouvé aussi sur la partie
supérieure des conduites des *Sources de la Reine, de Richard supérieure, de l'Enceinte, d'Etigny, etc.* La place
occupée par le soufre ne laissait aucun doute sur son origine;
il est évident qu'il y avait été transporté à l'état de combinaison
gazeuse, et, comme l'expérience prouve que les eaux de Bagnères-de-Luchon laissent dégager de l'acide sulfhydrique quand
on les fait chauffer, il est naturel de penser que ces dépôts de
soufre, sont dus à la décomposition du gaz sulfhydrique par
l'oxygène de l'air, qui, pénétrant dans les conduits ou dans les
réservoirs, en trop faible quantité pour brûler les deux éléments
de l'acide sulfhydrique, brûle seulement le plus combustible,
l'hydrogène, et met le soufre en liberté.

Les eaux sulfureuses d'Ax, fournissent des incrustations de
soufre, comme celles de Bagnères-de-Luchon, mais en moindre
quantité. Au contraire, ce métalloïde ne se rencontre pas en
quantité appréciable, dans les conduites des eaux de Barèges,
de Cauterets, de Bonnes. Ce simple fait montre déjà, que les eaux
de ces dernières localités, émettent moins d'acide sulfhydri-

que que les premières ; qu'elles sont moins altérables, ou du moins que l'altération qu'elles subissent, n'est pas du même genre, et qu'elles fournissent aux malades du soufre sous d'autres états. Les eaux, qui laissent dégager avec facilité l'acide sulfhydrique, permettent, en effet, au soufre d'agir directement sur les voies respiratoires ; tandis que celles, dont les principes sulfurés sont brûlés en entier dans le liquide lui-même, au contact de l'air, portent plus spécialement sur la peau du baigneur, l'action des sulfures ou des combinaisons qui en dérivent.

On peut dire qu'en général, les eaux qui ne laissent pas dégager spontanément, une quantité notable d'acide sulfhydrique, sont altérées par l'air, avec plus de lenteur.

Rapport avec le mode de captage et d'aménagement. — Il ne faudrait pas croire que ces différences d'altérabilité dépendent de la manière dont les eaux sont captées ou aménagées, plutôt que de la nature même du liquide ; un examen un peu attentif des lieux prouve qu'il n'en est pas ainsi. Il existe, à Bagnères-de-Luchon, des sources disposées de telle sorte, que les griffons naissent dans les réservoirs eux-mêmes, et dont le captage et l'aménagement sont sensiblement les mêmes qu'à Barèges, et, pourtant, la voûte de leurs réservoirs est incrustée de soufre. C'est donc à la nature de l'eau, qu'il faut rapporter la principale cause des différences que présentent les sources de ces localités, sous le rapport de l'altérabilité.

Rapport avec la température des eaux et leur richesse en principes sulfurés. — Je prouverai aussi facilement que le dégagement plus abondant d'acide sulfhydrique, ne dépend, ni de la température plus élevée des eaux, ni d'une richesse plus grande en principe sulfureux. Ainsi, la *Source d'Etigny n° 1* à Bagnères-de-Luchon, qui fournit des incrustations de soufre, a une température de 48°, et renferme par litre 0 gr. 0,356 de sulfure de sodium. Elle n'est, comme on le voit, ni très sulfureuse, ni très chaude ; et, pourtant, elle laisse dégager plus d'acide sulfhydrique, que les sources analogues d'autres localités thermales.

Il est facile d'obtenir, avec les sources de Bagnères-de-Luchon, des eaux blanches; tandis que, ce phénomène, ne peut pas se produire dans les autres établissements thermaux des Pyrénées, ou, du moins, avec le même degré d'intensité et de régularité. L'eau bleue d'Ax peut être considérée comme une eau qui commence à blanchir; mais ce blanchiment est bien peu prononcé. Les eaux de Cadéac, très sulfureuses, louchissent à peine; partout ailleurs, ce n'est qu'accidentellement qu'on a vu l'eau sulfureuse devenir blanche.

Les observations suivantes montrent, du reste, que, certaines eaux, ne dégageant que très peu d'acide sulfhydrique, n'arrivent pas, pour cela, mieux conservées sur les lieux d'emploi, et qu'elles sont tout aussi altérées, mais d'une manière différente, que celles qui en émettent davantage. Les chiffres sont empruntés au rapport sur les eaux de Cauterets, que M. Buron a adressé à l'Académie de Médecine (1) :

NOMS des SOURCES	Sulfure de sodium, dans un litre d'eau	LIEU D'OBSERVATION	Perte sur 100 parties
	gr.		
Petit César...... ..	0.0280	sous la galerie	»
id.	0.0186	au bassin d'arrivée, à 10 m. du sol ..	33
id.	0.0179	à la buvette	36
id.	0.0174	à la douche	37
Espagnols	0.0223	à 10 mètres du sol	»
id.	0.0100	à la buvette.........................	55
id.	0.0020	à la douche	91
La Raillère...'....	0.0199	au griffon...........................	»
id.	0.0199	à la buvette.........................	»
id.	0.0155	cabinet n° 11........................	22

Voici les nombres rapportés dans les travaux de MM. Gintrac et Roux :

(1) Rapport de M. Patissier (1851).

NOMS des SOURCES	Sulfure de sodium dans un litre d'eau	LIEU D'OBSERVATION	Perte sur 100 parties
	gr.		
		Amélie-les-Bains	
Gros Escaldadou.	0.0205	au griffon......................	»
id.	0.0161	à l'établissement.................	21
		Ax	
Etuve du Breilh .	0.0323	au griffon......................	»
id.	0.0174	à la douche	46
		Saint-Sauveur	
»	0.0241	à la douche....................	»
»	0.0223	au robinet du bain n° 1............	7

Enfin, voici quelques-uns des résultats que j'ai obtenus à Bagnères-de-Luchon :

NOMS des SOURCES	Sulfure de sodium dans un litre d'eau	LIEU D'OBSERVATION	Perte sur 100 parties
	gr.		
Reine	0.0567	au griffon.....................	»
id.	0.0481	à la buvette....................	15 16
id.	0.0393	au robinet des baignoires...........	30 68
Pré n° 1.........	0.0788	au griffon.....................	»
id.	0.0788	à la buvette....................	»

Ainsi, les eaux de Bagnères-de-Luchon, pour la plupart très altérables, arrivent sur les lieux d'emploi mieux conservées que plusieurs de celles que j'ai signalées. Je ne parle pas, bien entendu, de l'état dans lequel l'eau blanche parvient dans les baignoires, puisque pour l'obtenir, on est obligé de favoriser la décomposition du sulfure alcalin.

Le dernier tableau a son importance ; il prouve qu'avec de sages précautions on peut conserver les eaux, dont le principe actif semble le plus fugace, jusqu'au moment où le malade, soumis à leur action, peut profiter de tous les éléments qu'elles laissent dégager en se décomposant. Il montre, en outre, que les eaux minérales d'un grand nombre de sources, parviennent sur les lieux d'emploi, tellement dénaturées, qu'il serait peu rationnel de juger de leur efficacité, d'après la composition chimique au griffon. Si l'on se rappelle que les eaux de Cauterets, en se décomposant, ne paraissent pas donner lieu à un dégagement sensible d'acide sulfhydrique, puisqu'elles ne fournissent pas d'incrustations de soufre, comme celles d'Ax ou de Bagnères-de-Luchon, il est facile de s'expliquer, pourquoi ces eaux sulfureuses, partiellement dégénérées, ne se ressemblent pas dans leur action thérapeutique : à Luchon comme à Ax, la décomposition de l'eau amène l'élimination d'une partie du soufre ; à Cauterets, le sulfure n'est pas détruit de la même manière, et il se transforme surtout en polysulfure et en hyposulfite. Les eaux de Barèges, de Saint-Sauveur et de Labassère m'ont toujours paru d'une plus grande stabilité que les autres. Quand j'ai examiné l'eau des piscines de Barèges, je l'ai trouvée très riche en sulfure de sodium, quoiqu'elle eût subi le contact de l'air, pendant un temps suffisant pour éprouver des pertes notables ; l'atmosphère de ces piscines, doit donc être peu chargée d'acide sulfhydrique. A Bagnères-de-Luchon, au contraire, j'ai toujours vu l'eau minérale des piscines perdre rapidement son titre sulfhydrométrique, et l'air se charger d'une proportion très sensible d'hydrogène sulfuré (1).

II. — Altérations que les eaux sulfureuses subissent a l'air

Pour me rendre compte, aussi exactement que possible, des causes d'altérabilité des eaux sulfurées, j'ai institué une série d'expériences, dans lesquelles j'ai comparé les altérations que subissent, au contact de l'air, et dans des conditions variées, des solutions d'acide sulfhydrique, de sulfhydrate et de monosulfuré, et les eaux naturelles. Voici les résultats de mes longues observations.

Altérations des solutions d'acide sulfhydrique, de sulfhydrate et de monosulfure. — 1º Une solution *d'acide*

(1) C'est, pour cette raison, que j'ai proposé, il y a longtemps déjà, l'utilisation de ces atmosphères, riches en principes sulfurés, dans des appareils de humage perfectionnés, semblables à ceux qui fonctionnent dans plusieurs autres stations thermales.

sulfhydrique dans l'eau distillée, exposée à l'air libre, se décompose rapidement. Une partie de l'acide sulfhydrique s'échappe; une autre est brûlée par l'oxygène, avec formation d'eau et d'acide sulfurique. Ceci est connu depuis longtemps.

2º Une solution, dans de l'eau distillée, d'une dose de *sulfhydrate de sodium*, analogue à celle qui existe dans les eaux, moyennement riches, des Pyrénées, exposée à l'air dans une capsule en porcelaine, se décompose assez rapidement, mais moins vite que la solution d'acide sulfhydrique. En examinant le liquide désulfuré, on constate qu'une partie du soufre s'est dégagée à l'état d'acide sulfhydrique, et que le reste a été oxydé de deux manières : une très petite quantité a été transformée en hyposulfite; la majeure partie, en sulfate. La liqueur, qui avait à l'origine une réaction alcaline, rougit franchement la teinture de tournesol. Il s'est donc produit un phénomène complexe, qui peut être représenté par les équations suivantes :

$$Na^2S + H^2O = Na^2O + H^2S,$$
$$Na^2S + H^2O + CO^2 = Na^2CO^3 + H^2S,$$
$$Na^2 + CO^2O + O = NaCO^3 + NaS,$$
$$2NaS + H^2O + O^3 = 2NaHSO^2,$$
$$NaHS + O^1 = NaHSO^4.$$

En définitive, il y a dégagement d'acide sulfhydrique, formation d'un peu de polysulfure, d'une très petite quantité de carbonate et d'hyposulfite de soude, de sulfate neutre et d'un peu de bisulfate de soude.

Quand la solution de sulfhydrate est placée dans une bouteille, dont elle remplit la capacité, et recouverte seulement d'une feuille de papier, pour empêcher les poussières de tomber dans le liquide, et retarder l'évaporation, la désulfuration s'accomplit avec une grande lenteur; il faut plusieurs mois pour que la solution ne donne plus, avec les sels d'argent, un précipité indiquant l'existence d'un peu de sulfhydrate ou d'hyposulfite. Les changements, qui se sont opérés, sont, à cela près, de même nature que dans le cas précédent. Le poids du soufre, recueilli à l'état de sulfate de baryte, représentait les 53 centièmes seulement, du soufre contenu dans la liqueur primitive; ce qui s'explique par une élimination partielle à l'état d'acide sulfhydrique. La liqueur provenant de la désulfuration est acide.

3° Avec une solution de *monosulfure*, la déperdition du soufre à l'état d'acide sulfhydrique est moindre ; l'alcalinité, due au sulfure, décroît peu à peu, et finit par disparaître au bout de cinq à six mois. Comme dans le cas précédent, il faut un temps fort long pour que l'oxydation soit complète, et que les sels d'argent n'accusent plus l'existence de sulfure ou d'hyposulfite. Les 88 centièmes environ du soufre se retrouvent à l'état de sulfate alcalin, quand l'oxydation a lieu dans une bouteille presque pleine, et bouchée simplement avec du papier.

Contrairement à ce qui a été écrit par plusieurs auteurs, l'alcalinité de la solution, ainsi désulfurée, est beaucoup moindre que celle du liquide primitif; ce qui se conçoit, puisque le sulfure, dont la réaction est alcaline, passe presqu'en entier à l'état de sulfate.

Tous ces résultats, je le répète, se rapportent à des solutions diluées comme le sont les eaux minérales ; la quantité d'acide sulfurique a toujours été plus grande quand le liquide, placé dans des bouteilles débouchées, mais presque pleines, présentait, au contact de l'air, une surface aussi réduite que possible, de manière que l'oxygène, dissous dans les couches superficielles, ne pénètre que par diffusion dans les couches situées au dessous. Il est curieux de voir que dans le cas du sulfhydrate, la dose d'acide sulfurique formée, a dépassé ce qui était nécessaire pour former un sulfate neutre.

Altérations des eaux minérales. — Dans l'oxydation des eaux sulfurées naturelles, la présence d'un carbonate ou d'un silicate alcalin, à côté du sulfure ou du sulfhydrate, rend absolument impossible la formation d'un bisulfate. On peut s'assurer, en outre, que, si l'eau minérale est pure et n'a subi aucun mélange avec une eau aérée, il ne se produit, à aucun moment de la désulfuration, une quantité appréciable de polysulfure. Le phénomène dominant consiste en une transformation du sulfure en sulfate. L'oxydation totale s'effectue toujours avec une grande lenteur, surtout pendant la saison froide de l'année.

J'ai laissé débouchées, pendant six mois, quatre bouteilles d'un litre de la *Source Bayen* à Bagnères-de-Luchon. Au bout de ce temps, toute réaction, manifestant l'existence de sulfure ou de sulfhydrate, avait disparu. A la source, l'eau exigeait, pour la décomposition du sulfure, $0^g,2320$ d'iode, et elle avait une alcalinité répondant à $0^g,1274$ d'acide sulfurique monohydraté. Après sa longue exposition à l'air, elle ne saturait plus que 0^g0475 d'acide sulfurique. L'abaissement du titre alcalimétrique tient à la transformation du composé sulfuré en sulfate alcalin ; et cette perte d'alcalinité, $0^g,1274 - 0^g,0475 = 0^g,0799$, représentait les 89 centièmes de l'alcalinité due au sulfure.

Un litre d'eau de la *Source du Pré n° 1*, désulfurée comme la précédente, a éprouvé un abaissement du titre alcalimétrique, représentant les 88 centièmes de l'alcalinité due au sulfure.

Nous avons constaté par une expérience directe, la transformation du sulfure en sulfate. Le dosage de l'acide sulfurique, préexistant dans un litre d'eau de la *Source du Pré*, a donné $0^g,0450$ de sulfate de baryte, comme moyenne de plusieurs essais très concordants. Au contraire, un litre d'eau, désulfurée par une exposition de six mois à l'air, a fourni $0^g,2300$ de sulfate de baryte ; soit une augmentation de $0^g,1850$, provenant de la transformation du sulfure en sulfate, et qui correspond à $0^g,0689$ de monosulfure. L'essai sulfhydrométrique avait indiqué $0^g,0720$ de monosulfure. Je conclus que les 86 centièmes du sulfure ont été transformés en sulfate.

Un grand nombre d'analyses, faites sur les principales sources de Bagnères-de-Luchon, dont je supprime les détails, m'ont conduit à considérer la limite extrême de la sulfatisation, comme représentant les 88 à 89 0/0 du sulfure ; ce qui s'accorde bien avec la perte d'alcalinité, signalée tout à l'heure.

J'ai examiné, au même point de vue, l'eau de quelques sources de Barèges, et j'ai constaté la transformation de la majeure partie de leur sulfure en sulfate.

Source du Bain-Neuf, 1 litre.

Acide sulfurique des sulfates préexistants.......... $0^g,0103$
Acide sulfurique, après 6 mois d'exposition à l'air. $0^g,0450$

L'acide formé, pendant la désulfuration à l'air libre, à la température ordinaire, représente donc les 80 centièmes du sulfure, contenu dans l'eau minérale.

Source de Gency-Ancienne, 1 litre.

Acide sulfurique des sulfates préexistants...... $0^{gr}.0148$
Acide sulfurique, après trois mois d'exposition à
l'air.................................... $0^{gr}.0377$

L'acide formé pendant la désulfuration à l'air libre, et à la température ordinaire, représente les 82 centièmes du sulfure primitif.

Mes nombreuses expériences conduisent, de la manière la plus nette, aux conclusions suivantes :

1° Une eau sulfurée, contenant de l'acide sulfhydrique seulement, laisse dégager une portion de ce gaz dans l'air ; l'autre partie est décomposée avec dépôt de soufre, sans qu'il y ait production d'une quantité sensible d'un composé oxygéné du soufre.

2° Si l'on expose à l'air une solution de sulfhydrate alcalin, au degré de dilution des eaux minérales naturelles, il y a dégagement d'une quantité d'acide sulfhydrique, d'autant plus forte que la température du liquide est plus élevée, et qu'il offre, au contact de l'air, une surface plus étendue. Il se produit, en même temps, un mélange de sulfate neutre et de bisulfate alcalin.

3° Si une eau, contenant un sulfhydrate, est mêlée avec de l'eau tenant en dissolution de l'oxygène et de l'acide carbonique, il y a, d'abord formation d'un polysulfure, et, plus tard, décomposition du polysulfure lui-même, par l'acide carbonique. L'eau devient laiteuse par la mise en liberté d'une partie du soufre.

4° Une eau, tenant en dissolution un monosulfure, perd une portion de son soufre à l'état d'acide sulfhydrique ; et d'autant plus, que sa température est plus élevée, et qu'elle offre, au contact de l'air, une plus grande surface. Le reste du soufre passe presqu'en entier à l'état de sulfate.

III. — Différentes causes de destruction du principe sulfuré des eaux minérales.

Nous venons de voir que l'air joue un très grand rôle, dans la décomposition des eaux sulfureuses. La nature et l'intensité des altérations qu'elles éprouvent, dépendent, donc : 1° de leur composition chimique ; 2° de la manière dont elles subissent le contact de l'air ; 3° de la durée de leur séjour dans une atmosphère oxygénée. Examinons successivement ces diverses influences.

Composition chimique des eaux. — La nature des éléments, dissous dans l'eau à côté du sulfure, peut exercer une influence très marquée sur l'altérabilité des eaux ; c'est ainsi que celles qui renferment de la silice, en grand excès par rapport aux diverses bases, se montrent, toutes choses égales d'ailleurs, plus altérables que les autres. Il y a longtemps, en effet, qu'Aubergier a montré que la silice décompose le sulfure de sodium, en présence de l'eau, comme l'indique la formule :

$$SiO^2 + SNa^2 + H^2O = SiO^2, Na^2O + SH^2$$

Les eaux sulfurées, dans lesquelles la silice abonde, peuvent donc s'altérer, même à l'abri de l'air, et cette altération est d'autant plus fâcheuse que, le soufre s'échappant à l'état d'acide sulfhydrique, l'eau se trouve ainsi dépouillée de l'un de ses éléments les plus actifs.

De semblables sources nécessitent des soins d'aménagement tout particuliers. Elles doivent circuler dans des conduites dont elles remplissent complètement la capacité ; sans quoi, l'acide sulfhydrique, en se dégageant, se mêle avec l'air qui est à la surface de l'eau, et subit, de sa part une décomposition, d'où résulte un dépôt de soufre sur le tuyau lui-même. On peut s'assurer, par des expériences très simples, de l'exactitude de ces résultats : une eau sulfureuse, renfermant un excès de silice, peut être conservée des années entières dans un flacon bouché, sans éprouver d'altération appréciable ; mais, exposée à l'air, elle ne tarde pas à perdre une bonne partie de son principe sulfureux et, si l'on cherche dans le liquide, ainsi altéré, le soufre qui s'y trouvait primitivement combiné avec le sodium, on en trouve une portion sous la forme d'hyposulfite ou de sulfate de soude ; le reste s'est échappé à l'état d'acide sulfhydrique.

Ainsi donc, lorsqu'on expose à l'air des eaux très chaudes et très siliceuses, l'altération qu'elles éprouvent est due à la fois à l'acide silicique et à l'oxygène. Je reconnais, d'ailleurs, que la silice décompose le sulfure alcalin, en produisant un polysulfure, comme l'indique l'équation :

$$SiO^2 + 2SNa^2 + O = SiO^2, Na^2O + S^2Na^2$$

Si, au contraire, l'eau sulfureuse, contient une très faible proportion de silice, et beaucoup de carbonate de soude, le départ de l'acide sulfhydrique s'effectue avec moins de facilité, et l'action de l'air sur l'élément sulfureux, produit principalement de l'hyposulfite et du sulfate de soude.

Durée du séjour des eaux au contact de l'air. — Là durée du séjour de l'eau au contact de l'air, exerce également une influence sur la nature des composés secondaires qui résultent de l'oxydation de l'élément sulfureux. C'est ainsi, qu'une eau peut perdre simplement un peu d'acide sulfhydrique, et devenir légérement polysulfurée ; qu'il se produise un peu d'hyposulfite de soude ; ou bien enfin qu'elle subisse une altération complète, et qu'on n'y trouve plus que des traces d'hyposulfite, mêlé avec une quantité plus ou moins considérable de sulfate, de carbonate ou de silicate alcalin.

J'ai dit plus haut, en parlant de l'état de la soude dans les eaux sulfureuses des Pyrénées, que ces sources sont généralement moins riches qu'on le pense en carbonates ou silicates alcalins, et que les sels, qu'on trouve toujours dans le résidu de l'évaporation de ces eaux, sont, en partie, des produits secondaires qui ont pris naissance pendant l'évaporation. J'ai dit aussi, comment le silicate de soude se forme par la décomposition du sulfure ; il n'est pas plus difficile de comprendre la production du carbonate de soude. Ce dernier sel peut résulter, en effet, de l'action directe de l'air sur le sulfure alcalin :

$$CO^2 + SNa^2 + H^2O = CO^2, Na^2O + SH^2,$$

c'est-à-dire, par une réaction semblable à celle qui donne naissance au silicate ;

Suivant O. Henry (1), lorsqu'on fait évaporer à l'air, une eau

(1) O. Henry. *Analyse des eaux d'Evaux (Journal de Chimie et de Pharmacie.)*

minérale renfermant du silicate de soude, cette eau laisserait déposer des flocons de silice gélatineuse, et donnerait un résidu sec, dans lequel on trouve une forte proportion de carbonate alcalin ; tandis que l'eau minérale n'en contenait que des traces avant l'évaporation. Je dois dire que mes expériences sont loin de confirmer celles de cet habile chimiste.

Conditions dans lesquelles les eaux subissent le contact de l'air. — La manière dont les eaux sulfureuses subissent le contact de l'oxygène, peut avoir une influence très marquée, sur la nature des nouvelles combinaisons qui prennent naissance pendant la décomposition du sulfure alcalin. En général, lorsqu'une eau de cette nature est exposée, à l'air, à la température ordinaire, il s'y produit un sulfate ; mais, la facilité plus ou moins grande avec laquelle l'air se renouvelle à la surface de l'eau, peut faire varier les produits de son altération.

J'ai dit qu'une eau très chaude et très siliceuse, exposée à l'air libre, perd rapidement une portion notable de son soufre sous la forme d'acide sulfhydrique. Le liquide est riche en sulfate de soude ; il est presque entièrement désulfuré, et ne renferme pas, comme on le croit généralement, une quantité considérable d'hyposulfite de soude. Si l'air ne se renouvelle que difficilement, le dégagement d'acide sulfhydrique se fait encore ; mais, cet acide est décomposé au contact du liquide. Son soufre se redissout dans l'eau, qui se charge, d'abord de polysulfure, plus tard d'hyposulfite, et enfin de sulfate. Cette action se produit surtout, lorsque des eaux riches en sulfure de sodium traversent des conduits d'une grande longueur, dans lesquels l'air ne peut se renouveler que par de petites ouvertures. C'est ce genre d'altération qu'éprouve l'eau des nouvelles sources de Bagnères-de-Luchon, qui parcourt un trajet fort considérable, pour arriver dans le nouvel établissement thermal.

Si l'eau sulfureuse n'est pas riche en silice, elle absorbe l'oxygène de l'air, et le monosulfure se change en sulfate. Mais, encore une fois, la composition chimique de l'eau fait aussi varier les produits de son altération : une eau sulfureuse alcaline ne se comporte pas comme une eau simplement sulfureuse, ou comme une eau sulfureuse qui contient beaucoup d'acide silicique.

Expériences spéciales sur l'influence du mode de canalisation. — Des tuyaux d'une dimension trop considérable, dans lesquels l'air pénètre aisément, amènent l'altération rapide d'une eau sulfureuse. Trois causes concourent à produire cet effet : le contact de l'air extérieur ; l'action de l'air dissous dans l'eau ; l'action de l'eau et de la silice sur le sulfure, à une température élevée.

Voici le résultat d'essais sulfhydrométriques, que j'ai faits, pour éclairer cette question, sur la *Source de la Reine*, au griffon, à la buvette et au réservoir. Jusqu'au sortir du réservoir, l'eau de la Reine se trouvait constamment en contact d'un air limité, se renouvelant difficilement, mais cependant assez pour l'altérer.

	Iode absorbé par un litre d'eau.
Au griffon..................	0^g,1850
A la buvette (25 m.).........	0 1770 ; perte, 0^g,0080
A la baignoire n° 31 (23 m.)..	0 1440 ; id. 0,0410
A la baignoire n° 17 (59 m.)..	0 1440 ; id. 0,0410

Ainsi, après un parcours de 25 mètres, sans séjour dans le réservoir, l'eau n'a perdu que 4 0/0 du principe sulfuré ; tandis qu'après un parcours de 23 mètres, avec séjour dans le réservoir, la perte est de 22 0/0. L'eau qui a parcouru 36 mètres, de la baignoire n° 31 à la baignoire n° 17, dans un tuyau entièrement plein, n'a rien perdu pendant ce trajet. C'est donc dans le réservoir que se fait la plus grande partie de l'altération, et cela s'explique par les oscillations continuelles de l'air à sa surface, et par son renouvellement, sous l'influence de l'agitation due à l'entrée et à la sortie de l'eau.

Une autre cause contribue à altérer le liquide minéral : c'est la production d'un peu d'acide sulfurique par l'action de l'air sur l'acide sulfhydrique, à la surface de l'eau ; or, l'acide sulfurique, en se condensant, décompose une nouvelle quantité d'eau sulfureuse. C'est à cette dernière cause d'altération, qu'il faut rapporter l'observation suivante, faite à Luchon. Lorsqu'on a ouvert le réservoir de la *Source de la Grotte inférieure* fermé depuis plusieurs années, on a trouvé que, dans les portions du réservoir non immergées, le mortier était transformé en silice gélatineuse sur une épaisseur assez considérable ; il s'était produit en même temps du sulfate de chaux.

J'ai complété ces expériences, en recherchant si l'eau, qui parcourt des tuyaux complètement remplis, éprouve une altération notable, et s'il y a inconvénient à conduire ainsi une eau, loin de sa source.

Les 12 et 13 février 1850, l'eau de la *Source de la Reine* a été reçue au sortir du réservoir, dans une conduite en plomb d'une longueur de 185 m. Les quatre robinets du cabinet n° 13 correspondaient aux trajets suivants de la conduite : 0 m. 00 ; 52 m. 30 ; 104 m. 60 ; 156 m. 90. Les robinets du cabinet n° 3, aux trajets : 23 m. 15 ; 75 m. 45 ; 127 m. 75 ; 180 m. 05.

LIEU d'observation.	Trajet de l'eau.	LONGUEUR des Conduites.		Température de l'eau.	Quant. d'iode absorb par 1 l. d'eau.	Observations.
		couv.	déc.			
12 février.						
Cab. n° 13.	0ᵐ00	0m00	0m00	52°00	0.1540	
»	52 30	38 80	13 50	50 90	0.1540	
»	104 60	77 60	27 00	48 95	0.1540	
»	156 90	116 40	40 50	46 90	0.1530	
Extrémité de la conduite.......	185 75	142 55	43 25	46 70	0.1500	
13 février.						
Cab. n° 13.......	0m00	0m00	0m00	51°90	0.1340	L'abaissement de température est dû surtout à l'action des eaux pluviales, de la neige, et de l'air extérieur, sur la partie découverte des conduites.
n° 3.......	23 15	23 15	0 00	51 40	0.1335	
n° 13.......	52 30	38 80	13 50	49 40	0.1320	
n° 3.......	75 45	61 95	13 50	48 10	0.1310	
n° 13.......	104 60	77 60	27 00	46 15	0.1310	
n° 3.......	127 75	100 75	27 00	45 30	0.1310	
n° 13.......	156 90	116 40	40 50	42 90	0.1310	
n° 3.......	180 05	139 55	40 50	42 60	0.1280	
Extrémité de la conduite.......	185 77	142 55	43 25	42 50	0.1280	

Ainsi, l'altération éprouvée par l'eau dans le trajet de 185ᵐ75, en tuyaux pleins, est cinq fois moindre, que celle qui se produit dans un parcours de 23 mètres, avec passage dans le réservoir.

Outre ces expériences, j'ai fait préparer, avec un mélange d'eau de la Reine et d'eau froide, dans des cabinets placés à 36 mètres l'un de l'autre, deux bains exactement à la même température, 35°. Un ouvrier a pris place dans chaque baignoire. Le degré sulfhydrométrique de l'eau a été déterminé, de quart d'heure en quart d'heure, pendant la durée du bain :

	Baignoire n° 17. Titre sulfhydrométrique.	Baignoire n° 31. Titre sulfhydrométrique.
»	0.0430	0.0430
après 1/4 d'heure.	0.0280	0.0280
après 1/2 d'heure.	0.0220	0.0260
après 3/4 d'heure.	0.0200	0.0220
après 1 heure.	0.0150	0.2000

Ces chiffres montrent snffisamment qu'il n'y a pas lieu de se préoccuper des altérations, éprouvées par l'eau sulfureuse, dans son parcours en tuyaux pleins.

Enfin, comme la température de certaines eaux sulfureuses des Pyrénèes, est trop élevée pour permettre leur emploi, sans mélange avec de l'eau froide, j'ai recherché si ces eaux conservaient leurs propriétés, en sortant des serpentins entourés d'eau froide, qui les amènent à la température de 30° à 35°. Les essais suivants, faits sur la *Source de la Reine*, au sortir du tuyau qui la conduit dans les baignoires, montrent que l'eau, ainsi refroidie, conserve toute sa sulfuration.

Parcours.	Température.	Sulfuration.
0m00	52°00	0gr.1460
40 00	34 00	0 1450
0 00	53 00	0 1480
11 50	46 60	0 1480
23 00	37 70	0 1480
34 50	31 60	0 1475
40 00	30 50	0 1470

CHAPITRE VIII

BLANCHIMENT DES EAUX SULFURÉES

On sait depuis longtemps que l'eau des sources de Bagnères-de-Luchon, se transforme, quand on la mêle avec de l'eau froide non minéralisée, en un véritable lait de soufre, qu'on désigne sous le nom d'*eau blanche*. Cette transformation de l'eau sulfurée se produit aussi, mais d'une manière infiniment moins prononcée, à Ax (Ariège), où l'on donne le nom *d'eau bleue* à l'eau minérale ainsi altérée. Rien de semblable ne s'observe dans les autres stations thermales des Pyrénées. A Bagnères-de-Luchon, les médecins prescrivent très souvent les bains d'eau blanche, qu'ils regardent comme doués de propriétés spéciales, de nature à les faire préférer, dans de nombreux cas, aux bains préparés avec l'eau sulfurée, qui n'a pas subi ce genre d'altération.

On a essayé plusieurs fois, d'expliquer pourquoi le blanchiment se produit seulement à Bagnères-de-Luchon. Bayen, le premier, Fontan, plus tard, ont étudié le phénomène. Je m'en suis occupé à différentes reprises, et je suis parvenu à le produire, à volonté, non seulement avec l'eau sulfurée naturelle, mais avec des solutions de monosulfure de sodium ou de sulfhydrate. Ces recherches m'ont conduit à donner du blanchiment la théorie que je vais exposer.

Bayen avait remarqué que, pour obtenir de l'eau blanche, il faut mêler à l'eau sulfurée, de l'eau ordinaire de source ou de rivière. Fontan constata qu'avant de blanchir, l'eau minérale présente toujours une coloration jaune verdâtre, indice de l'existence d'un polysulfure. Ces observations sont, l'une et l'autre, très exactes. Il restait à expliquer, comment l'eau de source, ou de rivière, détermine la production d'un polysulfure, et comment ce dernier se décompose ensuite, pour produire l'eau blanche.

J'ai reconnu que, si l'on ajoute, à une solution de polysulfure de sodium, une quantité considérable d'eau ordinaire, renfermant de l'oxygène et de l'acide carbonique en dissolution, on obtient de l'eau blanche, absolument comparable à celle qu'on prépare à Bagnères-de-Luchon. Mais, si l'eau ordinaire, privée par l'ébullition, des gaz qu'elle contenait, a été refroidie à l'abri de l'air, son mélange avec le polysulfure ne produit plus le blanchiment. C'est donc aux gaz contenus dans l'eau froide, qu'est due la formation de l'eau blanche.

Il est facile de se rendre compte de la série de réactions donnant lieu au blanchiment, si l'on se rappelle que l'eau sulfurée, qui n'a pas subi de mélange avec de l'eau aérée, contenant de l'acide carbonique, ne blanchit jamais. Nous savons que dans ce cas, l'action de l'air a pour effet, de transformer en sulfate, la presque totalité du composé sulfuré.

On observe, avons-nous dit, deux périodes distinctes dans la production du blanchiment : formation du polysulfure, décomposition de ce produit. Les équations suivantes rendent compte de ce qui se passe pendant la première période, dans les deux hypothèses du monosulfure de sodium, ou d'un mélange de sulfhydrate et de soude hydratée :

$$2Na^2S + O + CO^2 = Na^2CO^3 + 2NaS.$$
$$2NaHS + 2NaHO + O + CO^2 = Na^2CO^3 + 2NaS + H^2O.$$

Comme on le voit, le polysulfure se produit par l'action combinée de l'oxygène et de l'acide carbonique, contenus dans l'eau ordinaire ; le rôle de ces gaz est donc plus important qu'on le croyait.

Si l'eau, qui sert à diluer le liquide thermal, contenait trop d'acide carbonique, la formation du polysulfure n'aurait pas lieu ; il se produirait en effet :

$$Na^2S + CO^2 + H^2O = Na^2CO^3 + H^2S.$$

L'eau sulfurée serait transformée en eau sulfhydriquée.

On s'explique maintenant pourquoi, à Bagnères-de-Luchon, l'eau ordinaire est ajoutée en deux fois, à l'eau minérale. La première addition, qui se fait au griffon, donne lieu au polysulfure ; la deuxième, dans la baignoire, détermine la décomposition du

polysulfure, et le blanchiment. Le résultat ne serait pas le
même, si l'eau froide était ajoutée en une seule fois.

On comprend aussi, la raison pour laquelle l'eau de Barèges
ne blanchit pas, quoiqu'elle soit polysulfurée. Elle subit seulement l'altération répondant à la première période, et l'on ne
peut pas produire avec elle la deuxième réaction, parce que
cette eau n'est pas assez chaude pour recevoir la quantité
d'eau froide aérée, qui amène le blanchiment, sans descendre
à une température trop inférieure à celle du corps humain, pour
être utilisée.

Je crois avoir montré clairement, comment il faut procéder
pour obtenir des bains d'eau blanche, avec les eaux thermales,
ou avec les solutions de sulfure. L'addition d'un acide énergique, acide sulfurique ou chlorhydrique, dans les bains sulfurés artificiels, n'est pas nécessaire pour les faire blanchir.
L'acide carbonique, dissous dans l'eau ordinaire, suffit pour
mettre le soufre en liberté, quand la solution sulfurée est très
diluée ; si elle était concentrée, le soufre se dissoudrait dans
le sulfure, et le blanchiment n'aurait pas lieu.

CHAPITRE IX

DÉGAGEMENT D'AZOTE DANS LES EAUX SULFUREUSES.

Idées d'Anglada sur les causes du dégagement d'azote.
— Plusieurs observateurs ont reconnu, il y a longtemps déjà,
que certaines eaux minérales, parmi lesquelles il en est de
non-sulfureuses, fournissent à leur point d'émergence un dégagement d'azote. Le docteur Pearson signale le fait dans son
analyse des eaux minérales acidules de Buxton, en 1784. Anglada a montré, le premier, que le dégagement d'azote avait
lieu dans toutes les eaux sulfureuses thermales des Pyrénées.
Il attribue le dégagement à ce que l'eau sulfureuse, rencontrant de l'air dans son cours souterrain, en dissout une certaine
quantité : l'oxygène réagissant sur le sulfure alcalin, le détruit
en partie, et l'azote devient libre. Anglada pense qu'à mesure
que l'air, contenu dans l'eau, cède son oxygène au sulfure,
le liquide thermal en dissout une nouvelle quantité, qui réagit
comme la première ; d'où résulte une destruction progressive
de l'élément sulfureux et un dégagement continu d'azote. A
l'appui de sa manière de voir, il fait observer que, si l'on
porte de l'eau sulfureuse à l'ébullition, dans un appareil disposé pour recueillir les gaz, on ne trouve, dans les produits
gazeux qui se dégagent, que de l'azote et de l'acide sulfhydrique, et pas la moindre trace d'oxygène ; que si, au contraire,
on a soin de désulfurer l'eau avant de la faire bouillir, en y
versant, par exemple, un peu d'azotate d'argent, on retire un
mélange d'azote et d'oxygène, qui contient moins d'oxygène que
l'air ordinaire, et, à plus forte raison, que celui dissous dans les
eaux potables. Les eaux sulfureuses dissolvent donc de l'air ;
le sulfure de sodium, s'empare de l'oxygène, et met l'azote en
liberté (1).

(1) Anglada, 4e *mémoire*, pag. 18 et suiv.

M. Longchamp a vivement combattu cette opinion, en s'appuyant sur la facilité avec laquelle l'oxygène détruit le sulfure de sodium, facilité qui est si grande que, s'il existait, comme le dit Anglada, des courants d'air souterrains, pouvant fournir à l'eau sulfureuse, tout l'oxygène qui répond à la quantité d'air, représentée par l'azote dégagé de certaines sources sulfureuses, ces eaux, qui, la plupart, viennent d'une grande profondeur, auraient perdu, pendant leur trajet, tout leur principe sulfureux (1).

Si le dégagement d'azote n'avait lieu que dans les eaux sulfureuses, l'explication d'Anglada pourrait paraître suffisante ; mais, il ne faut pas perdre de vue que ce gaz s'échappe en abondance de nombreuses sources qui ne sont pas sulfureuses. C'est ainsi que toutes les eaux salines séléniteuses des Pyrénées, donnent un dégagement de gaz, tel que, si l'on s'en rapportait aux apparences, on prendrait quelques-unes d'entr'elles pour des eaux acidules, très chargées d'acide carbonique ; tandis que l'analyse chimique montre que l'azote constitue la majeure partie, 80 à 97 0/0, du gaz qui échappe. Anglada n'ignorait pas que beaucoup d'eaux minérales salines dégagent de l'azote ; mais, comme ces sources fournissent un gaz qui contient un peu d'acide carbonique, il pensait que l'air qu'elles avaient rencontré dans leur cours souterrain, s'était dissous tout d'abord, et que son oxygène, absorbé plus tard par une substance charbonneuse, avait produit l'acide carbonique qui se dégage en même temps que l'azote, au point d'émergence.

Cette dernière explication ne nous paraît pas acceptable ; si elle était vraie, les eaux minérales seraient d'autant plus riches en acide carbonique, et d'autant plus pauvres en oxygène, qu'elles fourniraient plus d'azote ; or, l'observation prouve qu'il n'en est pas ainsi. Il existe, dans le département de la Haute-Garonne, sur la commune de Ganties, des sources abondantes, qui, si l'on s'en rapportait aux réactifs chimiques, constitueraient d'excellentes eaux potables. Ces sources sont agitées continuellement par un bouillonnement, dû au dégagement d'une très forte proportion d'un mélange gazeux, renfermant 96 0/0

(1) Longchamp, *Annales de chim. et de phys.*, t. XIX.

d'azote et 4 0/0 d'acide carbonique. L'air, que ces eaux tiennent en dissolution, ne renferme pas moins de 30 0/0 d'oxygène. Il n'existe donc ici, aucun rapport entre la quantité d'acide carbonique, qui se trouve dans le mélange gazeux, et l'appauvrissement de l'eau en oxygène ; je pourrais citer d'autres exemples du même genre.

Idées de Robiquet. — Robiquet, qui avait observé un dégagement notable d'azote dans les eaux de Néris, pensait que ce gaz n'avait pas été préalablement dissous dans l'eau minérale, et qu'il était simplement charrié par elle. D'après lui, l'azote dégagé a appartenu à l'air atmosphérique, et l'oxygène est retenu par l'eau. L'azote, des eaux sulfureuses, aurait, selon lui, une origine analogue ; mais, comme l'oxygène rencontre dans ces dernières, un composé, le sulfure alcalin, qui a une grande affinité pour lui, il serait bientôt absorbé, et le sulfure, transformé en sulfate. Le fait que certaines eaux sulfureuses thermales, qui laissent dégager de l'azote en abondance, ne contiennent que des traces à peine sensibles de sulfates ou d'hyposulfites, n'est pas d'accord avec les idées de Robiquet.

Nouvelle théorie. — Il me paraît, du reste, incontestable que l'azote, qui se dégage au bouillon des sources sulfureuses, a primitivement appartenu à l'atmosphère. Que l'air ait été dissous dans l'eau à la surface du sol, avant qu'elle ne se soit minéralisée, ou que le liquide thermal l'ait rencontré dans les profondeurs, on peut se rendre compte de l'absorption de l'oxygène de l'air et du dégagement d'azote, de la manière suivante.

Toutes les eaux minérales sulfureuses des Pyrénées contiennent une proportion plus ou moins notable de matière organique, qui possède un pouvoir réducteur très puissant, comme il est facile de s'en assurer. Il suffit, par exemple, de conserver dans une bouteille bien bouchée, une eau sulfureuse, qui a perdu, au contact de l'air, toute trace de sulfure alcalin ; on trouve presque toujours, au bout de plusieurs mois, qu'elle est redevenue sulfureuse, et que l'air qui existait dans le goulot de la bouteille, entre le liquide et le bouchon, ne contient plus d'oxygène. La matière organique a donc absorbé l'oxygène de l'air, et celui des sulfates, et, en même temps qu'elle produisait un sulfure alcalin, elle a mis de l'azote en liberté.

Rien n'empêche d'admettre qu'un phénomène du même ordre se produit dans la formation des eaux sulfureuses thermales. On s'expliquerait ainsi pourquoi ces eaux arrivent à la surface du sol, sans avoir perdu leur sulfuration. La matière organique, à laquelle est due la formation du sulfure ayant préalablement désoxygéné l'air, qui aurait pu les altérer, ces eaux chemineraient des profondeurs vers les couches supérieures, dans une atmosphère-protectrice d'azote, jusqu'à ce que, arrivées à une faible distance du griffon, elles rencontrent de nouveau un air normal, dont elles dissolvent une petite quantité. C'est à cet air, promptement dépouillé de son oxygène, que le sulfure alcalin devrait sa décomposition rapide.

On s'explique aussi pourquoi les eaux sulfureuses des Pyrénées, quoique tenant de l'air en dissolution, lorsqu'elles arrivent à leur point d'émergence, ne renferment encore que des traces à peines appréciables d'Hyposulfite ou de sulfate de soude ; cela tiendrait à ce que l'air, qu'elles ont dissous n'agit que pendant un temps fort court. Il en serait tout autrement, si l'on admettait que le sulfure de sodium a absorbé l'oxygène de l'air et mis l'azote en liberté ; je ne vois pas comment, dans cette hypothèse on rendrait compte de l'absence presque complète des sulfates et des hyposulfites, dans l'eau thermale.

La théorie que je viens d'exposer, a, en outre, l'avantage d'expliquer que les sources, qui ne sont pas sulfureuses, peuvent fournir un dégagement plus ou moins considérable d'azote.

CHAPITRE X

CAUSES PROBABLES DE LA FORMATION DES EAUX SULFUREUSES

S'il est une question qui mérite d'être proposée comme sujet de méditation aux géologues et aux chimistes, c'est, bien certainement, celle qui consiste à rechercher quelle peut être l'origine des principes sulfurés, dont l'analyse démontre l'existence dans les eaux thermales ou froides, si nombreuses sur divers points du globe.

La théorie la plus simple, consiste à admettre que les éléments de ces principes sulfurés se sont trouvés en présence à l'état libre, et qu'ils se sont unis pour constituer directement les combinaisons que renferment les eaux minérales. Mais les faits, qu'il est donné d'observer, ne sont pas toujours d'accord avec cette théorie ; dans des cas assez nombreux, il est de la dernière évidence que ce n'est pas ainsi que les choses se sont passées.

Si les eaux sulfureuses prenaient toujours naissance à la surface du sol ou à une profondeur peu considérable, il serait possible, en étudiant attentivement la nature des couches qu'elles traversent, de se rendre compte des causes qui ont contribué à leur communiquer les propriétés qu'elles possèdent ; malheureusement cela n'a lieu que pour un certain nombre d'eaux sulfureuses. La plupart apparaissent à la surface du sol dans des terrains qui ne renferment pas les éléments nécessaires à leur minéralisation, et se montrent d'ailleurs très chaudes à leur point d'émergence ; elles ont évidemment été formées loin des lieux accessibles à nos investigations.

I. *Eaux sulfureuses froides*. — Le mode de formation des eaux sulfureuses froides, peut être observé sans difficulté dans un grand nombre de cas. C'est ainsi qu'il n'est pas rare de voir une eau, très riche en sulfates, pénétrer dans un terrain qui renferme des matières organiques en putréfaction, et en ressortir avec tous les caractères des eaux sulfureuses. Il est facile alors de se rendre compte de l'origine des sulfures, puisque l'analyse démontre que l'eau, en se chargeant de sulfure de calcium, par exemple, a perdu, en sulfate de chaux, l'équivalent de ce sulfure ; d'ailleurs, la source cesse d'être sulfureuse, dès que l'on enlève la couche de matières organiques qui se trouvait sur son passage.

Des phénomènes du même ordre, se produisent dans beaucoup de circonstances : c'est à une décomposition semblable qu'est due l'odeur que contracte souvent l'eau des égouts dans les grandes villes ; Vogel et d'autres chimistes ont vu que si l'on remplit une bouteille avec de l'eau, tenant en dissolution des matières organiques et des sulfates, il arrive souvent que l'eau est devenue sulfureuse au bout de plusieurs mois. O. Henry a attribué depuis longtemps à l'action que les matières organiques en décomposition, exercent sur des eaux chargées de sulfate de chaux, la production du sulfure de calcium que renferment les eaux d'Enghien et d'autres eaux minérales du même genre. J'ai constaté moi-même, que certaines sources de Bagnères-de-Bigorre sont devenues momentanément sulfureuses lorsqu'elles ont rencontré, sur leur passage, de la tourbe (*Source de Pinac*), ou d'autres matières organiques, et qu'il était possible de les dépouiller de leur caractère sulfureux en les soustrayant au contact de la matière organique.

Il est donc facile, pour les eaux dont il s'agit, de trouver la cause qui détermine la formation du sulfure. On a depuis longtemps remarqué qu'elles sont riches en sels de chaux, qu'elles naissent dans des terrains plus récents que les eaux qui renferment du sulfure de sodium, comme élément minéralisateur, et qu'elles se distinguent de ces dernières par la forte proportion de sels qu'elles tiennent en dissolution, et par la nature de ces sels.

II. *Eaux sulfureuses calciques.* — O. Henry a observé que les eaux, à base de sulfure de calcium, contiennent, indépendamment de la combinaison sulfureuse, des carbonates, sulfates et silicates de chaux ou de magnésie ; tandis que les eaux, à base de sulfure de sodium, renferment des carbonate, sulfate et silicate de soude. Il y a donc une ressemblance remarquable dans l'assortiment des sels que renferment les unes et les autres : dans les premières, ces sels sont à base de chaux ou de magnésie ; dans les secondes, ils sont à base de soude.

Si l'on s'en rapporte aux analyses faites jusqu'ici, les eaux sulfureuses calciques, dont on peut suivre le mode de formation, seraient presque toutes à base de sulfure de calcium. Comme, dans beaucoup de cas, des eaux salines contractent accidentellement les caractères des eaux sulfureuses, on a cru pouvoir appeler *eaux sulfureuses accidentelles*, toutes celles qui renferment, comme éléments minéralisateurs, des sulfures de calcium et de magnésium, associés à une forte proportion de sels de chaux et de magnésie. Il me paraît difficile d'admettre, que des eaux sulfureuses, qui n'ont éprouvé, depuis des siècles, aucun changement appréciable dans leur composition chimique, puissent être considérées comme accidentelles ; et, quand je vois classer, parmi ces dernières, les eaux d'Aix-la-Chapelle et d'Aix en Savoie, qui contiennent du sulfure de sodium et des sels à base de soude, je ne puis m'empêcher de douter de l'exactitude de cette division, et j'adopte les dénominations, préférables à mon avis, d'*eaux sulfurées-sodiques* et d'*eaux sulfurées-calciques*, pour désigner les eaux qui renferment, comme minéralisateur principal, les sulfures de sodium, ou ceux de calcium.

III. *Eaux sulfureuses sodiques*. — Les sources sulfurées-sodiques des Pyrénées naissent toutes, dans le granit, ou à la limite du granit et des schistes qui l'accompagnent. Leur température prouve qu'elles viennent, presque toujours, d'une profondeur considérable, et, si nous ne devons former que des hypothèses, sur l'origine des éléments qu'elles renferment, la composition chimique peut cependant jeter quelque jour sur cette question.

Et d'abord, peut-on conclure, de ce que ces eaux jaillissent habituellement du granit, du gneiss, du micaschiste, etc., que, c'est, à ces roches, qu'elles ont emprunté leurs principaux éléments ? Evidemment non. L'analyse nous montre qu'elles renferment des quantités notables de chlorure de sodium, de sulfates, de matières organiques, dont on n'a jamais indiqué l'existence dans les terrains de cristallisation ; ces eaux ont donc pu puiser les sels qu'elles tiennent en dissolution, bien loin du lieu où elles se montrent à nous. Il est possible qu'une eau, qui sort du granit, ait pris naissance dans des terrains d'un autre âge, et que le granit ait simplement favorisé son arrivée à la surface du sol ; parce qu'en se soulevant, il a disloqué et tourmenté les couches voisines, et laissé des vides, qui ont permis aux eaux thermales de remonter vers la surface. Les eaux sulfureuses, en traversant la couche granitique, lui enlèveraient une partie de ses éléments ; on s'expliquerait ainsi l'origine des silicates de potasse, soude, chaux, magnésie, alumine, etc., qu'elles contiennent.

Ce qui prouve qu'il y a quelque chose de fondé dans cette manière de voir, c'est que les eaux qui sourdent dans les schistes siliceux, telles que *César vieux*, à Cauterets, ou dans les calcaires métamorphiques, comme les sources de Barèges, ne renferment pas la plus légère trace d'alumine ; tandis que celles qui sortent du granit, à Bagnères-de-Luchon, en contiennent une quantité très sensible. Un autre fait, qui indique, mieux que toute autre considération, que ce n'est probablement pas le granit, ou les schistes cristallins, qui ont fourni aux eaux sulfureuses des Pyrénées, leurs principaux éléments, c'est que le feldspath qu'on trouve dans ces roches, est presque toujours de l'orthose, dont la base alcaline est la potasse, tandis que ce sont les sels de soude qui dominent dans les eaux sulfureuses.

Ainsi donc, toute théorie qui aurait pour but d'expliquer la minéralisation des eaux thermales, par l'action de la vapeur d'eau chargée d'acide sulfhydrique, ou d'acide carbonique, sur les roches dont nous venons de parler, pêcherait par la base ; elle ne permettrait de se rendre compte des faits, que, dans le cas où, dans les profondeurs, les roches seraient constituées autrement qu'à la surface ; ce qui est possible, sans doute, mais ce qui n'est qu'une hypothèse de plus.

Avant d'exposer nos propres idées sur ces questions délicates, nous allons jeter un coup d'œil sur les diverses théories proposées pour expliquer la formation des eaux sulfureuses thermales.

Théorie de Ch. Sainte-Claire-Deville. — Ce savant a examiné avec soin l'altération, par voie naturelle ou artificielle, des roches silicatées, au moyen de l'acide sulfhydrique et de la vapeur d'eau (1). Il s'est assuré que, si l'on fait passer un courant d'air, chargé d'acide sulfhydrique et de vapeur d'eau, sur des fragments de la roche de la Soufrière de la Guadeloupe, les bases alcalines ou terreuses, qui entrent dans sa composition, sont transformées en sulfates. D'où il conclut que les sulfates, trouvés dans les eaux sulfureuses, ne proviennent pas, nécessairement et en totalité, de l'oxydation des sulfures.

Deville considère le phénomène des eaux minérales sulfureuses, comme exactement le même, que celui qui se passe aux fumaroles volcaniques, aux lagoni, etc. Toutes les circonstances physiques et chimiques, dit-il, peuvent s'identifier de part et d'autre. Voici, d'ailleurs, comment ce géologue explique la formation des eaux thermales à sulfures et carbonates alcalins. Fournet et Ebelmen ont prouvé que l'acide carbonique suffisait à décomposer les silicates ; des dégagements abondants d'acide sulfhydrique peuvent, d'un autre côté, transformer en sulfure, les carbonates ainsi formés. Il reste à savoir, si ces dégagements d'acide sulfhydrique, pur ou mélangé de vapeur d'eau, à des pressions et à des températions élevées, ne suffiraient pas pour transformer directement en sulfures, les alcalis des silicates.

La théorie de Deville est sujette à nombre d'objections, et voici les principales. Elle suppose : 1° la préexistence d'une source considérable d'acide sulfhydrique, dans les lieux où se forment les eaux sulfureuses, sans faire connaître l'origine probable de cet acide ; 2° l'existence de courants d'acide carbonique, dans ces mêmes lieux, ce qui est d'autant moins probable, qu'aucun des phénomènes, observés dans les Pyrénées, ne trahit la présence de ces masses d'acide carbonique qui existeraient à l'intérieur des montagnes.

(1) *Comptes-rendus de l'Institut,* t. XXXV, p. 261 et suiv.

Admettons pourtant que tout cela soit ; que la vapeur d'eau et l'acide carbonique, agissant sur les roches, ont produit des carbonates alcalins, et que ces derniers ont été transformés en sulfures par l'acide sulfhydrique. Il resterait à savoir, ce qu'est *devenu l'acide carbonique, mis en liberté au moment de la transformation du carbonate en sulfure.* On sait, à n'en pas douter, que l'acide carbonique libre n'existe que rarement dans les eaux sulfureuses thermales ; que, s'il est vrai que quelques-unes d'entre elles, Moligt, par exemple, laissent dégager un peu de cet acide, quand on les fait bouillir, le plus grand nombre n'en fournit que des traces. D'un autre côté, la faible proportion de carbonates alcalins, qu'on rencontre dans ces eaux, ne permet pas d'admettre que cet acide, réagissant de nouveau sur les roches, a reproduit des carbonates de potasse et de soude. Il faudrait, en effet, que la quantité de ces carbonates, fût sensiblement l'équivalent de celle du sulfure, que contient l'eau. Il resterait encore à expliquer, que l'on rencontre, dans le liquide thermal, du sulfure de sodium, et non du sulfure de potassium.

L'explication de Deville est admissible pour les eaux, qui prennent naissance dans des terrains volcaniques, comme ceux sur lesquels ont porté ses observations ; elle n'est plus aussi satisfaisante, lorsqu'il s'agit des Pyrénées. Enfin, dans cette théorie, rien ne nous éclaire sur l'origine de la matière organique et du chlorure de sodium, qui n'existent pas dans les roches auxquelles on fait jouer un rôle aussi important.

Il est vrai que les incrustations de sulfates de chaux, d'alumine, etc., qu'on rencontre à la Soufrière de la Guadeloupe, se voient aussi dans certaines sources thermales des Pyrénées, notamment à Bagnères-de-Luchon et à Olette ; mais, ici, leur production ne concourt nullement à minéraliser l'eau. Ce sont simplement les résultats de la décomposition de l'eau minérale, qui laisse dégager de l'acide sulfhydrique. Cet acide, mêlé d'air et de vapeur d'eau, se transforme en acide sulfurique, comme l'a montré depuis longtemps Dumas, et les roches silicatées, abandonnant leurs bases à l'acide sulfurique, fournissent bientôt l'alun, les sulfates de chaux, de magnésie, de fer, de cuivre (1), etc., qu'on rencontre ; mais, je le répète, ces substances sont visiblement le résultat de la décomposition de l'eau sulfureuse, et ne nous éclairent pas sur sa formation.

En résumé, les expériences de Déville, certainement fort intéressantes, ne suffisent pas pour rendre compte de la minéralisation des eaux thermales sulfureuses des Pyrénées.

Théorie de M. Frémy. — M. Frémy a proposé, il y a déjà longtemps, une théorie qui diffère des précédentes (2). Il pense que, dans certaines conditions, des sulfures de bore, de silicium, d'aluminium, de magnésium, rencontrant de la vapeur d'eau, sont décomposés par elle, et produisent de l'acide sulfhydrique, de l'acide silicique, de l'alumine, de la magnésie ; ce qui permettrait d'expliquer la présence, dans les eaux sulfureuses, d'une quantité notable d'acide silicique.

Cette théorie, qui n'est présentée qu'avec la plus grande réserve, me paraît préférable à la précédente. Elle conduit, il est vrai, à admettre que les acides sulfhydrique et silicique sont primitivement libres dans l'eau minérale ; mais, on conçoit, sans peine, qu'une eau, chargée d'acide sulfhydrique, puisse enlever aux roches silicatées, une portion de leurs bases, pour produire des sulfures. Cependant, il resterait toujours à savoir pourquoi, dans les Pyrénées, c'est du sulfure de sodium, et non du sulfure de potassium, qui se produit ; il resterait à dire d'où viennent la matière organique, le chlorure de sodium, etc.; il resterait, enfin, à expliquer que, dans plusieurs sources sulfureuses des Pyrénées (Labassère, Barèges, Saint-Sauveur), le rapport de l'oxygène de l'acide silicique à celui des bases, est sensiblement de 3 à 1 (3), c'est-à-dire, celui qu'on trouve dans les silicates neutres ; tandis que l'eau devrait renfermer de l'acide silicique libre ou des silicates acides. Il est vrai qu'il existe, dans les Pyrénées, des eaux dans lesquelles le rapport de l'oxygène de l'acide silicique à celui des bases, est de 6 à 1, et qui, par con-

---

(1) J'ai découvert l'existence d'une quantité facilement appréciable de sulfate de cuivre, dans les incrustations des galeries souterraines à Bagnères-de-Luchon.

(2) *Comptes-rendus de l'Institut*, t. XXXVI, p. 180 et suiv.

(3) Notation en équivalents.

séquent, se prêteraient, mieux que les premières, à l'explication de M. Frémy ; mais les autres objections restent entières.

Cette théorie me paraît applicable aux eaux sulfureuses, très chargées de silice, qui existent en Islande (1). Ici, en effet, d'après Damour, le rapport de l'oxygène de l'acide silicique, à celui des bases, est de 9 à 1 pour l'eau du Geyser, de 6 à 1, pour l'eau de Langar. Mais on doit remarquer que les analyses n'indiquent pas l'existence, dans ces mêmes sources, de matières organiques. Si l'on admet que les silicates des sources sulfureuses des Pyrénées, ont été enlevés aux roches, qu'elles ont rencontrées sur leur passage, on s'expliquerait, du reste, facilement que, le plus souvent, elles renferment des silicates neutres, et que les sources, qui contiennent un excès d'acide silicique, naissent toutes, dans le granit ou dans les schistes siliceux, c'est-à-dire dans des roches qui contiennent un excès de silice par rapport aux bases. Mais, je le répète, comme la précédente, la théorie de M. Frémy suppose que les sources des Pyrénées se forment dans des conditions, analogues à celles qui président à la formation des sources, qui naissent dans les terrains volcaniques.

Théorie de Bunsen. — Ce savant attribue aux eaux sulfureuses un mode de formation différent (2). La plus simple expérience, dit-il, prouve que, là où le soufre et la vapeur d'eau sont en contact avec les roches pyroxéniques échauffées, toutes les conditions se trouvent réunies pour la formation des gaz, qui se dégagent des solfatares. Si l'on dirige de la vapeur de soufre, chauffée au rouge, sur du basalte ou sur quelque autre roche pyroxénique, il se fait une décomposition partielle de l'oxyde de fer contenu dans ces roches, avec dégagement d'acide sulfureux, et production de fer sulfuré. Si l'on dirige de la vapeur d'eau, chauffée au rouge, sur la roche qui a ainsi subi l'action du soufre, il se produit de l'oxyde de fer magnétique, et une grande quantité d'acide sulfhydrique. Si la température est très

(1) Dumas avait depuis longtemps proposé une théorie semblable, pour expliquer les phénomènes qu'on observe dans les lagoni.

(2) *Ueber die Processe der vulcanischen Gesteinsbildungen Islands ;* von R. Bunsen. *Annalen der Physik und Chemie*, p. 254 et suiv. 1851.

élevée, une partie de l'acide sulfhydrique se décompose, et l'on
trouve de l'hydrogène libre dans les gaz qui se dégagent. En
traitant du basalte, comme je viens de l'indiquer, Bunsen a obtenu
un gaz qui contenait : acide sulfhydrique, 94,00 ; hydrogène, 6,00.

Ainsi s'explique le dégagement des vapeurs de soufre, d'acide
sulfureux, d'acide sulfhydrique et d'hydrogène libre, qu'on observe dans les fumaroles. Dans la première période de ces phénomènes, le dégagement d'acide sulfureux domine ; des sources
acides coulent au voisinage des cratères, et, réagissant sur
les roches, elles leur enlèvent les bases alcalines ou terreuses,
et les transforment en sulfates. Plus tard, l'acide sulfhydrique
apparaît, et sa réaction sur l'acide sulfureux, produit les dépôts
de soufre qu'on rencontre dans les solfatares. L'acide sulfhydrique devient de plus en plus prédominant ; enfin l'acide sulfureux finit par disparaître, et, avec lui, les sources acides. Les
phénomènes volcaniques entrent dans une nouvelle phase : l'eau,
qui traverse le sol, devient alcaline par suite de la formation des
sulfures alcalins, sous l'action de l'acide sulfhydrique, qui,
maintenant, agit seul ; en même temps, commence l'action de
l'acide carbonique sur les roches, et les carbonates, qui en résultent, amènent la dissolution de l'acide silicique. Voilà, très en
abrégé, comment Bunsen comprend la série de phénomènes qui
donnent naissance aux eaux sulfureuses de l'Islande.

Cette théorie, qui se rapproche de celle de Deville, se prête
admirablement à l'explication de ce qui se passe dans les volcans en activité. Mais, peut-on, dans l'état actuel de la science,
l'appliquer aux eaux sulfureuses des Pyrénées ? Cela me paraît
difficile. J'avoue cependant, que l'enchaînement des réactions
est si simple et si naturel, que si les Pyrénées renfermaient des
terrains volcaniques bien caractérisés, je ne serais pas éloigné de l'adopter. Comme il n'en est pas ainsi, nous devons chercher une explication plus simple de l'origine des éléments des
eaux sulfureuses des Pyrénées.

Théorie de O. Henry. — Ce savant chimiste a proposé d'é-
tendre aux eaux sulfurées-sodiques, l'explication qu'il avait
donnée de la formation des eaux d'Enghien. Le passage suivant,
que j'emprunte à un travail, publié en 1837, pourra donner une
idée de sa manière de voir.

« Pour expliquer la formation des eaux thermales sulfureuses de la chaîne des Pyrénées, on a présenté diverses hypothèses plus ou moins ingénieuses et plus ou moins admissibles. Je n'ai pas ici la prétention de chercher à les détruire ; je me propose seulement de soumettre au jugement des chimistes et des géologues mes idées sur ce sujet, qui, plus qu'un autre, peut se prêter aux considérations hypothétiques.

« Les eaux sulfureuses des Pyrénées, ainsi que celles dites dégénérées, qui ont perdu le caractère sulfureux, sortent toutes de terrains primitifs de nature granitique. Beaucoup de chimistes pensent que ces eaux sont minéralisées dans ces terrains ; mais, à mon avis, les matières qui constituent ceux-ci ne se prêtent pas toujours facilement à concevoir de semblables formations. Il est même, dans cette hypothèse, des motifs qui pourraient les rendre peu probables. Les granites, les siennites, les feldspath, par exemple, qui font la base de ces terrains primitifs, renferment, comme on le sait, des roches à base de potasse, et très rarement à base de soude ; or, dans l'analyse des eaux sulfureuses pyrénéennes, on ne reconnaît presque que des composés salins à base de soude (carbonate, sulfate, muriate et hydrosulfate), avec quelques traces de sels calcaires, et quelques traces aussi seulement de sels potassiques. Or, pourquoi cette absence de ces derniers sels, si les eaux résultent de leur action dissolvante sur les produits des roches feldspathiques, dont la potasse est un des principes élémentaires?

« En admettant maintenant que les eaux sulfureuses des Pyrénées se minéralisent dans des terrains d'un autre ordre, dans ceux de transition, par exemple, ou mieux encore dans les terrains secondaires, voyons s'il ne serait pas possible d'y trouver des explications assez plausibles. Le terrain primitif, celui de transition, et le terrain secondaire, forment la constitution géognostique de la chaîne des Pyrénées. Le premier est le moins abondant : il comprend du granit, qui, mêlé au gneiss, se trouve sur presque toute sur la surface de la chaîne, et généralement à quelque distance du faîte. Le terrain de transition, qui est le plus considérable, contient du schiste argileux, de la grauwache schisteuse et du calcaire. Enfin le terrain secondaire. très abondant aussi dans certaines parties de la chaîne, recèle à la fois de la houille, du sel gemme, des grès rouges, des grès houillers, etc. Dans l'ensemble des matières qui constituent des terrains secondaires et de transition, on remarque, au milieu des bancs de houille, du sel gemme toujours accompagné de sulfate de soude. C'est, à mon avis, là que naissent en quelque sorte les eaux hydrosulfatées alcalines des Pyrénées.

« A des profondeurs considérables probablement, et sous des influences électro-chimiques, ou par celles de la chaleur centrale du globe, le sulfate de soude ne peut-il pas être facilement transformé, par les matières hydro-carbonées de la houille, en sulfure de sodium et en carbonate de soude, puis même en une petite quantité de soude libre avec de la silice, comme un chimiste habile en a admis l'existence dans les eaux sulfureuses qui nous occupent ? A l'inspection de la composition de ces dernières, en effet, on y reconnaît tous les ingrédients, et cela pour toutes sans exception, qui se rattachent à une formation de ce genre. Ainsi, à côté de l'hydrosulfate à base de soude, on voit le carbonate de la même nature, et peut-être aussi la soude libre, le muriate et le sulfate de soude, la silice, puis quelques traces de sulfate et de carbonate calcaires enlevés également aux mêmes terrains, par l'action de l'eau échauffée, dans ses foyers minéralisateurs. Cette eau vient ensuite sourdre à la surface du sol, en traversant les terrains granitiques, plus abondants à la surface de la chaîne, et suivant les trajets plus ou moins directs et plus ou moins longs qu'elle a parcourus, suivant aussi les eaux étrangères qui s'y sont mêlées, l'action des courants d'air souterrains qui les auront modifiés : elle conserve des températures diverses, et présente des différences dans la proportion de ses ingrédients, mais toujours la présence de chacun d'eux. Ainsi, dans cette hypothèse, la formation des eaux thermales sulfureuses des Pyrénées serait due à une cause uniforme pour toutes, et aurait lieu dans un petit nombre de foyers minéralisateurs communs, d'où émaneraient les origines de plusieurs sources. La concomittance des sulfate, muriate, hydrosulfate et carbonate de soude appuie, à mon sens, l'opinion que j'admets sur la production du carbonate et du sulfure-sodique, dans l'action des matières hydro-carbonées ou carbonées sur le sulfate alcalin primitif ».

Dans un travail postérieur, O. Henry et Boullay ont adopté comme cause principale de la minéralisation des eaux sulfureuses des Pyrénées, la réduction des sulfates par les matières organiques. Dans les divers Mémoires que j'ai publiés sur les eaux minérales des Pyrénées, je me suis rattaché à cette opinion, et j'ai fait valoir, à l'appui de la théorie, de nouveaux arguments, que je vais rappeler brièvement :

1° Toutes les eaux sulfureuses des Pyrénées tiennent en dissolution une matière organique.

2° Les eaux les plus sulfureuses de la chaîne sont sensiblement dépourvues de sulfates ; lorsqu'il y a, dans une même localité, plusieurs sources, c'est la moins sulfureuse, qui est la plus riche en sulfates ; sans contenir, pour cela, plus d'hyposulfites ou de carbonates, que les autres. Ces faits semblent indiquer que les sulfates ne proviennent pas de la décomposition des principes sulfurés de ces eaux.

3° Si l'on fait bouillir de l'eau sulfureuse jusqu'au moment où elle est complètement dépouillée de sulfures, qu'on l'enferme dans un vase bouché, et qu'on la conserve pendant quelques mois, elle redevient fortement sulfureuse. J'ai eu l'occasion de constater ce phénomène, une première fois sur le résidu de l'évaporation de 50 litres d'eau de *la Reine*, réduits à un litre, et conservés pendant un an. Je l'ai observé, une seconde fois, sur de l'eau de la *Source Baudot* des Eaux-Chaudes. De l'eau de cette source, conservée dans une bouteille bien bouchée, s'est trouvée, au bout de deux ans, aussi sulfureuse qu'au griffon. La matière organique avait donc régénéré, à la longue, les principes sulfurés que l'oxygène de l'air avait détruits, dans les premiers moments. Bordeu, Lemonier et Anglada avaient observé avant moi des faits analogues.

4° Les eaux thermales simples, qu'on trouve souvent au voisinage des sulfureuses, et dont la température est quelquefois très élevée, contiennent des sulfates, et paraissent dépourvues de matière organique. La condition nécessaire à la production du sulfure ayant manqué, celle-ci n'aurait pas eu lieu.

La théorie de O. Henry permet enfin, d'expliquer que le principe sulfuré, dominant dans les eaux sulfureuses des Pyrénées, est du monosulfure de sodium, et non pas de l'acide sulfhydrique ou un sulfhydrate de sulfure.

Sans prétendre que les eaux sulfureuses therm les n'aient qu'un seul mode de formation, je me crois donc fo é à considérer celui dont je viens de parler, comme l'un de ceu qui doivent se produire, le plus ordinairement, dans les eaux ui ne naissent pas au voisinage des volcans.

Cette transformation des sulfates en sulfures, par les matières organiques, est, du reste regardée, par d'éminents géologues, comme ayant joué un rôle important dans la production de certaines espèces minérales ; elle ne doit donc pas être considérée comme un accident, spécial aux eaux sulfureuses. C'est ce dont témoignent les considérations suivantes que j'emprunte à Ebelmen et à Elie Beaumont.

Dans beaucoup de cas, d'après Ebelmen, la formation de la pyrite est due à la réaction des matières organiques en décomposition, sur les sulfates alcalins ou terreux, contenus dans les eaux marines, en présence de limons ferrugineux.

« S'il en est ainsi, dit Elie de Beaumont (1), il est naturel d'admettre que la formation de la pyrite peut se continuer encore aujourd'hui, sur une grande échelle, à la surface du globe, et rien n'empêche de concevoir que des phénomènes, plus ou moins analogues, produisent des pyrites dans l'intérieur des fissures où circulent les eaux minérales.

« On pourrait objecter, qu'abstraction faite de la glairine ou de la barégine, il n'existe pas de matière organique dans les eaux thermales qui circulent des fissures profondes de l'écorce terrestre ; mais il faut remarquer que dans le phénomène auquel s'adapte l'explication d'Ebelmen, l'intervention de la matière organique n'a d'autre effet que de mettre en présence le fer et le soufre à l'état naissant. Or, dans les eaux qui contiennent de l'hydrogène sulfuré avec des sels de fer et beaucoup d'autres sels, diverses réactions peuvent mettre en contact le fer et le soufre à l'état naissant, et on peut conjecturer que cela arrive, en effet, lorsqu'on voit que les eaux thermales de Chaudesaigues, dans le Cantal, déposent des pyrites.

« J'ajouterai que probablement ce ne sont pas seulement les pyrites de fer qui sont susceptibles de se former de cette ma-

____

(1) *Bulletin de la société de géologie*, 1847, p. 1270.

nière ; car le minerais de cuivre qui s'exploitent dans le terrain Permie , au pied occidental de l'Oural, se sont concentrés principale ent *au contact des matières végétales déposées dans ce t rrain*, et ces minerais sont formés en partie de pyrites cuivreuses. Les minerais de cuivre des environs de Perm, au pied occidental de l'Oural méridional, se trouvent très fréquemment, dit M. Murchison, arrangés dans les interstices ou groupés autour *de la surface des tiges et des branches des végétaux fossiles* (à l'état charbonneux) ; ils présentent des passages du cuivre oxydulé *au cuivre sulfuré* gris ou à la *pyrite cuivreuse*, etc.

« Plusieurs gisements de galène et de blende sembleraient indiquer des réactions semblables, etc.

« On peut citer les schistes cuivreux de la Thuringe comme offrant une preuve de la variété des combinaisons métalliques qui ont pu se produire par la voie humide, avec ou sans le concours des substances organiques.

« Dans le Kupfer-Schiefer, on trouve des minerais de cuivre de nature variée ; on y trouve en même temps des pyrites ferrugineuses, des minerais de plomb, de zinc, de cobalt, etc. ; des vésicules de spath calcaire, de petites géodes de quartz : de petits feuillets de houille et d'anthracite.

« Ces substances charbonneuses proviennent de matières organiques qui ont probablement joué ici le même rôle que dans l'Oural.

« Ce qui confirme la supposition que des réactions chimiques, telles que celles qui ont pu être exercées par les substances organiques, ont dû contribuer à précipiter les minerais métalliques dans les couches où on les rencontre, c'est ce que, dans les exemples qui viennent d'être cités, ils s'y sont déposés sans leurs gangues habituelles ; mais ils s'y sont déposés dans le même état de combinaison que dans les filons ; ce qui prouve que, dans les filons, ils se déposent par la voie humide ».

Comme on le voit, Ebelmen et Elie de Beaumont admettent que les sulfates, contenus dans les eaux thermales, ont pu être changés en sulfures, par la matière organique, et donner naissance, par double décomposition, aux sulfures de fer, de cuivre,

de plomb, etc., qu'on trouve dans plusieurs localités. Ce phénomène se serait produit sur une échelle assez large, pour ne plus
être considéré comme accidentel. La théorie à laquelle je me
rattache, suffit donc pour rendre compte de tous les faits observés ; elle exige moins d'hypothèses que les autres explications,
qui ont été données jusqu'ici.

EAUX SULFUREUSES CALCIQUES

Les eaux à base de sulfure de calcium sont beaucoup moins répandues dans les Pyrénées, que les eaux sulfurées-sodiques ; on en rencontre cependant quelques-unes, assez remarquables par leur composition chimique, mais dont on n'a pas tiré, jusqu'à ce jour, un grand parti. La plus riche est, sans contredit, celle qui se trouve, près du village de Salies (Haute-Garonne), à côté des carrières de plâtre de Mont-Saunès. Il en existe, sur d'autres points de la chaîne, notamment à Pinac, à Bagnères-de-Bigorre, et à Cambo (Basses-Pyrénées).

J'ai déjà fait connaître les principaux caractères des sources sulfurées-calciques. Ces eaux renferment une forte proportion de matériaux salins, et une quantité notable de sulfate de chaux. Leur température est d'ordinaire assez basse ; elles ne présentent qu'une faible alcalinité.

C'est surtout dans les gypses, qui accompagnent les ophites, que ces sources prennent naissance. Primitivement salines, elles sont devenues sulfureuses par la décomposition, que les sulfates de chaux et de magnésie, qu'elles contiennent, ont éprouvé sous l'influence des matières organiques, dont le sol voisin est visiblement imprégné. C'est, en effet, presque toujours, après avoir traversé des couches, plus ou moins épaisses, de tourbe, que ces eaux acquièrent l'odeur, la saveur et les autres propriétés qui caractérisent les eaux sulfurées-calciques.

Il existe, entre ces sources et les sources salines séléniteuses, qui naissent sur plusieurs points de la chaîne, une relation évidente et incontestable ; aussi, les eaux sulfurées-calciques, considérées au point de vue de l'action thérapeutique, joignent-elles, aux propriétés des eaux sulfureuses, celles des eaux salines.

D'après O. Henry, les eaux sulfurées-calciques se distinguent, de celles à base de sulfure de sodium, par une plus grande stabilité ; elles perdent, moins promptement que ces dernières, l'odeur et la saveur caractéristiques, quand on les expose à l'action de l'air, ou qu'on les conserve dans des bouteilles. Mes expériences sont d'accord avec celles de cet habile chimiste.

Les eaux à base de sulfure de calcium, ne jouant dans les Pyrénées qu'un rôle très secondaire, je n'insisterai pas davantage sur leurs propriétés générales, renvoyant ceux qui voudraient les connaître plus complètement, aux travaux de O. Henry, Bouland, Gerdy, etc. Je rapporterai seulement les analyses que j'ai faites, pour établir la composition chimique de quelques eaux, qui naissent à la base des Pyrénées, ou à peu de distance de ces montagnes. Je supprimerai, du reste, tous les détails relatifs aux procédés suivis, pour déterminer la nature et la quantité de chacun des éléments, parce que ces procédés, analogues à ceux que j'ai décrits pour les eaux sulfurées-sodiques, n'ont pas été, de ma part, l'objet de modifications importantes.

ETUDE DES PRINCIPALES SOURCES D'EAUX SULFUREUSES DES PYRÉNÉES

EAUX DU DÉPARTEMENT DE LA HAUTE-GARONNE

BAGNÈRES-DE-LUCHON

I. — SOURCES ET THERMES

Bagnères-de-Luchon est la plus importante des stations thermales des Pyrénées. On y rencontre, en effet, les sources les plus sulfureuses de toute la chaîne ; des sources moins riches en principes actifs, qu'on peut classer parmi les eaux de force moyenne, et des sources faiblement minéralisées. Certaines de ces eaux ont la propriété de subir une décomposition telle, qu'une partie du soufre qu'elles renferment, principalement à l'état de sulfure de sodium, devenant libre, se trouve suspendu dans l'eau minérale, et lui donne l'aspect d'une émulsion. Les bains d'*eau blanche*, qui ressemblent à des bains de lait, sont très recherchés dans beaucoup d'affections.

Au milieu de ces sources, il en est dont la température est assez élevée, pour qu'on puisse utiliser le calorique, sous toutes les formes, et à tous les degrés, comme dans les établissements d'hydrothérapie. Les unes, très chaudes et fortement minéralisées, se prêtent au traitement des malades, qui exigent l'emploi de beaucoup de chaleur et d'une haute dose de soufre (*Reine, Bayen, Grotte*); d'autres, très chaudes, mais moins sulfureuses, conviennent pour les affections qui exigent l'emploi de la chaleur et d'une proportion moindre de soufre (*Richard*); d'autres, très riches en principes sulfureux, ont une température moins élevée (*Bosquet*). On trouve enfin, dans cette localité privilégiée, des sources à température plus basse et peu minéralisées (*Ferras, Blanche*). Le passage, des sources chaudes aux sources froides, des sources fortes aux sources faibles, a lieu par une série de nuances ou de dégradations, qui multiplient les ressources que les médecins peuvent utiliser.

Ajoutons que, grâce à l'intelligente initiative des municipalités, qui se sont succédées à Bagnères-de-Luchon depuis trente ans, les ressources les plus variées se trouvent réunies dans le magnifique établissement, où les eaux ont été conduites et aménagées, avec une rare perfection, par M. l'ingénieur François.

A ces nombreux avantages, Bagnères-de-Luchon joint celui d'être placée dans l'une des plus gracieuses vallées de toute la chaîne. Les malades, qui ne peuvent, sans inconvénient, gravir des pentes un peu rapides, et qui ont cependant besoin d'exercice, feront de longues promenades sur un sol si peu accidenté, que le bassin sur lequel est bâtie la ville de Bagnères, peut être considéré comme une petite plaine, au milieu des montagnes.

Ceux qui ne craignent ni les fatigues, ni les émotions vives, trouveront sur les monts voisins, les points de vue les plus ravissants. Je citerai, parmi ceux que visitent habituellement les étrangers, le port de Vénasque, d'où l'on aperçoit dans son entier la Maladetta et les immenses glaciers, que les plus hardis, se hasardent à traverser pour gravir jusqu'au sommet du pic Néthou (le plus élevé de la chaîne); le pic de Céciré, d'où l'on jouit à la fois de la vue de la plaine et de nombreuses vallées, notamment celles d'Oueil et de Larboust; l'Entécade, où l'on voit presque toute la vallée d'Aran; le pic de Bocanère et le Monné, qui, placés en quelque sorte sur le premier plan des Pyrénées, permettent une vue d'ensemble des principales montagnes qui constituent la chaîne.

Les eaux de Bagnères-de-Luchon, si variées par elles-mêmes, empruntent, je le répète, une valeur nouvelle aux ressources balnéaires qui se trouvent rassemblées dans cette belle localité. On en jugera par la description suivante que j'emprunte, en partie, à M. François, qui a fait le captage des sources, et à M. Chambert, architecte de l'établissement.

Sources. — Les sources minérales de Bagnères-de-Luchon peuvent se diviser en : sulfurées, salines (sulfurées dégénérées), et ferrugineuses. Les sulfurées sont actuellement au nombre de 38, dont 22 ont été découvertes par M. François, depuis 1848. Les sources utilisées, la Froide exceptée, ont des températures comprises entre 29° et 66° ; leur débit moyen, en 24 heures, est de 450,000 lit. La saline Froide, à 17°, fournit 560,000 litres. Ces sources se succèdent du N. au S., de la manière suivante :

Richard ancienne..	38°	16.000 litres..
Richard nouvelle..	50° ....⎫	
Azémar...........	39° ....⎬	62.000 —
Reine............	53°25....⎫	
Bayen............	64° ....⎭	74.000 —
Grotte inférieure..	52°20....	10.000 —
Grotte supérieure..	58°44..:.	12.000 —
Ferras ancienne...	38° ....⎫	
Ferras nouvelle ...	40°5 ....⎬	20.000 —
Enceinte..........	49° ....⎭	
Blanche..........	47°25....	28.000 —
Saline froide ...	17°	560.000 —
Etigny n° 1........	48° ....⎫	
Etigny n° 2........	38° ....⎭	10.000 —
Bosquet..........	43°	16.000 —
Sengez	41°	19.000 —
Tièdes du Sud.....	38°	73.000 —
Bordeu	48°	96.000 —
Pré n° 1	62°8	7.500 —
Pré n° 2	42°5	3.000 —
Pré n° 3	35°	2.000 —

Des griffons, les eaux sont conduites aux réservoirs, qui s'appuient à la montagne, et à la galerie intérieure de distribution, dans les Thermes, sauf la partie réservée à la boisson, qui est amenée directement aux buvettes.

Thermes. — 1° *Galeries souterraines*. — Creusées dans la montagne, quelques-unes taillées dans le granit lui-même, elles ont servi à poursuivre presque toutes les sources supérieures, jusqu'à leur sortie de la roche en place, où elles ont été captées avec le plus grand soin. Ces galeries, qui présentent un développement de 890 mètres, ont, dans presque toute leur étendue, une hauteur suffisante pour qu'on puisse s'y tenir debout.

A l'entrée de la galerie de la *Reine*, se trouve une salle de forme demi-circulaire, au milieu de laquelle est disposé un tambour, muni d'ouvertures, qui peuvent être fermées, partiellement, ou en totalité, à l'aide d'un registre, ce qui permet de répandre dans cette salle une quantité variable de vapeur sulfurée. La température de l'air s'élève jusqu'à 44° centigrades, quand la vapeur d'eau minérale s'y répand librement. La galerie de l'*Enceinte*, dont la température est moins élevée, fournit une salle de repos, ménageant une transition pour passer des galeries, à l'air extérieur. Les températures des principales galeries, sont les suivantes, les portes extérieures ouvertes : *Enceinte*, 24° ; *Blanche*, 25°40 ; *Reine*, 33°00 ; *Grotte*, 31°00 ; *Richard supérieure*, 32°20; les portes étant fermées : *Reine* 39°80, *Grotte* 40°20.

2° *Buvettes et Réservoirs.* — Quatorze buvettes sont réparties entre les galeries souterraines et les réservoirs, sur un plain-pied de 500 mètres de développement, pouvant servir de promenade. Ces buvettes sont entretenues par les sources suivantes : *Reine, Grotte supérieure, Blanche, Enceinte, Ferras ancienne, Ferras nouvelle, Pré n° 1, Pré n° 2, Pré n° 3.* L'eau de certaines buvettes (*Pré n° 1*), refroidie par serpentinage, peut être bue sans mélange d'eau froide. Il existe vingt-un réservoirs ; celui de la Reine sert de piscine.

3° *Bâtiment thermal.* — 1° Une vaste salle de pas-perdus, communiquant, par deux grandes galeries transversales, avec toutes les parties des thermes; elle se termine par un escalier central, qui conduit aux salles d'inhalation, de pulvérisation, aux buvettes supérieures, aux réservoirs, aux étuves souterraines et au humage.

2° Douze salles de bains, constituant autant de pavillons isolés : les unes sont à voûte très élevée, pour diminuer l'altération de l'air par les vapeurs sulfurées ; les autres à voûte surbaissée, pour favoriser l'élévation de température, et permettre l'action de l'acide sulfhydrique sur les malades. Les salles à voûte élevée, contiennent des cabinets de bains, recouverts de simples tentures ; d'autres, des voûtes partielles ; d'autres, enfin, des voûtes complètes, comme à Barèges.

Les eaux sont reparties dans ces salles, de telle sorte que chacune d'elles puisse, suivant la saison, l'état du ciel ou les indications médicales, être prise avec ou sans buée de vapeur, et dans une atmosphère dont la richesse en principe sulfuré, est réglée, pour ainsi dire, à volonté. Les salles et les cabinets sont pourvus de moyens d'aérage, disposés de manière, que les baigneurs ne puissent pas éprouver de variations de température trop brusques (1).

La salle n° 1 reçoit, les sources de *Bordeu* et du *Bosquet* ; la salle n° 2, celles de *Ferras*, *Etigny*, *Bordeu* et *Bosquet*. Les cabinets de la salle n° 1 sont à voûtes pleines ou partielles ; ceux de la salle n° 2 sont recouverts par des tentures. Au centre, et symétriquement, par rapport à l'axe des thermes, sont groupées les salles n° 3, 4, 6, 7, 8, 9 et 11, desservies par les sources : *Ferras*, *Etigny*, la *Reine*, la *Grotte inférieure*, la *Blanche* et *Richard*. Chacune de ces salles a un caractère particulier et une destination spéciale ; ainsi, la salle n° 3 est à voûte déprimée et à cabinets voûtés. La salle n° 4, à voûte élevée, avec des cabinets à voûte entière ou partielle. La salle n° 5, bain de pieds à eau courante, est alimentée par les sources de la *Reine*, la *Grotte inférieure* et la *Blanche* ; les deux premières sont facultativement refroidies par serpentinage. Une salle particulière est destinée aux malades d'aspect repoussant.

Les baignoires, au nombre de cent vingt, sont en marbre ; toutes munies de douches locales mobiles et de douches d'injection. Toutes ces baignoires reçoivent l'eau, à la partie inférieure et latérale, par une bague filetée, qui permet d'adapter des appareils à douches. Des cabinets de bains, contigus

---

(1) Il résulte de la disposition des salles et des cabinets de bains, qu'un malade, entrant dans l'établissement, trouve un air dont la température et la richesse en principe sulfuré, vont croissant, jusque dans le cabinet des bains.

aux salles de douches, sont mis spécialement à la disposition des infirmes.

« 3° Dix grandes douches (douche jumelle, douche écossaise, et douche de pression).

4° Trois piscines, deux petites et une grande, dite *salle de Natation*.

5° Trois douches ascendantes fixes.

6° Une grande douche locale fixe à arrosoir ou piston.

7° La grande *Douche froide* à 10° constants, non sulfurée, de 1 à 3 atmosphères et demie, à volonté, est donnée dans des cabinets du grand corridor des douches.

8° Trois buvettes inférieures, groupées le long du même corridor : *Ferras inférieure* n° *1* et n° *2* et les *Romains*.

Les eaux sont dirigées, du point d'émergence aux réservoirs dans des tuyaux en porcelaine, pour les sources les plus rapprochées, et dans des caniveaux hermétiques en bois injecté, pour les plus éloignés. Depuis les réservoirs jusqu'au lieu d'emploi, les eaux sont conduites dans des tuyaux en bois, qui ont l'avantage de conserver, mieux que le plomb, la température du liquide minéral. Toutes les baignoires, admettant l'eau par la partie inférieure, on évite l'introduction d'une quantité notable d'air dans le bain, et on empêche la destruction rapide du sulfure.

Les grandes douches sont alimentées par les sources de *Bayen*, de la *Reine* et *Richard*. La douche locale fixe, reçoit les mêmes eaux. Les douches ascendantes sont entretenues par les eaux d'*Eligny*.

Les Étuves souterraines sont échauffées par la portion des eaux de la *Reine* et de *Bayen*, destinées aux douches.

La piscine de natation est alimentée par le groupe tiède du sud. La température moyenne est de 32 à 33° cent.

II. — ÉTUDE CHIMIQUE DES EAUX

Chargé, en 1849, par l'administration municipale de Bagnè-res-de-Luchon, d'étudier, au point de vue chimique, les sources thermales que possède cette commune, j'ai consacré quatre années à cet examen. Depuis, et jusqu'en 1881, j'ai passé, à plusieurs reprises, des mois entiers, dans la station, pour compléter l'étude de la composition chimique des eaux, des variations qu'elle éprouve dans les diverses saisons, et rechercher les moyens de prévenir l'altération de ces eaux. Mes études ont fait l'objet de plusieurs Mémoires, adressés à l'Institut, à l'Académie de Médecine, au Conseil supérieur d'hygiène. Les encouragements flatteurs, que ces compagnies savantes m'ont accordés, m'autorisent à penser que les résultats, que j'ai obtenus, ne sont pas dépourvus d'intérêt. Je crois donc devoir entrer, dans des détails très circonstanciés, sur les analyses des eaux de Bagnères-de-Luchon ; je considérerai ces eaux comme un type, auquel je rapporterai les autres eaux sulfureuses de la chaîne, en faisant ressortir surtout les analogies et les différences.

1. ANALYSE QUALITATIVE DES SOURCES

Les eaux sulfureuses de Luchon sont limpides et incolores ; elles exhalent une odeur prononcée d'œufs couvés ; leur saveur est franchement hépatique ; leur densité, un peu plus forte que celle de l'eau. Elles laissent dégager au griffon une quantité assez notable d'azote. On trouve dans les conduits de quelques-unes d'entre elles, *Sengez, Bosquet*, des dépôts abondants de glairine, tantôt colorée en noir par un peu de sulfure de fer, tantôt grisâtre et translucide ; dans d'autres, des filaments de sulfuraire d'une grande blancheur. Quelques-unes des sources, *Pré n° 1, Bordeu n° 1, Reine, Grotte supérieure, Richard supérieure*, dégagent une quantité notable d'acide sulfhydrique. Cet acide, décomposé par l'air, produit de l'eau, et les dépôts de soufre, qu'on remarque sur les conduits, ou les réservoirs, dans des endroits que le niveau de l'eau n'atteint jamais. Les roches, qui forment les galeries

souterraines où coulent les sources, soumises à l'action simultanée de l'air, de l'acide sulfhydrique et de la vapeur
d'eau, à une température élevée, sont attaquées, et se recouvrent d'efflorescences cristallines, dont je ferai connaître plus
loin la composition.

Gaz dissous. — Soumises à l'action de la chaleur, à l'abri
de l'air, les eaux de Luchon laissent dégager une petite quantité de gaz ; le dégagement s'accélère quand l'eau commence à
bouillir, mais il cesse bientôt après. Cependant, en continuant
l'ébullition, de très petites bulles se dégagent, en même temps
que la vapeur d'eau ; le dégagement, lent et presque insensible, dure jusqu'au moment, où le principe sulfureux a été
complètement détruit, ce qui exige un temps fort long. Si l'on
examine le liquide, après que tout dégagement de gaz a cessé,
on ne trouve plus ni l'odeur, ni la saveur, qui caractérisaient
l'eau sulfurée ; il ne précipite plus en noir les sels de plomb,
et l'élément sulfureux semble s'être dissipé tout entier sous la
forme gazeuse. On constate aussi que le résidu contient plus
d'hyposulfite de soude, que n'en renfermait l'eau, avant d'avoir
été ainsi altérée. Le gaz, dégagé, est absorbé, en partie, par les
sels de plomb, qu'il précipite, en noir ; la partie, non absorbée,
possède tous les caractères de l'azote, avec des traces d'acide
carbonique. Quant au liquide provenant de la vapeur d'eau,
condensée pendant l'évaporation, il possède tous les caractères d'une solution d'acide sulfhydrique. Au contraire,
si, l'ébullition de l'eau minérale dure seulement quelques
instants, le gaz, qui se dégage, est formé, presque en totalité,
par de l'azote, et ne contient que des traces d'acide sulfhydrique.

Si, après avoir désulfuré l'eau minérale par un sel de plomb
ou d'argent, on la fait bouillir, elle fournit un gaz formé d'un
mélange, à proportions variables, d'azote et d'oxygène. J'ai
remarqué que l'eau de certaines sources était plus riche en
oxygène, pendant la fonte des neiges, qu'à toute autre époque.
Le tableau suivant peut donner une idée de ces variations. L'analyse a été faite en absorbant l'oxygène par le phosphore ; le
volume du gaz, est rapporté à la température de zéro et à la
pression de $0^m,760$. L'examen des gaz, tenus en dissolution par

l'eau minérale, se trouve complété par celui des gaz que contenaient, à la même époque, les eaux froides environnantes.

SOURCES	DATES	Volume de gaz dégagé par un litre d'eau.	GAZ Absorbé par le Phosphore.		OBSERVATIONS
			Quantité.	P. 0/0 du gaz dégagé	
Bayen	3 févr..	21.00	3.15	15.00	Beau temps, dégel.
id.	4 —	19.20	2.68	13.90	id.
id.	29 mars .	20.00	1.75	8.75	Beau temps.
id.	28 avril .	19.50	1.60	8.20	Pluie douce.
id.	12 mai ..	18.50	1.75	9.40	Beau temps.
id.	18 —	13.00	1.25	9.60	Pluie douce.
Ferras sup. nº 1.	13 févr..	16.00	4.48	28.00	Fonte de neige ab.
id. nº 2........	29 mars.	32.50	4.79	14.75	Beau temps.
Grotte supérieure.	13 févr..	17.00	4.00	23.53	Fonte de neige.
Etigny nº 2......	5 —	20.00	3.20	16.00	id.
id.	13 —	18.00	3.60	20.00	id.
Froide des bains.	6 —	23.00	3.76	22.00	Beau temps, dégel.
id.	29 mars .	25.00	8.00	22.60	Beau temps.
id.	28 avril .	17.20	3.70	21.50	Pluie douce.
id.	12 mai ..	19.00	4.10	21.20	Beau temps.
id.	18 —	16.20	3.80	23.80	Pluie douce.
Fr. du Pré Ferr.	5 févr..	22.00	6.38	29.00	Fonte de neige.
id.	29 mars .	25.30	8.40	33.00	Beau temps.
id.	28 avril .	33.00	8.00	24.20	Pluie.
id.	12 mai ..	31.50	8.00	25.40	Beau temps.
id.	18 —	37.00	10.50	28.40	Pluie.

Ces chiffres montrent que le volume des gaz, tenus en dissolution par les eaux, change d'un jour à l'autre ; on voit aussi que la proportion d'oxygène est variable. Comme on devait s'y attendre, elle est plus forte dans les eaux les moins chaudes, surtout dans celles qui subissent, d'une manière évidente, l'influence des eaux froides, non minérales. On remarque, enfin, que, pendant la fonte des neiges, l'eau sulfureuse de certaines sources, contient presque autant d'oxygène que l'eau ordinaire. Cela peut rendre compte de la couleur verte, que présente quelquefois l'eau de certaines sources, au griffon ; de la facilité avec laquelle l'eau blanchit certains jours ; de l'altérabilité extrême de quelques sources, et d'autres faits, observés, de tout temps, à Bagnères-de-Luchon, et dont on n'avait pas donné jusqu'à ce jour une explication satisfaisante.

Alcalinité. — Les eaux de Bagnères-de-Luchon ramènent au

bleu la teinture de tournesol rougie ; elles verdissent le sirop de violette, et précipitent en noir, les solutions de sels de plomb, d'argent, etc. L'alcalinité de ces eaux me paraît due presqu'en entier au sulfure alcalin ; si, en effet, on les désulfure par le sulfate de plomb, qui n'a pas d'action sur le carbonate ou le silicate de soude (1), la liqueur filtrée, ne ramène que très lentement au bleu, le papier de tournesol rougi (2).

Acide sulfhydrique. — L'acide arsénieux ne produit un précipité de sulfure d'arsenic, que dans le cas où l'on acidule le mélange. Les feuilles d'argent ou de cuivre métallique, plongées dans l'eau, à l'abri de l'air, restent quelquefois brillantes ; d'autres fois, elles prennent une teinte brune bien caractérisée. C'est surtout, quand l'eau contient beaucoup d'oxygène en dissolution, que ces métaux brunissent. Les acides sulfurique et chlorhydrique avivent l'odeur de l'eau ; ils ne produisent aucun précipité.

Sulfates et sulfites. — Le chlorure de baryum fournit sur-le-champ un précipité blanc, avec l'eau des sources les moins sulfureuses, *Ferras, Etigny*, etc. ; les sources, riches en sulfure, restent parfaitement limpides, plus d'un quart d'heure après l'addition du réactif ; elles fournissent pourtant à la longue un léger précipité composé presqu'en entier de silicate de baryte, mêlé de traces de sulfate et de sulfite de cette base ; les sources *Bayen, Pré n° 1, Bordeu n° 1,* sont dans ce cas (3).

Chlorures. — L'azotate d'argent donne un précipité brun, que l'ammoniaque rend complètement noir. La liqueur ammoniacale, filtrée et sursaturée par l'acide azotique pur, donne un

(1) Le sulfate de plomb serait altéré par des solutions concentrées de carbonate ou de silicate de soude ; mais, il s'agit, ici, de solutions très étendues, sur lesquelles il n'a pas d'action. Le sulfure de plomb, provenant de l'opération, est, en effet, dépourvu de carbonate et de silicate de plomb.

(2) Les eaux sulfureuses des Pyrénées sont moins alcalines qu'on le croit généralement. Celles de Labassère, Barèges et Saint-Sauveur, le sont davantage ; on trouve, à Luchon, des eaux qui sont à peine alcalines, et d'autres qui le sont très sensiblement.

(3) Cette absence de sulfates, dans les eaux les plus sulfureuses, n'est pas particulière aux sources de Luchon ; je l'ai constatée à Barèges, Saint-Sauveur, Cauterets et Labassère. Le précipité, formé par le chlorure de baryum, dans les eaux de Barèges, Saint-Sauveur et Bonnes, contient un peu de carbonate de baryte ; les eaux de Bonnes renferment beaucoup de sulfates.

précipité blanc de chlorure d'argent ; le précipité est d'autant plus abondant que l'eau est plus sulfureuse. La quantité de chlorure n'est pas rigoureusement proportionnelle à celle de sulfure de sodium ; mais elle croît avec cette dernière.

Autres corps. — L'eau de chaux détermine un léger précipité blanc, qui ne se dépose qu'au bout de plusieurs heures ; ce précipité est formé presqu'en totalité de silicate de chaux.

Si, après avoir concentré l'eau de Luchon, 50 litres réduits à 1 litre, on verse du sel ammoniac et de l'ammoniaque, on obtient un précipité gélatineux, que la potasse dissout en partie ; la solution alcaline, saturée d'abord par de l'acide azotique, puis mêlée avec de l'ammoniaque en excès, laisse déposer un précipité blanc gélatineux. Ce précipité, séché, humecté avec une solution d'azotate de cobalt, et chauffé au chalumeau, prend une belle couleur bleue.

Le portion du précipité, que la potasse, a refusé de dissoudre est soluble dans l'acide chlorhydrique ; cette solution, saturée avec soin par l'ammoniaque, et additionnée de succinate d'ammoniaque, a donné un précipité de succinate de fer. La liqueur filtrée a fourni, avec le sulfhydrate d'ammoniaque, un précipité de couleur chair, formé de sulfure de manganèse ; la liqueur, séparée par filtration du sulfure de manganèse, donne, avec le phosphate d'ammoniaque, un précipité de phosphate ammoniaco-magnésien. La potasse, la soude et le carbonate neutre de ces bases, produisent, dans l'eau de Luchon, un léger précipité blanc. L'oxalate d'ammoniaque y produit aussi un léger précipité blanc.

Si l'on fait évaporer, à siccité, de l'eau de Luchon, elle laisse un résidu grisâtre, qui, lorsqu'on le calcine, brunit et répand une odeur empyreumatique, et blanchit à nouveau par une calcination prolongée.

Ce résidu, repris par l'eau distillée, lui cède du chlorure de sodium, et des sulfates de soude, de chaux et de magnésie (1); le chlorure de platine, décèle dans cette solution aqueuse, l'existence d'un peu de potasse.

(1) Ces sulfates ne préexistent qu'en partie dans l'eau ; une portion se produit, en effet, pendant l'évaporation, par la combustion des éléments du sulfure.

Le résidu insoluble dans l'eau, attaqué par l'acide azotique, se dissout en partie, en produisant une très légère effervescence. Une lame de verre qui recouvrait la capsule de platine, dans laquelle j'ai attaqué ce précipité, n'a présenté aucune trace d'altération.

La solution acide a donné, avec l'ammoniaque, un léger précipité dans lequel il était facile de reconnaître l'existence de l'alumine et de l'hydrate de fer. Une partie de ce précipité a été desséchée avec soin, puis introduite dans un tube de verre, fermé à l'une de ses extrémités, et chauffée avec un peu de potassium métallique ; en humectant le mélange, j'ai senti bien distinctement l'odeur du phosphure d'hydrogène. L'azotate d'urane a fourni, avec la solution acide de ce précipité, un peu de phosphate d'urane. La liqueur ammoniacale, séparée du précipité mixte d'alumine, d'hydrate de fer, de manganèse et de phosphate, dont je viens de parler, a donné avec l'acide sulfhydrique, un très léger précipité que j'ai séparé de la liqueur surnageante. Ce précipité a été dissous à l'aide de quelques gouttes d'acide azotique pur, et la solution acide évaporée à siccité, à une douce chaleur ; le résidu, repris par quelques gouttes d'eau distillée, a accusé la présence d'un sel de cuivre.

La liqueur, qui avait fourni ce précipité de sulfure de cuivre, contenait, en outre, de la chaux et de la magnésie, dont la présence était facile à constater à l'aide de l'oxalate et du phosphate d'ammoniaque. La partie du résidu de l'évaporation de l'eau de Luchon, qui avait résisté à l'action de l'acide azotique, a cédé, à une solution bouillante de potasse caustique, un peu de silice ; la matière, insoluble dans la potasse, lavée, séchée et mélangée avec du fluorure de calcium en poudre et de l'acide sulfurique, a donné un dégagement de fluorure de silicium, et un résidu, que j'ai repris par de l'acide chlorhydrique. La solution acide contenait des traces de soude, de chaux, de magnésie et de fer.

Si l'on désulfure 1 litre d'eau, prise au griffon, en l'agitant avec un excès de sulfate de plomb, l'eau filtrée et concentrée par évaporation, prend une belle couleur bleue, quand on la mêle avec de l'acide iodique et de la colle d'amidon. Si, avant la réaction, on ajoute un peu de chlorure de baryum, et qu'on fil-

tre, on n'obtient plus, avec le liquide, une aussi belle couleur
bleue ; mais le précipité, resté sur le filtre, se colore légèrement
en bleu, quand on le mêle avec ces deux réactifs (1). Si l'on
évapore à siccité 50 litres d'eau, dans lesquels on a fait dissoudre 5 à 6 grammes de potasse, provenant du tartre, qu'après avoir
calciné le résidu, on l'épuise par l'alcool bouillant, qu'on fasse
évaporer à siccité la solution alcoolique, et qu'on reprenne, par
de l'eau distillée, le produit de cette évaporation, on obtient une
liqueur dans laquelle il est facile de constater la présence de
l'iode, soit par les sels de palladium, soit à l'aide de l'amidon.
L'eau, évaporée sans addition de potasse, ne donne pas les réactions de l'iode.

Les éléments, dont les réactions, que je viens d'énumérer, indiquent l'existence dans l'eau de Luchon, sont les suivants : *Oxygène, azote, sulfures*, traces *d'acide sulfhydrique* et *d'acide
carbonique, sulfates*, traces de *sulfites* et *d'hyposulfites, chlorures*, traces *d'iodures, acide silicique, silicates* solubles et
insolubles, *carbonates, phosphates, sels* solubles et insolubles
de *chaux* et de *magnésie*, traces de *fer*, de *manganèse*, et de
cuivre, alumine, potasse, matière organique.

2. Variations de la sulfuration des mêmes sources.

J'ai déjà montré que la température des sources les mieux
aménagées, éprouvait de légères variations. Je me suis proposé
de rechercher, si la composition chimique des sources ne variait
pas elle-même, d'établir les limites de ces variations, si elles
se produisent, et d'en étudier les causes. C'est dans ce but, que
j'ai entrepris une série d'expériences, consistant à observer,
journellement, le degré sulfhydrométrique de quelques-unes des
sources de Luchon. Le tableau VI, placé à la fin de ce paragraphe,
résume mes longues observations, qui conduisent aux résultats
suivants :

1º Le degré sulfhydrométrique de chaque source n'est pas constant. L'étendue des variations, que subit la richesse de l'eau,

(1) Ce procédé permet de distinguer les sulfites des hyposulfites ; il est fondé
sur l'insolubilité du sulfite de baryte, et sur la solubilité de l'hyposulfite.

diffère avec la source ; elle est considérable pour quelques-unes d'entr'elles (1).

2° En général, les variations accusées par le sulfhydromètre, semblent liées à celles du baromètre, de telle sorte que, la richesse dés sources croît, quand le baromètre monte régulièrement pendant plusieurs jours, et décroit quand il descend.

3° La sulfuration des sources varie avec les saisons ; les eaux sont plus sulfureuses en hiver qu'en été.

4° La richesse de certaines sources éprouve des changements notables, à l'époque des grandes fontes de neige, ou lorsque le niveau du canal hydrostatique d'eau froide, est plus élevé que de coutume.

La *Source de la Reine*, examinée, un grand nombre de fois, à différentes saisons des années 1849 et 1850, a absorbé les quantités suivantes d'iode :

		Max	$0^{gr}1780,$
Sept. 1849,	7 essais	Min	0 1650,
		Moy	0 1718.
		Max	0 1800,
Oct. 2	id...	Min	0 1760,
		Moy	0 1780.
		Max	0 1900,
Nov. 5	id...	Min	0 1720,
		Moy	0 1828.
		Max	0 1920,
Déc. 26	id...	Min	0 1780,
		Moy	0 1865.
		Max	0 1950,
Janv. 1850,	31 id...	Min	0 1765,
		Moy	0 1835.
		Max	0 1850,
Fév. 26	id...	Min	0 1680,
		Moy	0 1821.

(1) L'élément sulfureux n'est pas le seul variable ; des essais, faits avec une solution titrée d'azotate d'argent, prouvent que les quantités de chlorures varient aussi, et dans le même sens.

Mars, 32	essais	Max	....	0gr1740,
		Min	....	0 1600,
		Moy	....	0 1708,
Avril, 30	id...	Max	....	0 1780,
		Min	....	0 1680,
		Moy	....	0 1725,
Mai, 15	id...	Max	....	0 1810,
		Min	....	0 1740,
		Moy	....	0 1788.

Les résultats, obtenus sur les autres sources, sont analogues à ceux que je viens de rapporter. L'abaissement considérable de titre, qu'ont subi quelques-unes d'entr'elles, pendant le mois de février, se lie à une fonte de neige très considérable. On peut dire, en général que, l'abondance des eaux froides, et l'élévation, de leur niveau dans les galeries des eaux minérales, ont amené des variations de trois ordres :

1º Augmentation considérable du volume de l'eau minérale, abaissement simultané de la température et du degré sulfhydrométrique *(Sources d'Etigny)*. Dans ce cas, l'eau froide s'est évidemment mêlée à l'eau minérale.

2º Augmentation considérable du volume de l'eau minérale; très-léger abaissement de température, très grand abaissement du degré sulfhydrométrique *(Grotte supérieure)*. Il semble que de l'eau chaude, non minérale, est venue s'ajouter à l'eau sulfureuse.

3º Augmentation considérable du volume de l'eau minérale, sans que celle-ci ait sensiblement perdu en température ou en sulfuration *(Source Blanche)*. L'eau froide paraît avoir ramené, dans les conduites, de l'eau minérale qui se perdait en temps ordinaire.

Dans tous les cas, on remarque qu'un abaissement énorme du titre sulfhydrométrique, correspond à une perte de chaleur peu considérable. Ainsi, *la Grotte supérieure*, dont le degré sulfhydrométrique était, le 10 nov., de 0gr,1800, et la température de 58º80, marquait, le 15 février suivant, 0gr,09 80 et 57º90 ; soit un abaissement de température de 0º9, répondant à une perte sulfhydrométrique de 45 p. 0/0.

De même, une légère élévation de température est souvent suivie d'une augmentation notable dans la richesse en élément sulfureux. Ainsi, la Source de la *Reine* qui marquait, le 25 déc., $0^{gr},1900$, et $58°10$, avait, le 4 septembre, $0^{gr},1650$ et $57°80$. Mais l'abaissement de température ne correspond pas toujours à un abaissement de titre; tandis que l'élévation de température se lie toujours, à une plus grande richesse en principe sulfureux.

L'examen du même tableau montre qu'il n'existe aucun rapport entre la température et la sulfuration des diverses sources de Luchon (1). On verra, en effet, que la Source de l'*Enceinte*, qui est toujours moins chaude que la *Grotte supérieure*, est plus sulfureuse qu'elle; que la Source du *Pré* n° 1 et la Source *Bordeu* n° 1, sont moins chaudes et plus sulfureuses que la *Reine*.

(1) MM. Boullay et Henry ont montré, les premiers, que cette loi n'existait pas.

TABLEAU VI. — Variations de la composition chimique des sources de Bagnères-de-Luchon.

DATES des EXPÉRIENCES	Hauteur du baromètre	Température extérieure	ÉTAT du CIEL	QUANTITÉ D'IODE ABSORBÉE PAR UN LITRE D'EAU										
				Reine	Bayen	Grotte supérieure	Ferras n° 1	Ferras n° 2	Éligny n° 1	Éligny n° 2	Richard supérieure	Azémar Anciennes du Chauffoir	Blanche	Lachapelle
	deg.	deg.		deg	deg.	deg.	deg.	deg.	deg.		deg.	deg.	deg.	deg.
1er août 1849	»	»		0.1740	0.2410	»	0.0870	0.0280	»	»	»	»	0.1000	»
1er sept...	»	»		0.1780	0.2400	»	»	0.0260	»	»	»	»	0.1030	0.1900
4 —	0.7080	19.00		0.1650	»	0.1470	0.0800	»	»	»	0.1410	0.1420	»	0.1850
6 —	»	»		0.1700	»	0.1500	»	»	»	»	0.1450	0.1460	»	»
10 —	0.7010	17.00		0.1680	0.2300	»	»	»	»	»	»	»	»	0.1800
12 —	0.6980	18.00		0.1700	0.2350	0.1600	»	»	0.1200	»	»	»	0.1030	»
13 —	0.7140	15.05		0.1700	»	0.1550	»	»	»	»	0.1480	0.1550	»	»
20 —	0.7120	18.00		0.1720	»	»	»	0.0260	»	»	»	»	0.1150	0.1830
26 oct....	0.7130	20.00		0.1760	0.2440	0.1530	0.0900	0.0250	»	»	0.1560	0.1550	»	»
27 —	0.7155	17.00		0.1800	0.2500	0.1640	0.0850	0.0260	»	»	0.1550	»	»	»
5 nov...	»	»		0.1830	0.2510	0.1800	»	»	»	»	»	»	»	»
6 —	0.7080	14.00		0.1720	»	»	»	»	»	»	»	»	»	»
9 —	0.7180	12.00		0.1850	0.2480	0.1720	0.1300	0.0740	»	»	0.1660	0.1700	0.1550	0.2150
10 —	0.7170	14.00		0.1840	0.2550	0.1800	0.1150	0.0280	»	»	0.1550	0.1720	0.1330	»
14 —	0.7135	5.00		0.1900	»	0.1740	0.0830	0.0280	»	»	0.1860	0.1790	0.1040	0.2080
7 déc....	0.7020	9.80	couvert.	0.1780	»	0.1520	»	0.0240	0.1340	»	»	»	»	0.2010
8 —	0.7040	9.10	pluie.	0.1810	»	0.1545	»	0.0260	0.1370	»	»	»	»	0.2010
9 —	0.7055	10.80	couvert.	0.1880	»	0.1570	»	0.0265	0.1375	»	»	»	»	0.2035
10 —	0.7053	6.10	pluie neige.	0.1840	»	0.1580	»	0.0260	0.1370	»	»	»	»	0.2010
11 —	0.7110	3.10	couv. givre.	0.1885	»	0.1580	»	0.0272	0.1400	»	»	»	»	0.2040
12 —	0.7051	0.90	beau.	0.1830	»	0.1570	»	0.0280	0.1410	»	»	»	»	0.2020
13 —	0.7158	7.85	couvert	0.1872	»	0.1580	»	0.0287	0.1400	»	»	»	»	0.2015
14 —	0.7165	12.10	id	0.1860	»	0.1580	»	0.0290	0.1400	»	»	»	»	0.2015
15 —	0.7173	7.65	très-beau.	0.1890	»	0.1590	»	0.0270	0.1390	»	»	»	»	0.2015
16 —	0.7161	10.40	beau.	0.1860	0.2440	0.1530	»	0.0275	0.1400	»	»	»	»	0.2010
17 —	0.7156	8.00	couvert.	0.1850	»	0.1530	»	0.0270	0.1380	»	»	»	»	0.1980
18 —	0.7138	3.95	beau.	0.1900	»	0.1550	»	0.0280	0.1390	»	»	»	»	0.1960
19 —	0.7140	5.20	beau.	0.1910	»	0.1510	»	0.0300	0.1425	»	»	»	»	0.1960
20 —	0.7163	3.30	pluie fine.	0.1920	»	0.1500	»	0.0300	0.1400	»	»	»	»	0.1940
21 —	0.7105	1.20	beau.	0.1920	»	0.1570	»	0.0290	0.1433	»	»	»	»	0.1975
22 —	0.7102	—1.40	nuages.	0.1830	»	0.1480	»	0.0270	0.1440	»	»	»	»	0.1960
23 —	0.7006	—4.60	couvert.	0.1890	»	0.1525	»	0.0282	0.1390	»	»	»	»	0.1950
24 —	0.7096	—4.65	beau, f. gel.	0.1900	»	0.1510	»	0.0320	0.1450	»	»	»	»	0.1960
25 —	0.7163	—3.60	couvert.	0.1900	»	0.1560	»	0.0390	0.1470	»	»	»	»	0.2050
26 —	0.7116	—5.70	id.	0.1920	»	»	»	0.0400	»	»	»	»	»	0.2030
26 —	0.7105	—2.20	id.	0.1810	»	0.1580	»	0.0295	0.1475	»	»	»	»	0.1950
27 —	0.7020	+0.75	id.	0.1860	»	0.1560	»	0.0430	0.1430	»	»	»	»	»
28 —	0.6959	1.90	neige. dég.	0.1820	»	0.1510	»	0.0530	0.1590	»	»	»	»	»
29 —	0.7018	—1.70	neige.	0.1882	»	0.1550	»	0.0670	0.1710	»	»	»	»	»
30 —	0.7120	+0.20	couvert.	0.1850	»	0.1530	»	0.0670	0.1690	»	»	»	»	»
31 —	0.7130	—2.15	neige.	0.1830	»	0.1556	»	»	»	»	»	»	»	»
1er janv. 1850	0.7143	—1.55	id.	0.1865	»	0.1560	»	0.0630	0.1690	»	»	»	»	»
2 —	0.7127	—0.80	id.	0.1825	»	0.1580	»	»	»	»	»	»	»	»
3 —	0.7125	+0.95	id.	0.1810	»	0.1565	»	»	»	»	»	»	»	»
4 —	0.7115	+1.70	id.	0.1800	»	0.1566	»	»	»	»	»	»	»	»
5 —	0.7023	2.00	neige, dég.	0.1810	»	0.1520	»	»	»	»	»	»	»	»
6 —	0.6910	2.55	id.	0.1770	»	0.1510	»	»	»	»	»	»	»	»
7 —	0.7088	1.55	id.	0.1820	»	0.1516	»	»	»	»	»	»	»	»
8 — (1)	0.7091	—1.40	id.	0.1802	»	0.1550	»	»	»	»	»	»	»	»
9 —	0.7100	—1.50	id.	0.1815	»	0.1650	»	»	»	»	»	»	»	»
10 —	0.7260	—2.10	beau, gelée.	0.1870	»	0.1700	»	»	»	»	»	»	»	»
11 —	0.7230	+0.80	couvert.	0.1805	»	0.1690	»	»	»	»	»	»	»	»
12 —	0.7012	+1.10	id.	0.1815	»	0.1670	»	»	»	»	»	»	»	»
13 —	0.7018	»	beau	0.1850	»	0.1720	0.1520	0.0960	0.1710	»	»	»	»	»
14 —	0.6893	+4.70	couv. dégel.	0.1765	»	0.1745	»	»	»	»	»	»	»	»
15 — (2)	0.6860	5.60	id.	0.1783	»	0.1783	»	»	»	»	»	0.1780	»	»
16 —	0.6900	3.25	pluie et neig	0.1780	»	0.1736	0.1436	»	»	»	»	»	»	»
17 —	0.7017	3.25	beau	0.1795	»	0.1745	»	»	»	»	»	»	»	»

(1) On déprime fortement le sol de la galerie du sud. — (2) On capte la Grotte inférieure.

TABLEAU VI. — (Suite)

DATES des EXPÉRIENCES	Hauteur du baromètre	Température extérieure	ÉTAT du CIEL	QUANTITÉ D'IODE ABSORBÉE PAR UN LITRE D'EAU										
				Reine	Bayen	Grotte supérieure	Ferras n°1	Ferras n°2	Etigny n°1	Etigny n°2	Richard supérieure	Azémar Anciennes du Chaufloir	Blanche	Lachapelle
	deg.	deg.		deg.	deg.	deg.	deg.	deg.	deg.					
18	0.7094	1.95	id.	0.1810	»	0.1770	»	»	0.1660	»	»	»	»	»
19	0.7095	5.40	id.	0.1830	»	0.1735	0.1396	0.0340	0.1600	»	»	0.1730	»	»
20 (1)	0.7095	3.10	couvert.	0.1845	»	0.1745	0.1117	0.0376	0.1500	»	»	»	»	»
21	0.7117	5.10	id.	0.1862	»	0.1717	0.1003	0.0357	0.1460	»	»	»	»	»
22	0.7158	6.25	beau.	0.1890	»	0.1660	0.0981	0.0320	0.1460	»	»	»	»	»
23	0.7174	2.90	id.	0.1895	»	0.1725	0.1050	0.0357	0.1500	»	»	»	»	»
24	0.7160	4.10	id.	0.1890	»	0.1730	0.1100	0.0375	0.1517	»	»	»	»	»
25 (2)	0.7170	4.20	id.	0.1885	»	0.1670	0.1055	0.0367	0.1490	»	»	»	»	»
26	0.7144	4.80	id.	0.1866	»	0.1645	0.1100	0.0366	0.1480	»	»	»	»	»
27	0.7146	3.10	id.	0.1910	»	0.1660	0.1075	0.0330	0.1527	»	»	0.1850	»	»
28	0.7167	6.00	beau.	0.1930	»	0.1600	0.1136	0.0376	0.1507	»	»	»	»	»
29	0.7142	»	id.	0.1790	»	0.1510	0.1020	0.0350	0.1450	»	»	»	»	0.1460
30	0.7146	5.50	id.	0.1840	»	0.1510	0.1080	0.0370	0.1460	»	»	»	»	0.1480
31	0.7159	5.00	très-beau.	0.1860	0.2510	0.1550	0.1080	0.0370	0.1470	»	»	»	»	»
1er fév...	0.7190	9.10	beau.	0.1880	0.2520	0.1580	0.1170	0.0350	0.1460	0.0450	0.1850	0.1780	0.1240	0.1700
2	0.7182	8.00	beau, dégel.	0.1870	0.2500	0.1580	0.1050	0.0355	0.1440	»	»	»	»	0.1680
3 (3)	0.7147	6.40	couv. dégel.	0.1860	0.2540	0.1580	0.1025	0.0345	0.1400	»	»	»	»	0.1760
4	0.7104	8.00	neige, dég.	0.1840	0.2530	0.1540	0.1025	0.0340	0.1350	»	»	»	»	0.1790
5	0.7100	7.50	beau.	0.1820	0.2490	0.1450	0.1020	0.0310	0.1310	»	»	»	»	0.1790
6	0.7045	7.75	tr.-gr. dégel	0.1810	0.2540	»	0.1020	0.0340	0.1310	»	»	»	»	0.1800
7	0.7080	8.00	beau.	»	0.2560	»	0.1000	0.0330	0.1280	»	»	»	»	0.1790
8	0.7130	10.00	id.	»	»	»	0.1000	0.0340	0.1310	»	»	»	»	0.1820
9	0.7120	9.00	id.	»	»	»	0.0990	0.0330	0.1200	»	»	»	»	0.1780
10	0.7165	8.10	id.	»	0.2560	»	0.0760	0.0300	0.1060	»	»	»	0.1100	0.1720
11	0.7137	7.00	id.	»	0.2580	»	0.0880	0.0250	0.0960	0.0330	»	»	0.1150	0.1650
12	»	7.00	pluie neige.	»	»	»	»	»	»	»	»	»	»	»
13	0.7102	2.10	beau.	0.1810	0.2560	0.1000	0.0810	»	0.0770	0.0280	»	»	0.1100	0.1500
14	0.7200	3.50	id.	0.1850	0.2500	0.1050	»	»	0.0700	0.0250	»	»	0.1060	0.1500
15	0.7190	9.00	id.	0.1870	0.2590	0.0980	»	»	0.0670	0.0250	»	»	0.1040	0.1260
16	»	»	id.	»	0.2600	»	»	»	»	»	»	»	»	»
17	»	»	id.	»	»	»	»	»	»	»	»	»	»	»
18	»	»	id.	»	0.2620	»	»	»	»	»	»	»	»	»
19	»	»	id.	»	0.2530	»	»	»	»	»	»	»	»	»
20	»	»	id.	»	»	»	»	»	»	»	»	»	»	»
21 (4)	»	»	beau.	»	»	»	»	»	»	»	»	»	»	»
22	0.7200	10.00	id.	0.1760	0.2520	0.0800	0.0530	0.0200	»	»	»	»	»	»
23	0.7166	10.00	id.	0.1700	0.2590	0.0880	»	»	»	»	»	»	»	»
24	0.7124	10.00	nuages.	0.1700	0.2520	0.0860	»	0.0180	»	»	»	»	»	»
25	0.7155	8.00	beau.	0.1700	0.2560	0.0900	»	0.0200	0.0640	»	»	»	»	»
26	0.7160	7.00	nuages.	0.1680	0.2510	0.0870	»	0.0200	0.0630	»	»	»	»	»
27	0.7130	10.00	pluie.	0.1700	0.2600	0.0820	0.0560	0.0220	0.0580	»	»	»	»	»
28	0.7110	10.50	id.	0.1700	0.2500	0.0830	0.0550	0.0200	0.0680	»	»	»	»	»
1er mars	0.7140	8.50	id.	0.1700	0.2500	0.0840	0.0580	0.0200	0.0720	»	»	»	»	»
2	0.7163	8.50	id.	0.1700	0.2490	0.0880	0.0680	0.0220	0.0730	»	»	»	»	»
3	0.7060	8.00	id.	0.1720	0.2550	0.0940	0.0630	0.0200	0.0760	»	»	»	»	»
4	0.7090	11.00	id.	0.1610	0.2380	0.0900	0.0600	0.0180	0.0740	»	»	»	»	»
5	0.7158	9.50	id.	0.1600	0.2360	0.0920	0.0620	0.0200	0.0780	»	»	»	»	»
6	0.7180	10.10	id.	0.1700	0.2470	0.0920	0.0650	0.0240	0.0800	»	»	»	»	»
7	0.7156	11.50	couvert.	0.1680	0.2480	0.0920	0.0630	0.0200	0.0820	»	»	»	»	»
8	0.7150	11.00	id.	0.1650	0.2470	0.0940	0.0650	0.0210	0.0840	»	»	»	»	»
9	0.7100	13.50	pluie, le soir	0.1680	0.2480	0.0930	0.0670	0.0240	0.0860	»	»	»	»	»
10	0.7096	14.50	beau.	0.1720	0.2470	0.0940	0.0650	0.0210	0.0850	»	»	»	»	»
11	0.7116	13.00	id.	0.1670	0.2490	0.0850	0.0660	0.0210	0.0860	»	»	»	»	»
12	0.7128	11.50	id.	0.1680	0.2510	0.0940	0.0670	0.0215	0.0880	»	»	»	»	»
13	0.7140	11.00	id.	0.1680	0.2540	0.0980	0.0680	0.0220	0.0880	»	»	»	»	»
14	0.7137	12.30	id.	0.1700	0.2550	0.1020	0.0650	0.0240	0.0875	»	»	»	»	»
15	0.7096	10.75	id.	0.1700	0.2540	0.0980	0.0650	0.0240	0.0865	»	»	»	»	»

(1) La source Lachapelle est captée définitivement. — (2) On relève le niveau de la s. Lachapelle de 29 c., et on abaisse celui de la Froide, de 15 mill. — (3) Le niveau de la source Lachapelle est relevé. — (4) Les sources Ferras n° 1 et n° 2, et la source Etigny, sont mélangées d'eau froide.

TABLEAU VI. — (Suite)

DATES des EXPÉRIENCES	Hauteur du baromètre.	Température extérieure.	ÉTAT du CIEL	QUANTITÉ D'IODE ABSORBÉE PAR UN LITRE D'EAU										
				Reine	Bayen	Grotte supérieure	Ferras n°1	Ferras n°2	Etigny n°1	Eligny n°2	Richard supérieure	Azémar Anciennes du Chauffoir	Blanche	Lachapelle
	deg.	deg.		deg	deg.	deg.	deg.	deg.	deg.					
16 mars 1850	0.7042	13.15		0.1720	0.2520	0.0980	0.0220	0.0660	0.0880	»	»	»	»	»
17 —	0.7037	5.60		0.1740	0.2530	0.0970	0.0240	0.0650	0.0880	»	»	»	»	»
18 —	0.7037	8.30		0.1670	0.2520	0.0980	0.0200	0.0660	0.0880	»	»	»	»	»
19 —	0.7088	10.00		0.1740	0.2580	0.1020	0.0260	0.0670	0.0880	»	»	»	»	»
20 —	0.7106	9.00		0.1740	0.2580	0.0980	0.0280	0.0530	0.0310	»	»	»	»	»
21 —	0.7098	9.00		0.1720	0.2510	0.1000	0.0230	0.0630	0.0920	»	»	»	»	»
22 —	0.7091	8.00		0.1720	0.2540	0.0990	0.0240	0.0670	0.0930	»	»	»	»	»
23 —	0.7081	7.00		0.1710	0.2540	0.0990	0.0210	0.0670	0.0930	»	»	»	»	»
24 —	0.7061	5.00		0.1710	0.2520	0.0980	0.0220	0.0670	0.0940	»	»	»	»	»
25 —	0.7042	3.00		0.1710	0.2570	0.0990	0.0240	0.0670	0.0940	»	»	»	»	»
26 —	0.7061	5.90		0.1710	0.2520	0.0980	0.0220	0.0630	0.0980	»	»	»	»	»
27 —	0.7061	7.00		0.1710	0.2520	0.0930	0.0220	0.0680	0.0970	»	»	»	»	»
28 —	0.7070	19.00		0.1710	0.2520	0.0940	0.0200	0.0680	0.0980	»	»	»	»	»
29 —	0.7072	13.00		0.1700	0.2510	0.0970	0.0190	0.0670	0.1010	»	»	»	»	»
30 —m.	0.7052	14.00		0.1700	0.2550	0.0970	0.0200	0.0660	0.1010	»	»	»	»	»
30 —s.	0.7036	13.00		0.1720	0.2550	0.0990	0.0220	0.0670	0.1010	»	»	»	»	»
31 —	0.7046	12.00		0.1720	0.2530	0.0990	0.0200	0.0670	0.1010	»	»	»	»	»
1er avril	0.7000	15.00		0.1700	0.2510	0.0900	0.0230	0.0650	0.1030	»	»	»	»	»
2 —	0.6940	15.00		0.1720	0.2560	0.1020	0.0190	0.0650	0.1040	»	»	»	»	»
3 —	0.7040	19.00		0.1730	0.2560	0.1020	0.0210	0.0670	0.1060	»	»	»	»	»
4 —	0.7050	13.00		0.1700	0.2500	0.1010	0.0220	0.0700	0.1080	»	»	»	»	»
5 —	0.7126	14.00		0.1680	0.2500	0.1020	0.0200	0.0690	0.1110	»	»	»	»	»
6 —	0.7072	14.00		0.1680	2.2530	0.1060	0.0220	0.0710	0.1130	»	»	»	»	»
7 —	0.7058	15.00		0.1700	0.2530	0.1080	0.0200	0.0750	0.1150	»	»	»	»	»
8 —	0.6992	16.00		0.1730	0.2580	0.1110	0.0200	0.0700	0.1150	»	»	»	»	»
9 —	0.7024	12.00		0.1730	0.2560	0.1180	0.0230	0.0690	0.1160	»	»	»	»	»
10 —	0.6985	8.00		0.1740	0.2600	0.1210	0.0250	0.0730	0.1200	»	»	»	»	»
11 —	0.7002	11.00		0.1700	0.2530	0.1070	0.0220	0.0700	0.1200	»	»	»	»	»
12 —	0.7030	12.00		0.1690	0.2530	0.1060	0.0230	0.0700	0.1220	»	»	»	»	»
13 —	0.7100	10.00		0.1690	0.2520	0.1060	0.0280	0.0700	0.1220	»	»	»	»	»
14 —	0.7100	15.00		0.1690	0.2510	0.1090	0.0240	0.0710	0.1250	»	»	»	»	»
15 —	0.7050	13.00		0.1710	0.2510	0.1080	0.0230	0.0690	0.1270	»	»	»	»	»
16 —	0.7058	13.00		0.1710	0.2540	0.1120	0.0230	0.0750	0.1320	»	»	»	»	»
17 —	0.7092	9.00		0.1740	0.2560	0.1140	0.0250	0.0760	0.1320	»	»	»	»	»
18 —	0.7112	10.00		0.1680	0.2570	0.1140	0.0230	0.0750	0.1350	»	»	»	»	»
19 —	0.7155	9.00		0.1720	0.2580	0.1190	0.0260	0.0730	0.1380	»	»	»	»	»
20 —	0.7032	9.00		0.1740	0.2590	0.1210	0.0260	0.0740	0.1380	»	»	»	»	»
21 —	0.7050	13.00		0.1750	0.2580	0.1160	0.0290	0.0740	0.1390	»	»	»	»	»
22 —	0.7092	9.00		0.1770	0.2570	0.1170	0.0250	0.0740	0.1380	»	»	»	»	»
23 —	0.7115	9.00		0.1750	0.2580	0.1360	0.0250	0.0730	0.1390	»	»	»	»	»
24 —	0.7105	12.00		0.1750	0.2540	0.1170	0.0240	0.0720	0.1400	»	»	»	»	»
25 —	0.7130	8.00		0.1740	0.2580	0.1170	0.0250	0.0740	0.1410	»	»	»	»	»
26 —	0.7050	11.00		0.1750	0.2580	0.1140	0.0260	0.0740	0 1400	»	»	»	»	»
27 —	0.7045	10.00		0.1780	0.2580	0.1180	0.0260	0.0710	0.1410	»	»	»	»	»
28 —	0.7045	14.00		0.1780	0.2580	0.1200	0.0280	0.0740	0.1420	»	»	»	»	»
29 —	0.7072	12.00		0.1750	0.2600	0.1250	0.0260	0.0740	0.1420	»	»	»	»	»
30 —	0.7087	12.00		0.1770	0.2600	0.1200	0.0230	0.0710	0.1400	»	»	»	»	»
1er mai	0.7070	9.00		0.1770	0.2560	0.1210	0.0250	0.0720	0.1360	»	»	»	»	»
2 —	0.7090	8.00		0.1780	0.2580	0.1220	0.0250	0.0720	0.1380	»	»	»	»	»
3 —	0.7122	6.00		0.1780	0.2600	0.1230	0.0220	0.0690	0.1350	»	»	»	»	»
4 —	0.7087	7.00		0.1770	0.2580	0.1220	0.0230	0.0690	0.1340	»	»	»	»	»
5 —	0.7020	13.00		0.1780	0.2580	0.1230	0.0220	0.0690	0.1310	»	»	»	»	»
6 —	0.6970	14.00		0.1800	0.2600	0.1230	0.0220	0.0680	0.1310	»	»	»	»	»
7 —	0.6969	13.00		0.1800	0.2610	0.1240	0.0180	0.0640	0.1280	»	»	»	»	»
8 —	0.7060	13.00		0.1800	0.2600	0.1220	0.0200	0.0650	0.1270	»	»	»	»	»
9 —	0.7085	12.00		0.1810	0.2600	0.1230	0.0220	0.0660	0.1260	»	»	»	»	»
10 —	0.7110	10.00		0.1760	0.2540	0.1220	0.0210	0.0620	0.1220	»	»	»	»	»
11 —	0.7124	9.00		0.1760	0.2580	0.1200	0.0220	0.0640	0.1220	»	»	»	»	»

TABLEAU VI. — (Suite)

DATE des EXPÉRIENCES	Hauteur du baromètre.	Température extérieure.	ÉTAT du CIEL	QUANTITÉ D'IODE ABSORBÉE PAR UN LITRE D'EAU										
				Reine	Bayen	Grotte supérieure	Ferras n°1	Ferras n°2	Etigny n°1	Etigny n°2	Richard supérieure	Azémar Anciennes du Chauffoir	Blanche	Lachapelle
	deg.	deg.		deg.	deg.	deg.	deg.	deg.	deg.					
12 mai 1850	0.7105	19.00		0.1790	0.2580	0.1210	0.0200	0.0620	0.1220	»	»	»	»	»
13 —	0.7100	13.00		0.1800	0.2600	0.1220	0.0210	0.0620	0.1210	»	»	»	»	»
14 —	0.7092	13.00		0.1810	0.2610	0.1280	0220	0.0580	0.1210	»	»	»	»	»
15 —	0.7032	12.00		0.1810	0.2600	0.1270	0.0220	0.0640	0.1210	»	»	»	»	»
19 juin...	0.7140	14.00		0.1730	0.2520	0.1180	0.0180	0.0500	0.1210	»	»	»	«	»
20 —	0.7150	15.00		0.1720	0.2480	0.1180	0.0190	0.0510	0.1220	»	»	»	»	»
21 —	0.7210	21.00		0.1740	0.2480	0.1200	0.0180	0.0510	0.1250	»	»	»	«	»
22 —	0.7150	18.00		0.1710	0.2480	0.1190	0.0190	0.0500	0.1230	»	»	»	»	»
23 —	0.7140	20.00		0.1740	0.2550	0.1200	0.0190	0.0500	0.1230	»	»	»	»	»
24 —	0.7140	19.00		0.1750	0.2520	0.1180	0.0180	0.0520	0.1220	»	»	»	»	»
26 —	0.7110	22.00		0.1750	0.2540	0.1220	0.0190	0.0500	0.1210	»	»	»	»	»
26 —	0.7100	24.00		0.1780	0.2560	0.1280	0.0170	0.0510	0.1250	»	»	»	»	»
27 —	0.7090	25.00		0.1760	0.2560	0.1240	0.0180	0.0520	0.1230	»	»	»	»	»
28 —	0.7080	22.00		0.1740	0.2560	0.1240	0.0170	0.0520	0.1220	»	»	»	»	»
29 —	0.7080	21.50		0.1750	0.2520	0.1240	0.0180	0.0530	0.1220	»	»	»	»	»
30 —	0.7130	21.50	pluie.	0.1750	0.2540	0.1240	0.0190	0.0520	0.1240	»	»	»	»	»
1er juil...	0.7120	20.00	couvert.	0.1740	0.2520	0.1220	0.0170	0.0520	0.1220	»	»	»	»	»
2 —	0.7130	20.00	beau.	0.1680	0.2480	0.1140	0.0160	0.0480	0.1160	»	»	»	»	»
3 —	0.7150	18.00	id.	0.1690	0.2490	0.1170	0.0160	0.0480	0.1170	»	»	»	»	»
4 —	0.7150	20.00	couvert.	0.1640	0.2480	0.1160	0.0160	0.0480	0.1160	»	»	»	»	»
7 —	0.7120	21.00	id.	0.1650	0.2460	0.1180	0.0140	0.0480	0.1180	»	»	»	»	»
8 —	0.7120	19.00	id.	0.1650	0.2440	0.1160	0.0160	0.0460	0.1180	»	»	»	»	»
10 —	0.7120	19.00	id.	0.1660	0.2420	0.1170	0.0160	0.0450	0.1170	»	»	»	»	»
11 —	0.7120	20.00	beau	0.1670	0.2450	0.1160	0.0170	0.0480	0.1220	»	»	»	»	»
12 —	0.7110	19.00	id.	0.1640	0.2440	0.1190	0.0170	0.0480	0.1210	»	»	»	»	«
13 —	0.7090	22.00	orage.	0.1700	0.2480	0.1200	0.0170	0.0480	0.1250	»	»	»	»	»
14 —	0.7090	20.00	pluie.	0.1680	0.2510	0.1200	0.0170	0.0490	impos	»	»	»	»	»
15 —	0.7090	19.00	beau	0.1680	0.2460	0.1230	0.0170	0.0490	»	»	»	»	»	«
16 —	0.7090	23.00	couvert.	0.1700	0.2520	0.1260	0.0180	0.0500	»	»	»	»	»	»
19 —	0.7120	21.50	id.	0.1700	0.2480	0.1230	0.0160	0.0520	0.1320	»	»	»	»	»
20 —	0.7120	20.00	pluie.	0.1700	0.2460	0.1230	0.0160	0.0530	0.1320	»	»	»	»	»
21 —	0.7110	16.00	id.	0.1680	0.2460	0.1260	0.0170	0.0530	0.1340	»	»	»	»	»
22 —	0.7110	15.00	beau.	0.1700	0.2500	0.1260	0.0160	0.0570	0.1350	»	»	»	»	»
23 —	0.7090	20.00	couvert	0.1740	0.2500	0.1290	0.0170	0.0600	0.1400	»	»	»	»	»
24 —	0.7110	20.00	id.	0.1700	0.2480	0.1280	0.0170	0.0580	0.1380	»	»	»	»	»
25 —	0.7110	16.00	beau.	0.1720	0.2480	0.1270	0.0170	0.0580	0.1380	»	»	»	»	»
27 —	0.7110	17.00	plie.	0.1720	0.2540	0.1310	0.0170	0.0540	0.1400	»	»	»	»	»
28 —	0.7110	18.00	id.	0.1740	0.2540	0.1310	0.0180	0.0530	0.1420	»	»	»	»	»
30 —	0.7110	17.00	id.	0.1740	0.2500	0.1300	0.0180	0.0500	0.1410	»	»	»	»	»
31 —	0.7110	18.00	id.	0.1740	0.2500	0.1300	0.0180	0.0520	0.1440	»	»	»	»	»
1er août .	0.7140	14.00	id.	0.1710	0.2500	0.1300	0.1650	0.0540	»	»	»	»	»	»
26 —	»	14.00	id.	0.1800	0.2600	0.1290	0.0180	0.0600	0.1540	»	»	»	»	»
13 déc. (1)	0.7180	9.10	beau.	0.1810	0.2450	0.1320	0.0120	0.0460	0.1300	»	»	»	»	»
17 —	0.7065	7.10	id.	0.1780	0.2450	»	0.0120	»	»	»	»	»	»	»
22 —	0.7156	20.10	id.	0.1810	»	»	»	»	»	»	»	»	»	»
24 —	0.7142	—3.00	id.	0.1780	»	»	0.0090	»	0.1350	»	»	»	»	»
26 —	0.7118	+1.20	id.	0.1770	»	0.1320	»	0.0310	»	»	»	»	»	»
29 —	0.7190	—2.00	id.	0.1770	»	»	»	»	»	»	»	»	»	»
4 jan.1851	0.7100	+9.80	id.	0.1810	0.2550	»	»	»	»	»	»	»	»	»
5 —	0.7034	4.10	id.	0.1820	0.2550	0.1410	0.0085	»	»	»	»	»	»	»
6 —	0.6992	9.80	id.	»	»	»	»	»	0.1380	»	»	»	»	»
8 sept.1852	0.7100	18.50		0.1847	0.2560	0.1470	5.0240	0.0750	0.1280	»	»	»	»	»
14 mai 1853	0.7410	17.80		0.1750	0.2500	0.1500	0.0180	0.0870	0.1300	»	»	»	»	»

(1 Les sources ont augmenté de volume.

3. — Analyse quantitative des eaux prises au griffon.

Pour doser chacun des éléments, j'ai suivi une marche qui diffère peu de celle indiquée dans les traités de H. Rose, Frésénius, Sobrero et Barreswil ; je m'en suis, cependant, écarté, quelquefois. Aussi, ne décrirai-je le mode opératoire, que dans les cas, où il ne sera pas conforme à celui adopté généralement. J'ai eu soin de faire mes analyses sur des eaux recueillies le même jour, pour me mettre à l'abri des changements, que les sources éprouvent dans leur composition. Chaque analyse a été répétée au moins trois fois. L'eau a été successivement examinée dans les saisons, où se produisent les plus grandes variations de composition. J'ai pris pour composition moyenne des sources, les résultats des analyses faites pendant la saison des bains.

Sulfuration. — Pour doser le soufre, j'ai employé trois procédés différents : 1° essai sulfhydrométrique, fait auprès de la source ; 2° détermination sous la forme de sulfure d'argent ; 3° transformation du sulfure de sodium en sulfate de soude, et dosage à l'état de sulfate de baryte. Les trois procédés donnent des résultats très exacts, et parfaitement concordants, lorsque l'analyse porte sur des eaux, qui n'ont pas été altérées par l'air. Au contraire, l'essai sulfhydrométrique donne des résultats erronés :

1° *Si l'eau contient un polysulfure* ; aussi, les essais qui ne sont pas faits au griffon même, ne méritent-ils aucune confiance. On sait, en effet, que, lorsque l'air agit sur les eaux sulfureuses, il se produit, en peu de temps, un polysulfure ; or, dans le cas, le moins défavorable, du bisulfure, l'erreur pourrait s'élever à 50 p. 0/0.

$$SNa^2 + 2I = 2NaI + S$$

Deux équivalents d'iode déplacent un équivalent de soufre, et l'on en compterait deux.

2° *Si l'eau renferme, à côté du monosulfure, des sels à réaction alcaline, carbonate ou silicate de soude* ; en effet, ces sels absorbent, pour leur compte, une quantité d'iode beaucoup plus forte, que s'ils étaient seuls. Cela conduit à un dosage inexact, comme les essais, rapportés plus haut, en fournissent la preuve.

Le dosage du soufre, sous la forme de sulfate de baryte, peut s'effectuer de la manière suivante : 10 litres d'eau sont désulfurés par l'azotate d'argent ; le sulfure d'argent, recueilli sur un filtre, on acidule fortement la liqueur par l'acide azotique pur, et on dose les sulfates dans ce liquide. Ce premier dosage fait connaître la quantité des sulfates, qui préexistaient dans l'eau ; il ne complique en rien l'analyse, puisqu'il faut le faire, même si l'on emploie un autre procédé. On prend ensuite 10 litres d'eau, qu'on agite, pendant deux ou trois minutes, avec du sulfate de plomb en excès. L'eau perd promptement son odeur et sa saveur ; elle est si bien désulfurée, que si l'on verse de l'azotate d'argent, dans la liquéur filtrée, le réactif y produit un précipité blanc. La réaction est la suivante :

$$Na^2S + PbSO^4 = PbS + Na^2SO^4$$

Le sulfure de sodium a donc été transformé en une quantité équivalente de sulfate de soude. L'eau, désulfurée, peut être concentrée, sans que le contact de l'air lui fasse subir la moindre altération ; on peut la transporter au loin, ne terminer l'analyse que longtemps après, et l'on n'obtient pas moins un résultat aussi exact, que si l'on opérait sur de l'eau qui vient d'être puisée à la source.

A mon avis, on ne peut pas faire, en peu de temps, une analyse exacte d'une eau sulfureuse, sans recourir à cette désulfuration préalable. Il ne faut pas perdre de vue, en effet, que les eaux de ce genre, contiennent des carbonate, silicate, hyposulfite et sulfate de soude, et que l'évaporation, au contact de l'air, ayant pour résultat de produire une nouvelle quantité de ces sels, le chimiste ne peut plus distinguer les sulfate, carbonate ou silicate de soude, préexistants, de ceux produits pendant l'évaporation. Le dosage des sulfates, dans l'eau désulfurée, se fait par la méthode ordinaire. Or, la différence de poids du sulfate de baryte, obtenu dans les deux opérations, donne le poids de sulfate répondant au sulfure de sodium.

Comme la précédente, cette méthode est en défaut, quand l'eau contient un polysulfure. Le dosage par l'azotate d'argent serait aussi en défaut. Mes analyses ayant porté sur des eaux prises au sortir de la roche, et contenant un monosulfure, les trois procédés pouvaient également donner de bons résultats.

J'ai fait connaître, dans la première partie de ce travail, la manière dont on détermine la richesse en soufre, avec le sulfhydromètre; les nombres, obtenus par les deux autres méthodes, diffèrent trop peu des premiers, pour que je les rapporte ici. Les acides sulfureux et hyposulfureux, qui n'existent qu'en faible proportion dans l'eau, n'ont pas pu être dosés.

Acide sulfurique. — L'acide sulfurique a été dosé comme je l'ai dit plus haut, mais avec quelques précautions, que je crois devoir signaler. L'eau, désulfurée par l'azotate d'argent, j'ai séparé l'excès d'azotate, par l'acide chlorhydrique pur ; la liqueur acide, a été évaporée à siccité, et le résidu sec, repris par de l'eau distillée. C'est dans cette solution, que j'ai cherché l'acide sulfurique. L'évaporation à siccité avait pour but de décomposer les silicates, et d'éviter le mélange du silicate de baryte, qui aurait pu se précipiter avec le sulfate.

Chlore. — Le chlore a été dosé dans l'eau, désulfurée par le sulfate de plomb. J'ai employé, pour ce dosage, la méthode des volumes ; chaque centimètre cube de la liqueur d'essai représentait $0^{gr}0033$ de chlore.

Iode et Brome. — Je n'ai pu doser l'iode ; il ne m'a pas été possible de constater sûrement la présence du brome.

Silice. — L'acide silicique a été dosé, en faisant évaporer de l'eau, fortement acidulée par l'acide chlorhydrique pur ; chauffant le résidu sec pour rendre la silice insoluble, et le reprenant par l'eau acidulée. La silice, ainsi obtenue, était convenablement lavée, puis, chauffée au rouge, avant d'être pesée.

Acide carbonique. — J'ai recherché l'acide carbonique, tantôt sur l'eau venant d'être recueillie à la source, et n'ayant subi aucune concentration, tantôt sur des résidus provenant de l'évaporation de l'eau désulfurée par le sulfate de plomb. L'une et l'autre méthode en ont fourni si peu, que le dosage eût été incertain. J'ai reconnu, du reste, que toutes les eaux sulfureuses, évaporées à l'air, sans désulfuration préalable, ou celles prises au sortir des réservoirs, fournissent un résidu riche en carbonate de soude ; mais on peut s'assurer que ce carbonate a été produit, en grande partie, au moins, par l'action de l'air sur le sulfure.

Acide phosphorique. — J'ai dit plus haut, comment j'avais constaté l'existence des phosphates ; je n'ai pas pu en déterminer la quantité.

Acide borique. — J'ai recherché cet élément dans les eaux sulfureuses des Pyrénées, et je l'ai découvert sans peine. Le procédé de H. Rose, suivi, consiste à réduire l'eau, par évaporation, à un très petit volume, aciduler le résidu par l'acide chlorhydrique pur, et y plonger un papier de curcuma, qui prend une teinte rouge, si l'eau contient de l'acide borique. Je n'ai pas pu déterminer exactement la quantité de cet acide, renfermé dans les eaux examinées.

Soude. — La soude a été dosée à l'état de chlorure de sodium. L'eau minérale, désulfurée, était mêlée avec un excès d'eau de baryte, puis filtrée. Le précipité, lavé à l'eau distillée, et les eaux de lavage réunies à la liqueur, on précipitait l'excès de baryte, contenu dans cette dernière, au moyen du carbonate d'ammoniaque ; on filtrait de nouveau, et on lavait, avec soin, le carbonate de baryte. Le liquide filtré, acidulé par de l'acide chlorhydrique pur, était évaporé à siccité ; le résidu, chauffé au rouge, fournissait un mélange de chlorures de potassium et de sodium, dont on prenait le poids. On séparait ensuite le chlorure de potassium, à l'aide du chlorure de platine, et l'on obtenait à la fois, le poids de la potasse et celui de la soude.

Chaux, magnésie, alumine, fer, manganèse. — La chaux a été dosée par l'oxalate d'ammoniaque ; la magnésie, par le phosphate d'ammoniaque ; l'alumine a été séparée par la potasse pure, des oxydes de fer et de manganèse. Ces derniers ont été précipités par le succinate d'ammoniaque.

Cuivre. — L'eau, acidulée par de l'eau régale bien pure, a été évaporée à siccité, à une douce chaleur. Le résidu, repris par l'eau distillée *bien pure*, était traité par de l'acide sulfhydrique ; le précipité, qui s'est formé à la longue, a été séparé par décantation, redissous par un peu d'acide azotique pur, et évaporé à siccité. Le résidu de cette opération, repris par quelques gouttes d'eau distillée, a donné toutes les réactions du cuivre. Ces essais méritent d'autant plus de confiance, que les eaux ont été prises au sortir de la roche, qu'elles n'ont été en contact avec aucun vase métallique, qu'elles n'ont été soumises à aucune filtration, et que les réactifs, dont je me suis servi, avaient été essayés avec le plus grand soin.

Lithine, arsenic. — Je n'ai pas pu reconnaître, avec certitude, la présence de la lithine ni celle de l'arsenic.

Je vais citer, comme exemple, le détail de l'analyse de la *Source de la Reine*, me contentant de donner dans le tableau récapitulatif VII, les groupements que je propose, pour les éléments trouvés dans les autres sources analysées (1).

Composition élémentaire de la Source de la Reine. — Trois analyses, faites en juillet 1849, janvier et décembre 1850, ont donné les résultats suivants, pour la composition élémentaire de cette source :

	Juillet 1849.	Janv. 1850.	Déc. 1850.
	gr.	gr.	gr.
Soufre..................	0,0228	0,0247	0,0233
Chlore,.................	0,0379	0,0409	0,0396
Acide silicique..........	0,0490	0,0610	0,0552
Acide sulfurique........	0,0329	0,0356	0,0333
Potasse.................	0,0050	0,0047	0,0047
Soude..................	0,0870	0,0891	0,0850
Chaux..................	0,0167	0,0179	0,0178
Magnésie	0,0015	0,0026	0,0020
Alumine................	0,0070	0,0075	0,0072
Oxyde de fer............	0,0017	0,0024	0,0024
Oxyde de manganèse.....	0,0025	0,0029	0,0032
Oxyde de cuivre..........	traces	*id.*	*id*
Hyposulfite de soude....			
Sulfite de soude........			
Phosphates			
Acide carbonique.......	traces	*id.*	*id.*
Acide borique..........			
Iode....................			
Matière organique......	n.-dos.	*id.*	*id.*
	2,640	0,2893	0,2737

(1) Les équivalents chimiques, adoptés, sont les suivants : Iode, 127,00, Soufre, 16,00 ; Chlore, 35,46 ; Baryum, 68.50 ; Calcium, 20,00 ; Magnésium, 12,00 ; Fer, 28,00 ; Carbone, 6,00 ; Hydrogène, 1,00 ; Potassium, 39,11 ; Silicium, 14,00 ; Sodium, 23,00.

Groupements proposés des éléments dans la Source de la Reine. — Voici maintenant la discussion qui m'a conduit à proposer, pour les éléments, les groupements qui se trouvent rapportés dans le tableau VII.

Tout porte à penser que le fer, le manganèse et le cuivre, existent, dans l'eau minérale, à l'état de sulfures. Or, $0^{gr}0017$ de sesquioxyde de fer, correspondent à $0^{gr}0019$ de sulfure de fer, contenant $0^{gr}0006$ de soufre ; $0^{gr}0025$ d'oxyde de manganèse (Mn^3O^4), à $0^{gr}0028$ de sulfure de manganèse, contenant $0^{gr}0010$ de soufre.

Il reste $0^{gr}0212$ de soufre, qui forment, avec $0^{gr}0304$ de sodium, $0^{gr}0516$ de sulfure de sodium.

$0^{gr}0304$ de sodium, équivalent à $0^{gr}0410$ de soude ; il reste $0^{gr}0460$ de cette base.

$0^{gr}0379$ de chlore forment, avec $0^{gr}0245$ de sodium, $0^{gr}0624$ de chlorure de sodium, représentant $0^{gr}0330$ de soude ; il reste $0^{gr}0080$ de cette base.

Les $0^{gr}0401$ d'acide sulfurique peuvent être distribués, comme il suit : 1° $0^{gr}0103$ d'acide sulfurique et $0^{gr}0080$ de soude, forment $0^{gr}0183$ de sulfate de soude ; 2° $0^{gr}0042$ d'acide sulfurique et $0^{gr}0050$ de potasse, donnent $0^{gr}0092$ de sulfate de potasse ; 3° $0^{gr}0184$ d'acide sulfurique et $0^{gr}0128$ de chaux, forment $0^{gr}0312$ de sulfate de chaux.

Il reste $0^{gr}0039$ de chaux, qui forment, avec $0^{gr}0062$ de silice, $0^{gr}0102$ de silicate de chaux.

Les $0^{gr}0015$ de magnésie, donnent, avec $0^{gr}0033$ de silice, $0^{gr}0048$ de silicate de magnésie.

$0^{gr}0070$ d'alumine et $0^{gr}0185$ de silice, forment $0^{gr}0255$ de silicate d'alumine.

Il reste un excès de silice de $0^{gr}0209$.

Le mode de combinaison, que je viens de proposer, pourrait, être remplacé par un autre. Rien n'empêche, en effet, de faire avec la potasse, du chlorure du potassium, au lieu de sulfate de potasse ; on aurait alors un peu plus de sulfate de soude, et un peu moins de chlorure de sodium.

On pourrait aussi, au lieu de sulfate de soude et de silicate de chaux, admettre du sulfate de chaux et du silicate de soude ; mais, dans ce cas, on ne tiendrait compte, ni des lois de Berthollet, ni des expériences citées, qui prouvent que ces eaux ne renferment que des traces de silicate alcalin.

On pourrait supposer, que l'eau ne contient pas un excès d'acide silicique, mais bien une quantité correspondante d'acide sulfhydrique, ce qui serait favorable à la théorie de Fontan ; mais, alors, il faudrait admettre que l'eau renferme une forte proportion de silicate de soude, et j'ai montré plus haut que c'était peu probable. Il faudrait supposer en outre, que le sulfhydrate de sulfure, existe én dissolution dans l'eau, à la température de 58° (1), et qu'il n'est décomposé, à l'ébullition, qu'avec une lenteur extrême. On oublierait ainsi que, lorsque l'eau blanchit au contact de l'air, le dépôt contient de l'acide silicique libre, et que cet acide se dépose, au moment où la destruction du sulfure de sodium, par l'oxygène de l'air, produit de la soude, avec laquelle il devrait s'unir. Il faudrait, du reste, ne tenir aucun compte de l'absence des sulfates dans les eaux les plus sulfureuses, et renoncer à l'explication si simple, qui en découle, pour la production du sulfure de sodium. Après toutes ces concessions, on trouverait que l'acide sulfhydrique, en excès, ne suffit pas pour former un sulfhydrate ; il faudrait donc considérer toutes les analyses, comme entachées d'erreurs considérables, ayant pour résultat de diminuer le chiffre de la silice, et d'élever celui de la soude, tandis que l'examen des procédés analytiques prouve que l'inverse a dû se produire.

Nous avons vu plus haut qu'il est des sources sulfureuses, celles de Labassère et de Barèges, dans lesquelles l'analyse n'indique aucun excès d'acide silicique, et qui, par conséquent, ne peuvent pas être considérées comme renfermant un sulfhydrate. D'un autre côté, les analyses exécutées par M. Bouis sur les eaux d'Olette, ont donné des résultats tels qu'il est impossible, même en admettant que les eaux contiennent un sulfhydrate de sulfure, de ne pas reconnaître qu'elles renferment de la silice, libre, ou faisant partie de silicates acides. D'ailleurs, il ne faut pas perdre de vue, que ces faits ne sont pas exceptionnels, et que l'existence de l'acide silicique libre, ou des

______

(1) Réserve faite des quantités très faibles, dues à un commencement de décomposition du monosulfure.

sursilicates, a été souvent constatée dans des eaux de compositions diverses. Je ferai observer, enfin, que la nature des roches que traversent les eaux sulfureuses des Pyrénées, explique très bien la présence de cet acide dans ces dernières.

Pour toutes ces raisons, je propose de représenter la composition de l'eau de la *Reine* de la manière suivante :

	N° 1.	N° 2.	N° 3.
Sulfure de sodium	0,0516	0,0550	0,0499
— de fer	0,0019	0,0026	0,0026
— de manganèse	0.0028	0,0033	0,0034
— de cuivre	traces	*id.*	*id.*
Chlorure de sodium	00,624	0,0674	0,0653
Iodure de sodium	traces	*id.*	*id.*
Sulfate de chaux	0,0312	0,0323	0,0285
— de potasse	0,0092	0,0087	0,0086
— de soude	00,311	0,0222	0,0224
Silicate d'alumine	0,0255	0,0274	0,0238
— de chaux	0,0102	0,0118	0,0157
— de magnésie	0,0048	0,0083	0,0064
Hyposulfite et sulfite de soude			
Phosphates	traces	*id.*	*id.*
Carbonate de soude			
Borate de soude			
Silice en excès	0,0209	0,0279	0,0219
Matière organique	n-dosée	*id.*	*id.*
	0,2526	0,2670	0,2545

Les principales différences des trois analyses portent, on le voit, sur les quantités de sulfure de sodium, de sulfate et de silicate de soude. J'ai réuni, dans le tableau suivant, les groupements proposés pour la moyenne des résultats fournis, dans trois analyses élémentaires, par *les neuf sources*, les plus importantes, de Bagnères-de-Luchon :

TABLEAU VII. — Groupements proposés des éléments trouvés dans les principales sources de Bagnères-de-Luchon.

SOURCES	Sulfure de Sodium.	Sulfure de fer.	Sulfure de Manganèse.	Chlorure de Sodium.	Sulfate de Potasse.	Sulfate de Soude.	Sulfate de Chaux.	Silicate de Soude.	Silicate de Chaux.	Silicate de Magnésie.	Silicate d'Alumine.	Carbonate de Soude.	Silice libre.	Alumine.	Magnésie.	Matière organique.	TOTAL (1).
	gr.	gr.	gr.	gr.	gr.	gr.	gr.	gr.	gr.	gr.	gr.	gr	gr.				gr.
Reine	0.0508	0.0022	0.0028	0.0624	0.0092	0.0312	0.0312	traces	0.0102	0.0048	0.0255	traces	0.0209	»	»	»	0.2511
Bayen..........	0.0777	traces	traces	0.0829	traces	traces	traces	id.	0.0220	traces	traces	id.	0.0444	»	»		0.2270
Azémar..........	0.0480	0.0022	0.0024	0.0620	0.0072	0.0465	0.0178	0.0058	0.0432	0.0147	0.0237	id.	0.0076	»	»	n'a pas dosée	0.2811
Richard sup.....	0.0595	0.0028	0.0018	0.0659	0.0088	0.0101	0.0400	traces	»	traces	0.0292	id.	0.0328	»	»		0.2557
Grotte supérieure	0.0314	0.0027	0.0013	0.0723	0.0059	0.0682	»	0.0094	0.0376	0.0057	0.0109	id.	0.0103	»	»		0.2559
Blanche	0.0338	0.0011	traces	0.0500	0.0038	0.0610	traces	traces	0.0759	0.0067	0.0101	id.	0.0105	»	»		0.2529
Ferras sup. n° 2.	0.0053	0.0009	id.	0.0160	0.0109	0.0580	0.0212	id.	0.0306	traces	traces	id.	0.0397	0.0022	0.0059		0.2002
Bordeu n° 1.....	0.0690	0.0003	id.	0.0858	traces	traces	traces	0.0233	0.0162	0.0025	0.0073	id.	0.0262	»	»		0.2306
Grotte inférieure.	0.0589	0.0021	id.	0.0736	0.0113	0.0265	0.0200	traces	traces	traces	0.0141	id.	0.0499	»	»		0.2564

(1) Il y a, en outre, des traces de sulfure de cuivre, d'iodure de sodium, d'hyposulfite de soude, de phosphates et d'acide sulfhydrique.

4. — Analyse quantitative des eaux prises aux lieux d'emploi

Je vais m'occuper maintenant de la composition de l'eau minérale, prise aux lieux d'emploi : buvettes, douches, baignoires, etc. Ce que j'ai dit de l'altération qu'éprouvent les eaux sulfureuses, au contact de l'air, suffit pour faire prévoir, que rarement elles y parviennent, sans avoir subi des modifications plus ou moins profondes, qui leur communiquent des propriétés différentes, de celles quelles possédaient au griffon.

Il importe donc de préciser la nature et le degré de ces altérations. On ne parvient, en effet, à se rendre compte de la manière dont les eaux sulfureuses agissent sur les malades, des causes qui font que telle localité convient, mieux que telle autre, au traitement de certaines affections, ou que, dans la même station, diverses sources agissent autrement que d'autres, qui, possèdent au griffon, une composition chimique sensiblement égale, qu'à la condition de connaître d'une manière complète, les différences, souvent notables, que ces eaux présentent, quand elles sont parvenues dans les lieux, où l'on utilise leurs propriétés.

Sources et leur association dans les différents modes d'emploi. — Les sources, qui arrivent sans mélange au robinet des baignoires, sont : la *Reine* et *Bayen* réunies, formant le *bain de Reine*, la *Grotte inférieure*, *Richard inférieure*. La source *Blanche* est tempérée, dès la sortie du rocher, par une quantité d'eau froide suffisante, pour que sa température s'abaisse à 38° ou 39° cent. L'eau froide, riche en oxygène et en silice, favorise le blanchiment. L'ancienne source *Blanche* était formée par un filet de la *Reine*, qui se mêlait avec un filet d'eau froide. On n'a donc fait qu'imiter la nature dans la nouvelle installation.

Les sources *Ferras ancienne*, *Ferras nouvelle* et de l'*Enceinte*, mêlées, constituent le *bain Ferras*.

Le mélange des sources *Richard supérieure* et *Azémar*, a lieu dans les galeries souterraines, et parvient aux baignoires sous le nom de *Richard supérieure* ou de *Richard nouvelle*.

Le mélange des n⁰ˢ 1, 2, 3 et 4 de *Bordeu*, avec les n⁰ˢ 1, 2 et 3 du *Pré*, constitue le *bain de Bordeu;* les sources du *Bosquet*, réunies à celle de *Lachapelle*, le *bain du Bosquet;* les sources d'*Etigny*, n⁰ˢ 1 et 2, sont mêlées pour former le *bain d'Etigny*.

Les sources de *Sengez*, réunies au n⁰ 5 de *Bordeu*, et au n⁰ 4 du *Pré*, fournissent un mélange, qui blanchit très facilement, et peut au besoin être versé dans le réservoir de la *Blanche*.

Le même cabinet de bains, recevant l'eau de plusieurs sources ou mélanges, le médecin peut faire varier la composition du bain dans des limites très étendues. Ainsi, il peut administrer au malade, des mélanges de : *Reine* et *Froide* ; *Reine* et *Blanche* ; *Reine*, *Blanche* et *Froide* ; *Grotte* et *Froide* ; *Reine*, *Grotte* et *Froide* ; *Reine*, *Blanche*, *Grotte* et *Froide* ; *Richard inférieure* et *Froide* ; *Richard inférieure*, *Richard supérieure* et *Froide* ; *Bosquet* et *Froide* ; *Bordeu* et *Froide* ; *Bordeu*, *Bosquet* et *Froide* ; *Etigny* et *Froide* ; *Ferras* et *Etigny*.

Le tableau VIII, placé à la fin de ce paragraphe, donne pour toutes les sources sulfureuses de Bagnères-de-Luchon, la température, le degré sulfhydrométrique brut, le débit, la destination, les changements qu'elles éprouvent, en allant des griffons vers les lieux d'emploi, l'alcalinité, et enfin la nature du sol au point d'émergence. La composition en sulfures et en produits de leur altération, a été déterminé par le procédé décrit ci-après.

Dosage des composés sulfurés. — J'ai consacré un temps considérable à l'examen de l'eau prise aux buvettes, au robinet des douches, dans les baignoires et dans les piscines. J'ai examiné, un à un, les mélanges que l'on prescrit habituellement ; j'ai étudié avec soin l'altération de l'eau minérale dans ses divers trajets, et suivi les altérations qu'elle éprouve dans la baignoire, pendant le bain. J'ai pu observer ainsi des faits, qui me paraissent mériter l'attention très sérieuse des praticiens.

Le dosage du soufre contenu dans l'eau des sources de Bagnères-de-Luchon, prise sur les lieux d'emploi, a été exécuté par la méthode suivante. J'ai versé dans 10 litres d'eau, un excès d'acétate de zinc très pur ; le précipité de sulfure de zinc, recueilli sur un filtre, a été lavé avec de l'eau privée d'air. Le filtre encore humide, introduit dans un matras, contenant de l'eau régale pure, j'ai maintenu le tout en ébullition, plusieurs heures, pour transformer le sulfure de zinc, en sulfate. Cette transformation accomplie, j'étendais la liqueur avec de l'eau distillée ; je la filtrais, et lavais le filtre, jusqu'à ce que l'eau de lavage ne fût plus troublée par une solution de chlorure de baryum.

La quantité d'acide sulfurique, contenue dans la liqueur filtrée, était ensuite déterminée à la manière ordinaire, et faisait connaître la proportion de soufre, que renfermait l'eau sulfureuse. On dose ainsi tout le soufre contenu dans le sulfure alcalin, même quand celui-ci est un polysulfure, et l'on ne modifie ni les hyposulfites, ni les sulfates que l'eau peut renfermer.

J'ai choisi un sel de zinc pour décomposer le sulfure de sodium, parce que les sels solubles d'argent, mis en présence des hyposulfites alcalins, donnent un précipité de sulfure d'argent, qui, s'ajoute à celui provenant de la décomposition du sulfure alcalin, ce qui devient une cause d'erreur. Les sels de plomb donnent un précipité qui contient le soufre des sulfures et des sulfates ; quant aux sels de cuivre, ils fournissent un sulfure tellement altérable, qu'on ne peut pas le laver au contact de l'air, sans éprouver une perte sensible. Le sulfite et l'hyposulfite de zinc étant solubles dans l'eau, et le sulfure de zinc pouvant être lavé sans éprouver de perte appréciable, j'avais donc l'avantage de précipiter le soufre du sulfure, et de laisser, en dissolution, celui qui existe dans l'eau sous un autre état.

Le poids de sulfate de baryte, obtenu par cette méthode, ne ferait connaître exactement celui du sulfure alcalin, que renfermé l'eau, qu'autant que ce dernier s'y trouverait à l'état de monosulfure ; ce qui n'arrive presque jamais sur les lieux d'emploi. Il faut donc, pour compléter l'analyse, rechercher la quantité de sodium, combinée avec le soufre, dont l'essai précédent a fait connaître la proportion. J'ai eu recours pour cela, à des essais sulfhydrométriques, combinés de manière à isoler la portion d'iode, absorbée par le sulfure de sodium, de celle employée à décomposer l'hyposulfite, le carbonate ou le silicate. Cette méthode consiste à faire : 1° un essai sulfhydromé-

TABLEAU VIII. — Débit, Destination, Température, Sulfuration et Alcalinité des eaux.

SOURCES	DATE de leur DÉCOUVERTE	DÉBIT en 24 heures(1)	NATURE DU SOL au point D'ÉMERGENCE	Température	Quant. de sulf. de sod. dans un litre d'eau.
		litres			
Bayen	1839	5.200	Limite des atterrissements.	68.00	0.0773
Reine	s. ancienne		Schistes siliceux grenat. mod.	57.60	0.0567
id.	id.	77.500	id.	»	0.0491
id.	id.		id.	»	0.0481
id.	id.		id.	»	0.0436
Grotte supérieure	id.	2.500	Granit, pegmatite grenatifère.	55.50	0.0475
id.	id.	»	id.	»	0.0460
Grotte inférieure	id.	»	id.	52.20	0.0675
id.	id.	10.700	Atterrissements modifiés.	53.17	0.0522
Azémar.	1836		Schiste modifiés.	39.00	0.0497
Richard supérieure	id.	54.000	id.	50.04	0.0475
id.	id.		id.	»	0.0460
id. inf. n° 4 et 5	s. ancienne	10.000	Atterrissements modifiés	46.40	0.0546
id.	id.		id.	»	0.0503
id. tempérée n° 1	1839		Schistes micaré.	38.00	0.0330
id. n° 2	id.		Schiste siliceux modifié.	32.00	0.0155
id. tempérée inférieure.	id.	21.700	id.	»	0.0064
id. inférieure n° 6	id.		id.	29.80	0.0138
id. inférieure n° 7	id.		id.	31.75	0.0322
Blanche	s. ancienne		Granit, pegmatite grenatifère	47.21	0.0368
id.	id.		id.	»	0.0169
id.	id.	29.800	id.	»	0.0144
id.	id.		id.	»	0.0021
Ferras ancienne	1839	2.300	id.	34.34	0.0030
id.	id.		id.	»	0.0024
Ferras nouvelle	1839	10.000	id.	39.96	0.0211
id.	id.		id.	α	0.0193
Enceinte	1839	»	id.	42.50	0.0675
id.	id.	»	id.	»	0.0660
Ferras inférieure n° 1	1849		Atterrissements modifiés.	37.80	0.0589
id. n° 2	id.	1.000	id.	34.80	0.0485
Lachapelle	id.		Granit	38.70	0.0521
Bosquet n° 1	1849 à 1850			44.00	0.0521
id. n° 2	id.	21.000	Granit et schistes modifiés.	43.00	0.0491
id. n° 3	id.			»	0.0215
Sengez n° 1	1850		Granit	40.55	0.0690
id. n° 2	id.		id.	31.00	0.0337
id. n° 3	id.	25.000	Granit et micaschiste.	28.20	0.0046
id. n° 4	id.		Micaschiste.	28.00	0.0046
Bordeu n° 1	1850		Granit, pegmatite grenatifère.	49.50	0.0715
id. n° 2	id.	82.000	id.	44.50	0.0625
id. n° 3	id.		id.	40.00	0.0552
Pré n° 1	1850 à 1852	3.000	id.	60.50	0.0780
id.	id.	»	id.	»	0.0780
id. n° 2	id.	1.500	id.	52.80	0.0690
id. n° 3	id.	1.000	id.	43.80	0.0491
Mélange des nos 2 et 3	id.	»	id.	»	0.0691
Pré n° 4	id.	»	id.	35.40	0.0368
Etigny n° 1	1848	10.000	Schistes modifiés.	48.34	0.0356
id. n° 3	id.		id.	30.07	0.0466
Romains	1849	1.500	Atterrissements modifiés.	49.20	0.0588
Etuve	id.	500	id.	36.42	0.0350
Soulerat (grand puits)	id.	»	id.	»	0.0208
id. (petit puits)	id.	»	id.	»	0.0079

de Baghères-de-Luchon, aux lieux d'emploi.

DESTINATION des SOURCES	LIEUX D'OBSERVATION.	Distance des grif. aux lieux d'observation.	Perte de sulfur, sur 100 parties de sulfure.	Quant. de carbonates et silicates alcalins ou alcalinoter. reprós. par leur équiv. en carbon. de soude anhydre.	OBSERVATIONS
		mètres			
D. E. P.	Au griffon.	»	»	0 gr. 0308	*Expl. des abréviations*
Buv. Ba. D. E. P.	Au regard dans les gal.	12.50	»	0 0284	Buv. —Buvette.
id.	Au sortir des galeries.	16.50	13.40	»	Ba. —Bains.
id.	A la buvette.	34.50	15.16	»	D. —Douches.
id.	Au robinet des baignoires.	»	23.10	»	D. L.—Douches locales
D. E. P.	Au regard.	11.	»	0 0255	D.A.—Douches ascend.
id.	A la buvette.	23.30	3.16	»	P. —Piscines.
id.	Au rob. des baignoires	»	»	»	E. —Etuves.
Ba. P.	Au bain, après 5 h. d'exp.	»	22.66	0 0315	Quand plusieurs sources
Buv. Ba. D. L.	Au regard.	4.00	»	0 0379	portent le même nom,
id.	id.	2.20	»	0 0417	la plus chaude est dési-
id.	A la buvette.	35.20	3.15	0 0350	gnée par le n° 1; la
Buv. Ba.	Au griffon.	»	»	»	moins chaude, par le
id.	Au rob. des baignoires.	»	7.87	»	chiffre le plus élevé.
Buv. Ba. D. A.	Au griffon.	»	»	»	
id.	id.	»	»	»	
Ba.	id.	»	»	»	
Buv.	id.	»	»	»	
id.	id.	»	»	»	
Buv. Ba. D. L.	id.	»	»	»	
id.	Au regard	11	54.09	0 0168	L'eau Blanche est mêlée,
id.	A la buvette.	23.80	60.88	»	à sa sortie du griffon,
id.	Au rob. des baignoires.	variab.	94.83	»	avec l'eau froide, néces-
Buv. Ba.	Au griffon.	»	»	0 0254	saire pour abaisser sa
id.	A la buvette.	7.00	20.00	»	température à 37° cent.
Buv. Ba.	Au griffon.	»	»	0 0256	
id.	A la buvette.	3.50	8.53	»	
id.	Au griffon.	»	»	0 0168	
id.	A la buvette.	3.00	2.22	»	
Buv. P.	id.	»	»	»	
id.	id.	»	»	»	(1) Jaugeage d'août 1875.
Buv. Ba.	Au griffon.	»	»	0 0160	
Buv. Ba. D. L.	id.	»	»	0 0346	
id.	id.	»	»	»	
id.	id.	»	»	»	
Buv.	id.	»	»	0 0328	
Ba.	id.	»	»	»	
id.	id.	»	»	»	
id.	id.	»	»	»	
id.	id.	»	»	0 0209	
id.	id.	»	»	»	
id.	id.	»	»	»	
id.	id.	»	»	0 0308	
id.	A la buvette.	29.00	»	»	
id.	Au griffon.	»	»	»	
id.	id.	»	»	»	
Buv.	A la buvette.	»	»	»	
id.	Au griffon.	»	«	»	
id.	A la buvette.	»	«	»	
D. A. D. L.	Au griffon.	»	«	»	
Buv. E. P.	id.	»	«	»	
id.	id.	»	«	»	
Ba.	id.	»	»	0 0186	
id.	id.	»	»	0 0171	

trique à la manière ordinaire ; 2° un essai sur de l'eau, mêlée avec un excès de chlorure de baryum, pour éliminer l'erreur, introduite dans le premier cas, par le carbonate ou le silicate alcalin ; 3° un essai sur l'eau désulfurée par l'acétate de zinc et filtrée. L'eau, ainsi modifiée, ne contient plus, ni sulfure de sodium, ni carbonate, ni silicate de soude, et la quantité d'iode, qu'elle absorbe, revient tout entière au sulfite ou à l'hyposulfite de soude.

On peut, avec les chiffres du tableau VIII, calculer la quantité réelle de sulfure de sodium, d'hyposulfite de soude et de carbonates ou silicates alcalins ou alcalino-terreux, que renferme un bain de 300 litres, préparé avec l'eau des principales sources, amené à une température donnée, par l'addition de la quantité nécessaire d'eau froide. Voici les résultats, pour la température de 35° :

SOURCES	Sulfure de sodium.	Hyposulfite de soude.	Sels alcalins, représentés par leur équivalent en carbonate de soude	Observations.
	gr.	gr.	gr.	
Reine............	5.876	1.061	5.875	Les données sont les
Richard sup.....	6.896	1.440	5.945	suivantes :
Richard inf.......	9.741	1.080	9.741	1° température de l'eau
Grotte inférieure..	9.238	1.620	9.238	froide, 18°.
Bordeu..........	7.179	3.561	7.179	2° la température du
Bosquet.........	7.650	1.140	7.650	bain est portée à 35°, par
Etigny..........	3.376	3.015	3.876	l'addition d'eau froide.
Ferras..........	2.550	2.400	2.550	
Blanche,........	var.	2.160	»	

On voit que les eaux sulfureuses, amenées sur les lieux d'emploi, renferment une quantité de sulfure de sodium, inférieure à celle indiquée par le degré sulfhydrométrique brut. La différence est d'un cinquième, pour la source *Bordeu*, au robinet des baignoires ; d'un sixième, pour la source de *la Reine* ; de sept centièmes, pour la source du *Bosquet* ; de près de moitié, pour la source *Ferras* ; de cinquante-cinq millièmes, pour la *Grotte inférieure* ; de dix-huit centièmes, pour la source d'*E-*

tigny ; de quarante-trois centièmes, pour la source *Blanche*.

Ces recherches montrent que les eaux, prises aux lieux d'emploi, sont riches en hyposulfite, sulfate, carbonate et silicate de soude. Or, l'hyposulfite, le carbonate et le silicate, se trouvent en quantités si faibles dans l'eau, prise au griffon, qu'on a prétendu successivement, que l'alcalinité des eaux sulfureuses, était due à la soude caustique, au carbonate ou au silicate de cette base. Les longues discussions, qui ont eu lieu à ce sujet, ne se seraient pas produites, si les sels à réaction alcaline, qui accompagnent le sulfure de sodium, eussent été aussi abondants que l'ont cru certains auteurs. Il est d'ailleurs facile de s'assurer, comme l'ont fait Boullay et O. Henry, que les eaux, prises au griffon, ne renferment que des quantités, à peine appréciables de polysulfure. Il est vrai qu'elles contiennent des traces d'hyposulfite de soude; mais on ne parvient à les découvrir, qu'en réduisant le liquide à un très petit volume; tandis que cette concentration n'est pas nécessaire, quand il s'agit de l'eau prise aux lieux d'emploi.

J'ai montré, en traitant de l'analyse qualitative, que les eaux de Bagnères-de-Luchon, contiennent une quantité notable de sulfite, et non pas seulement de l'hyposulfite de soude, comme on le croit généralement. Ce fait est d'autant plus singulier, que, si l'on abandonne, au contact de l'air, une solution concentrée de monosulfure de sodium, jusqu'à ce que la presque totalité du sulfure ait été détruite, il se forme des cristaux incolores, qui renferment beaucoup de sulfate, un peu d'hyposulfite de soude, et des traces seulement de sulfite alcalin. Le sulfate de soude, qui se produit, étant neutre, ne provient pas de l'oxydation d'un hyposulfite alcalin. Le sulfite neutre de soude, au contraire, peut, lui avoir donné naissance, par une oxydation directe. Si l'on se rappelle l'extrême facilité avec laquelle les sulfites se transforment en sulfates, quand ils subissent, à la fois, le contact de l'eau et de l'air, on trouvera rationnel d'admettre, que le sulfure, avant de se transformer en sulfate, a passé par l'état de sulfite. On s'explique alors que le sulfite de soude existe dans les solutions de sulfure de sodium, qui ont subi le contact de l'air, et que ce sel n'y soit jamais très abondant, puisqu'il se détruit presque aussitôt après sa formation. Mais, si, comme cela a lieu pour les eaux minérales en question, une oxydation incomplète de la majeure partie du sulfure, s'effectue d'une manière rapide, le sulfite n'aura pas le temps de subir la transformation en sulfate, et on le trouvera en proportion assez marquée dans l'eau ainsi altérée. C'est Aubergier qui a signalé le premier cette production du sulfite de soude (1).

Les chiffres, donnés plus haut, représentent donc le poids du mélange de sulfite et d'hyposulfite de soude, qui existe dans l'eau minérale, et non pas seulement celui de l'hyposulfite.

En résumé, nos recherches montrent que plusieurs sources de Luchon n'arrivent à leur destination, qu'après avoir subi des modifications profondes, quelquefois regrettables, mais qui, d'autres fois, sont assez utiles pour que, loin de chercher à les empêcher, on s'efforce de les favoriser et de les reproduire d'une manière uniforme, comme nous le verrons plus loin.

5. — ANALYSE DES ATMOSPHÈRES CONFINÉES DES PISCINES, SALLES DE DOUCHES, ÉTUVES OU SALLES DE HUMAGE.

Je me suis proposé de : 1° mesurer l'appauvrissement en oxygène, que subit l'air confiné des étuves, salles de douches et piscines ; 2° doser, aussi rigoureusement que possible, l'acide sulfhydrique qui s'y trouve répandu.

Pour le dosage de l'acide sulfhydrique, j'ai fait passer, lentement, de grandes quantités d'air dans de petits flacons laveurs, contenant de l'iodure d'amidon soluble, préparé et titré de la manière suivante : 1 décigramme d'iodure d'amidon ont été dissous dans l'eau à 40°, de manière à faire un litre ; le liquide a été titré avec une solution d'acide sulfhydrique. Puis, j'ai fait passer le courant de l'air à analyser, à travers un volume donné de cette liqueur bleue titrée, jusqu'à décoloration. L'iode de l'iodure d'amidon agissant sur l'acide sulfhydrique, comme s'il était libre, j'ai pu déterminer très exactement la proportion d'acide sulfhydrique, contenu dans ces atmosphères

(1) *Revue scientifique et indust.*, t. IV, p. 227.

Ce procédé, je le répète, est d'une extrême sensibilité. L'air était puisé dans les salles par des tubes de verre qui traversaient les parois à différentes hauteurs. Il était appelé par des aspirateurs, disposés de telle sorte, qu'il était facile d'accélérer ou de ralentir le courant de gaz, et de mesurer avec précision le volume qui passait dans les appareils.

Atmosphère des piscines. — La piscine, sur laquelle j'ai opéré, était remplie et vidée à plusieurs reprises, pendant la matinée. La température de l'eau était de 36°00; celle de la salle de 26°50. On a trouvé les résultats suivants. Pendant la saison des bains, 1000 litres d'air renferment 10^{cc},98 d'acide sulfhydrique; dans d'autres saisons, la quantité d'acide sulfhydrique, s'est toujours trouvée comprise entre 10^{cc} et 12^{cc}. Un adulte, séjournant une heure dans la piscine, fait donc passer dans ses poumons, 320 litres d'air environ, contenant 3^{cc}60 d'acide sulfhydrique.

La proportion, d'oxygène, contenue dans l'atmosphère, a été dosée par l'eudiomètre, ou par le phosphore. J'ai trouvé que 100 parties d'air des piscines, sont composées, abstraction faite de la vapeur d'eau et de l'acide carbonique, de :

$$
\begin{array}{lr}
\text{Oxygène} & 19,50 \\
\text{Azote} & 80,50 \\
\hline
& 100,00
\end{array}
$$

c'est la moyenne de trois analyses; les volumes sont rapportés à la température de zéro, et à la pression de 0^m,76.

Les résultats ont été différents lorsque, au lieu d'opérer dans les conditions ordinaires, à savoir, la piscine remplie d'un mélange d'eau de la *Reine* et d'eau Froide, j'ai analysé l'air de la salle, la piscine remplie d'eau de vidange des bains, ou de celle ayant servi à administrer des douches. Dans ce cas, j'ai dû faire passer plus de 500 litres d'air dans mes appareils laveurs, pour constater une quantité appréciable d'acide sulfhydrique. Quant à la proportion d'oxygène, contenue dans l'air de la salle, elle était sensiblement la même que celle de l'air extérieur. Dans ces expériences, un litre d'eau de la piscine n'absorbait que de 0^g,008 à 0^g,015 d'iode; tandis que l'eau vierge, en exigeait 0^g,050.

Atmosphère des salles de douche. — La température de la salle était de 26°,50; celle de l'air extérieur, 16°,50. 1000 litres d'air renfermaient, dans une première expérience, 4cc44 d'acide sulfhydrique; dans une deuxième, 17cc50. La composition de l'air était la suivante :

Oxygène............................. 19,20
Azote............................... 80,80
____
100,00

Un adulte séjournant un quart d'heure dans cette salle, faisait donc passer dans ses poumons, 82 litres d'air, contenant 1cc40 d'acide sulfhydrique.

Atmosphère des étuves ou salles de humage. — La température de l'étuve était de 35°,80 ; celle de l'air extérieur, 17°,60. 1000 litres d'air renfermaient 16cc00 d'acide sulfhydrique. Le malade, qui séjourne un quart d'heure dans cette étuve, fait donc passer dans ses poumons 41cc30, d'acide sulfhydrique. Cent parties d'air renfermaient :

Oxygène............................. 19,45
Azote............................... 80,55
____
100,00

En tenant compte à la fois de la diminution de la proportion de l'oxygène, et de la température élevée de l'atmosphère de toutes ces salles, on trouve que, dans les piscines, par exemple, les 320 litres d'air, respirés en une heure par un malade, renferment 6 lit. 37 d'oxygène de moins, que le même volume d'air normal. Comme, d'un autre côté, l'acide sulfhydrique est un des agents qui contribuent le plus à amoindrir l'hématose, on comprend que l'action du bain de piscine, diffère notablement de celle du bain ordinaire.

Le même calcul, montre que, dans les étuves humides, 82 litres d'air à 35°80, équivalant à 76 lit. 49 d'air à 16°, ne renferment que 14 lit. 87 d'oxygène ; tandis que 82 litres d'air extérieur, à 16°, contiennent 17 lit. 05. C'est donc 2 lit. d'oxygène de moins, qui passent par les poumons du malade, pendant un quart d'heure de séjour dans les étuves. L'air de ces galeries est également plus pauvre en oxygène que l'air extérieur ; mais, comme la composition varie d'un point à l'autre, par le mélange irrégulier avec l'air des galeries à eau froide, je ne rapporte pas les analyses que j'ai faites.

Dans l'action exercée sur le malade, par l'atmosphère des piscines, étuves, etc., je ne me suis préoccupé jusqu'ici que de la diminution que doit éprouver l'hématose, pendant le séjour qu'on y fait. Il ne faut pas perdre de vue, que ce n'est pas à cette seule action, que sont dus les effets obtenus par ce genre de médication. La diminution de la perspiration et de la transpiration cutanée dans ces chambres, où l'air est littéralement saturé de vapeur d'eau, n'est pas étrangère à l'effet que l'on éprouve. L'évaporation de l'eau ne se faisant plus à la surface du corps, dans les conditions normales, il en résulte, pour le corps, une élévation de température, qui, jointe au séjour dans un lieu, très chaud par lui-même, rend compte des sueurs abondantes qui se produisent au sortir du bain, de la douche ou de l'étuve.

Le séjour dans les galeries souterraines de Luchon, véritables étuves sèches, est moins pénible du reste, que celui des étuves humides. On est surtout incommodé par la haute température, 35° environ, et par l'action exercée sur l'économie, par un air, pauvre en oxygène, et riche en acide sulfhydrique. Il m'est arrivé souvent de séjourner dans ces galeries, cinq à six heures consécutives, pour étudier les eaux au griffon. En sortant de l'enceinte très chaude, j'éprouvais souvent du malaise, des vertiges, et toujours une lassitude très prononcée. J'étais poursuivi, pendant deux ou trois jours, par une odeur sulfureuse, que des bains d'eau pure ne faisaient pas disparaître, et qui provenait évidemment du soufre, absorbé, sous forme gazeuse, par les poumons.

Je conclus, de tout ce qui précède, que l'air, particulièrement riche en vapeurs sulfureuses, des piscines et étuves de Luchon, constitue un moyen puissant à la disposition des médecins, pour agir sur les organes respiratoires.

III. — Emplois thérapeutiques des eaux (1)

1. — Observations antérieures a l'installation des nouveaux thermes

Par la grande variété de température, et de richesse en sulfure de sodium, qu'elles possèdent, les sources de Bagnères-de-Luchon peuvent être utilement employées dans un grand nombre d'affections, qu'on traite, également avec succès, dans presque tous les établissements thermaux des Pyrénées. Il importe toutefois de faire connaître la nature de celles qu'on guérit le plus sûrement dans cette station, et d'indiquer ainsi, ce qui constitue, en quelque sorte, la spécialité de ces eaux. Je rapporterai, tout d'abord, les résultats acquis par une pratique de plus d'un siècle, qui a précédé l'installation des nouveaux thermes ; dans ce but, je passerai rapidement en revue les observations les plus importantes, laissées par les principaux médecins, qui se sont succédés à Luchon.

Pratique de Campardon. — Campardon, qui exerça dans la localité, de 1760 à 1790, avait constaté l'efficacité de ces eaux dans le traitement des rhumatismes, des affections de la peau, des engorgements lymphatiques, des catarrhes pulmonaires chroniques, de l'asthme, de la phthisie, des raideurs des tendons et des ligaments, produites à la suite de luxations et de fractures, des ulcères simples ou compliqués de fistules et de carie, des suites de plaies d'armes à feu, de la chlorose (2).

Pratique de Barrié. — N. Barrié, inspecteur de ces eaux de 1830 à 1860, les employait, avec succès, pour combattre : 1° la diathèse scrofuleuse et ses diverses manifestations (gonflements articulaires, tumeurs blanches, ophthalmies, ulcères... etc.) ; 2° les affections rhumatismales chroniques, articulaires et mus-

---

(1) On a consulté, avec fruit, pour l'étude de l'emploi thérapeutique des eaux des différentes stations Pyrénéennes, les *comptes-rendus du Congrés d'Hydrologie de Biarritz.*

(2) *Mémoire sur les eaux minérales et les bains de Bagnères-de-Luchon. Journal de Médecine,* 1763.

culaires ; 3° les affections cutanées (eczéma, impétigo, pityriasis, prurigo, psoriasis, etc.). Il avait constaté également que les eaux de Luchon constituent un adjuvant précieux, dans le traitement de certains accidents syphilitiques.

Pratique de Fontan. — Pour cet éminent médecin, qui, à ses travaux scientifiques, a joint une pratique de près de trente ans, à Luchon, de 1836 à 1864, les maladies, dans le traitement desquelles les eaux de Bagnères-de-Luchon réussissent le mieux, sont, outre les bronchites chroniques, simples, ou liées aux affections cutanées (1) :

1° Les affections cutanées ; et, parmi celles-ci, les eczéma chroniques rebelles, locaux ou généraux, les lichens, les prurigo, les impétigo, la lèpre tuberculeuse, au premier et au deuxième degré.

2° Les blépharites herpétiques, qui avaient résisté à toute espèce de traitement, et les blépharites et ophthalmies scrofuleuses.

3° Les ganglionites scrofuleuses, avec ou sans ulcérations.

4° Les caries scrofuleuses des doigts ou des orteils, du carpe ou du tarse, bornées et profondes, superficielles et étendues ;

5° Les nécroses ; Fontan a vu se détacher en moins d'un mois, des séquestres constatés depuis plus d'une année.

6° Les affections syphilitiques au 2° et 3° degré. Comme adjuvant du traitement mercuriel ou ioduré, les eaux minérales sulfureuses sont appelées à rendre de grands services à la thérapeutique, quand ces moyens seuls ont échoué, surtout chez les malades, pour lesquels cette affection se complique de lymphatisme. Fontan a observé notamment un fait de la plus haute importance ; c'est la suppression de la salivation, dans le traitement mercuriel, combiné avec les eaux sulfurées de Luchon. Il pense que cette action, importante et si utile, se produit aussi dans les autres stations ; mais, peut-être avec moins d'énergie, à cause de la richesse en principe sulfuré des eaux de Luchon.

7° Les affections rhumatismales chroniques, avec engorgement

(1) *Recherches sur les eaux minérales des Pyrénées, de l'Allemagne,* etc., p. 377 et suiv. 2e édition, 1853.

des tissus articulaires. Fontan a guéri, à l'aide de bains et de douches, de fausses ankyloses et des tumeurs blanches.

8° Des entérites chroniques, non tuberculeuses, rebelles, ont été guéries à Luchon.

9° Des dyspepsies de nature arthritique.

10° Des métrites chroniques.

11° Des névralgies rebelles, surtout les névralgies faciales et sciatiques, liées à quelque affection syphilitique, ou rhumatismale, ont été soulagées ou guéries.

12° Les paralysies, et les paraplégies, rhumatiques et syphilitiques, obtiennent également d'excellents résultats à Luchon.

En résumé, les statistiques médicales de plus d'un siècle, ont nettement établi l'efficacité des eaux de Luchon, contre les affections cutanées, le rhumatisme et la scrofule. D'un autre côté, les observations de Dassier (1), Barrié, Fontan (2), Pégot (3), etc., ont fait ressortir leur puissance réelle contre la syphilis : 1° elles facilitent la tolérance du mercure, en prévenant ou guérissant la salivation ; 2° elles tendent à neutraliser les fâcheux effets, déterminés dans tout le système, par un emploi abusif des préparations mercurielles, ou par les progrès de la maladie elle-même ; 3° combinées avec les antisyphilitiques directs, elles aident fortement leur action dans la cure des accidents secondaires et tertiaires ; 4° elles mettent souvent en évidence divers symptômes d'une affection syphilitique latente, et, en donnant la preuve de la nécessité d'un nouveau traitement, elles préviennent des accidents ultérieurs, plus graves, et parfois incurables.

En ce qui concerne le rhumatisme, un médecin distingué, résumant les indications de ses devanciers (4), avait observé avec raison, que toutes les variétés de rhumatisme chronique, ne peuvent pas être traitées avantageusement à Luchon, et que

(1) *Journal de Médecine, Chirurgie et Pharmacie de Toulouse*, p. 19. 1851.

(2) *Loc. cit.*, p. 380 et suivantes.

(3) Mémoire lu à l'Académie de Médecine, 1853.

(4) *Essai pratique sur les maladies avantageusement traitées par les eaux sulfureuses de Bagnères-de-Luchon*, par M. Spont. 1852.

notamment les rhumatismes, à caractère nerveux prédominant, sont plutôt justiciables des eaux moins excitantes de Néris et de Bigorre. Les eaux de Luchon, plus toniques et plus excitantes, conviennent, éminemment au contraire, aux individus moins impressionnables, lorsque le rhumatisme se rattache à un état de faiblesse, locale, ou générale. Dans ce cas, en effet, elles exercent une triple action contre le rhumatisme : elles attaquent la diathèse arthritique elle-même, dissipent les engorgements articulaires, et tendent enfin à rendre les récidives moins fréquentes et moins faciles.

Dans les *affections cutanées*, c'est à l'action altérante du soufre, bien plus qu'à l'excitation thermale localisée, qu'est due la guérison ; aussi, les bains sont-ils préférés, dans le traitement de ces affections. Les sources *Ferras, Richard, la Blanche, la Reine*, sont le plus généralement employées pour ces traitements. Dans les affections squammeuses, le séjour dans les étuves présente des avantages. Les eczémas invétérés se trouvent bien des bains de piscine ; dans certains cas, les douches pulvérisées rendent l'action locale plus énergique, et hâtent le retour de la surface cutanée à l'état normal. Enfin, l'usage interne de l'eau, à dose altérante, devra, sauf contre indications, être combiné avec le reste du traitement. Selon que l'affection cutanée atteint un scrofuleux, un arthritique ou un syphilitique, elle devient la source d'indications particulières. Ces réflexions s'appliquent d'une manière générale aux autres dermatoses sécrétantes. Depuis l'installation de la pulvérisation, les affections de la face, telles que l'acné, et surtout la variété *rosacea*, trouvent une guérison plus facile. Comme le psoriasis exige, en général, un traitement énergique, une excitation violente, pour modifier l'état de la peau, on devra employer de préférence dans ce cas, les eaux des sources de la *Reine* et de la *Grotte inférieure*, et l'étuve.

Il existe un grand nombre de maladies, dans lesquelles l'asthénie ou la débilité, générale ou locale, joue un grand rôle ; l'eau de Luchon peut être employée, avec utilité dans leur traitement. Chez les jeunes femmes, faibles et lymphatiques par exemple, atteintes d'aménorrhée ou de chlorose, ces eaux relèvent le ton des organes digestifs, augmentent la somme des forces, et favorisent le *molimen hemorrhagicum* vers l'organe utérin. Leur association avec les ferrugineux, et un régime tonique produisent très fréquemment des guérisons.

Nous pourrions en dire autant d'autres états morbides, différents, quant au nom, mais offrant pour caractères communs, l'existence d'un élément atonique ou asthénique, tels que les affections catarrhales chroniques, notamment la bronchorrée ; certaines névroses anciennes de l'estomac, compliquées d'une excessive débilité de cet organe, et produisant l'apepsie ou la dyspepsie, les engorgements chroniques du col utérin ; etc.

Au contraire, un état inflammatoire, une disposition aux congestions cérébrales et pulmonaires, l'éréthisme nerveux exagéré, la douleur excessive, constituent des contre-indications absolues ou relatives, de l'emploi des eaux de Luchon, comme des autres eaux sulfurées actives.

II. Emplois thérapeutiques spéciaux a Luchon.

Les deux spécialités thérapeutiques de Luchon sont, nous l'avons déjà dit, les bains d'eau blanche, et les inhalations des vapeurs, si riches en principe sulfuré, de certaines sources. Les bains d'eau blanche sont employés depuis longtemps ; mais c'est seulement de la construction du nouvel établissement et de l'étude chimique des eaux, que date l'emploi judicieux de ce mode de médication, grâce, aussi, aux travaux de chimie biologique, qui sont venus compléter les indications que l'étude chimique des eaux avait déjà données. L'inhalation, pratiquée également depuis longtemps, a reçu successivement dans le nouvel établissement, toutes les installations de pulvérisation, et de humage des stations les plus richement dotées sous ce rapport.

Nous allons successivement étudier les conditions qui rendent doublement précieuse, cette utilisation des richesses naturelles de Bagnères-de-Luchon.

I. — *Bains d'eau blanche.* — Nous avons déjà vu que les eaux sulfureuses dégénérées contiennent, à une certaine période de leur transformation, du sulfite et de l'hyposulfite de soude. Ces sels sont loin d'être inactifs, si, comme dans le bain Bor-

deu, leur proportion est un peu considérable ; et, c'est probablement, à leur présence, qu'il faut attribuer l'action spéciale, bien
constatée, de certaines sources très sulfureuses, qui arrivent sur
les lieux d'emploi, presque complètement dépouillées de sulfure
de sodium, et qui jouissent, cependant d'une efficacité prononcée et très recherchée. Etudions donc l'action de ces sels
sur l'économie, d'après des travaux déjà anciens.

Je ferai observer tout d'abord qu'une eau sulfureuse, devenue
blanche dans la baignoire, est un véritable lait de soufre, qui
peut avoir des propriétés particulières. D'un autre côté, si l'eau
de Luchon, qui a blanchi, n'est pas absolument sans action, sur
les réactifs qui accusent l'existence des sulfures alcalins, elle en
renferme si peu, qu'elle agit, probablement plutôt par le soufre très divisé, tenu en suspension, et surtout par les sulfite
et hyposulfite de soude, dont elle renferme des quantités
notables.

Le Dr Astrié, qui a soutenu devant la Faculté de Médecine de
Paris, une thèse remarquée, sur la médication thermale appliquée (1), a étudié l'action des sulfite et hyposulfite de soude. Il
a fait, à ce sujet, des expériences curieuses, d'où il résulterait
que : le sulfure de sodium, l'hyposulfite, ou mieux encore le sulfite de soude, dissolvent les composés insolubles, que les matières
albuminoïdes forment avec les préparations mercurielles, administrées dans les affections syphilitiques ; que, du reste, le
sulfure de sodium, introduit dans l'économie, passe rapidement
à l'état d'hyposulfite ou de sulfite de soude, et que c'est surtout
à ces derniers sels, retrouvés, du reste, dans l'urine en quantité
notable, que l'on doit attribuer l'élimination du poison. L'existence d'hyposulfite ou de sulfite alcalin dans les eaux, peut donc
avoir une grande importance, dans le traitement de certaines
affections.

Les faits, observés par Astrié, jetteraient donc un jour nouveau sur les causes de l'action des eaux sulfureuses, notamment sur celle des bains d'eau blanche, dans le traitement de
l'intoxication mercurielle ; d'après lui, le sulfite et l'hyposulfite
de soude, se comportent, comme le fait l'iodure de potassium,

(1) *De la médication thermale sulfureuse appliquée*, p. 228 et suiv.

dont Melsens a conseillé, depuis longtemps, l'usage pour éliminer le plomb chez les ouvriers atteints d'intoxication saturnine. Il formule, du reste, ses conclusions de la manière suivante :

« 1º C'est une erreur de croire que les préparations sulfureuses agissent en neutralisant, par formation d'un sulfure insoluble, l'excès des sels mercuriels.

« 2º Lorsqu'à la suite de l'emploi prolongé des mercuriaux, il survient des accidents de saturation et de cachexie mercurielle, les eaux sulfurées, par les sulfures, et surtout par les sulfites et les hyposulfites, qu'elles introduisent dans le sang, et dans les tissus, rendent solubles les composés albumino-hydrargiques, qui fixent les sels de mercure dans les tissus, et facilitent leur élimination sous forme de composés solubles, que la suractivité imprimée aux excrétions cutanées, urinaires et muqueuses, ne laissent plus séjourner longtemps dans l'économie.

« 3º L'expulsion graduelle, et dans des conditions très favorables, des composés mercuriels, dont la présence prolongée dans l'économie, troublait les fonctions générales, rend compte de l'efficacité des eaux sulfureuses, pour prévenir les accidents d'accumulation toxique, et pour guérir la cachexie mercurielle, etc.... (1). »

Les eaux sulfurées-sodiques, outre le surcroît des émonctions qu'elles produisent, et qui, souvent, il faut le dire, suffisent à remédier aux accidents, auraient donc une action directe sur le composé mercuriel, dont elles facilitent l'élimination définitive par de larges surfaces. D'ailleurs, l'intoxication plombique pourrait être combattue par la médication sulfureuse, absolument comme l'intoxication mercurielle. Astrié a constaté, en effet, que les précipités des sels de plomb, dans les solutions de matières albuminoïdes, se dissolvent à la faveur des sulfures, des sulfites ou des hyposulfites.

Ces observations très intéressantes, qui auraient peut-être besoin d'être complétées aujourd'hui, montrent cependant qu'il faut distinguer dans l'emploi des sels mercuriels, comme dans la plupart des médicaments dépurateurs, l'action exercée sur

(1) *Loc. cit.*, p. 233.

le virus, de celle qui résulte de son séjour prolongé dans l'économie. Elles établissent nettement que les sels mercuriels, administrés pendant le traitement sulfureux, circulent dans l'économie sans s'y arrêter, et elles expliquent enfin l'action des bains d'eau blanche, spéciaux à la station de Luchon.

II. *Atmosphères riches en principes sulfurés.* — On n'a pas toujours donné une attention suffisante à la composition de l'atmosphère, dans laquelle se trouvent les malades, qui prennent des bains de piscines, des douches, ou qui séjournent dans les étuves sèches ou humides. Lallemand avait pourtant signalé l'action des émanations sulfureuses, comme un moyen thérapeutique, dont on pouvait tirer un parti avantageux, dans l'établissement du Vernet. Le passage suivant, que j'emprunte à une note, publiée dans les *Comptes-rendus de l'Institut* (tome XXII, page 169), donnera une idée de l'importance, qu'il attachait à l'action des vapeurs, chargées d'acide sulfhydrique, sur les organes respiratoires.

« Tout le monde sait que les eaux hydrosulfureuses sont d'un puissant secours contre toutes les affections anciennes des poumons. On connaît, en particulier, la réputation des Eaux-Bonnes, contre tous les cas de cette nature ; mais comment les emploie-t-on en général ? En bain, surtout en boisson ; les Eaux-Bonnes ne s'appliquent même que sous cette forme, à cause de leur basse température. Si les eaux sulfureuses sont si utiles contre les affections pulmonaires chroniques, appliquées surtout à la peau, ou introduites dans les organes digestifs, de quelle efficacité ne doivent-elles pas jouir, lorsqu'elles sont mises en contact immédiat avec les tissus mêmes, qui sont malades ; lorsqu'elles pénètrent, en un mot, dans les dernières ramifications des vésicules aériennes ! Tous les praticiens ont senti l'importance de cette action directe, immédiate, et plusieurs ont imaginé divers moyens de faire respirer aux malades de l'air chargé de principes médicamenteux. Ces essais n'ont pas été suivis de succès, parce que la respiration avait lieu à travers des tubes, plongeant dans les vapeurs destinées à pénétrer dans les poumons ; il en est toujours résulté une gêne dans la respiration, qui ne permettait pas de prolonger cette espèce de supplice, au-delà de quelques minutes. Pour obvier à cet inconvénient capital, j'ai imaginé de faire vivre, en quelque sorte, ces malades dans l'atmosphère même des eaux sulfureuses, en leur réservant un immense local, dans lequel la vapeur, arrivant par en bas et s'échappant par le haut, entretient la température de ce courant continu, à 18 ou 20° centigrades environ, température qu'on peut, au reste, faire varier à volonté, ainsi que la quantité de vapeur en circulation.

« Dans le principe, on n'y reste qu'une heure ou deux, matin et soir ; mais on s'y habitue bientôt, de manière à y rester douze heures par jour, sans la moindre incommodité, en s'y livrant aux mêmes occupations que dans son cabinet. Sans être médecin, on peut facilement imaginer quelle puissante influence une médication aussi directe, aussi permanente, peut exercer sur les organes affectés..... »

Ce que le savant praticien croyait possible au Vernet, devait l'être, à *fortiori*, dans d'autres stations, dont les eaux, chaudes, et riches en principe sulfuré, abandonnent spontanément à l'air de grandes quantités d'acide sulfhydrique. Or, dans les Pyrénées, c'est, précisément, et presque uniquement, le cas de Bagnères-de-Luchon.

Nous retenons donc que, partout où un malade fait usage des eaux sulfureuses, autrement qu'en boisson, celles-ci exercent leur action immédiate, non seulement sur la peau, ou sur les organes digestifs, mais surtout sur les poumons. L'action de l'acide sulfhydrique doit être bien autrement prononcée dans les étuves humides, où l'air se renouvelle à peine, et où l'eau subit le contact de l'air, sans avoir été préalablement refroidie. L'atmosphère des salles de douches et des piscines est également riche en acide sulfhydrique. Les eaux facilement décomposables, comme les anciennes sources de Bagnères-de-Luchon, versent, en effet, dans l'air, toutes choses égales d'ailleurs, plus d'acide sulfhydrique que les autres ; il en résulte que le bain de piscine, préparé avec ces eaux, doit avoir une action différente de celle du bain de piscine, préparé avec des eaux relativement plus stables, comme celles de Barèges, par exemple. Dans le premier, l'atmosphère est plus chargée de principe sulfureux ; dans le second, c'est l'eau qui conserve la majeure partie du sulfure de sodium. Le premier bain produit une action, qui devient immédiatement générale ; tandis que le deuxième exerce une action locale plus efficace, et ne détermine que plus tard des effets généraux.

Si l'on se reporte aux analyses des atmosphères confinées, que nous avons données plus haut, quelques mots suffiront pour faire comprendre les effets que l'on peut attendre de cette médication.

L'air des piscines, salles de douches et étuves est altéré : 1° par l'acide sulfhydrique qui se dégage de l'eau minérale ; 2° par le contact de l'eau sulfurée elle-même, dont un des éléments, le sulfure de sodium, absorbe continuellement de l'oxygène. Le malade, placé dans une de ces atmosphères, respire un air très chaud (de 26° à 30°), et saturé de vapeur d'eau, ce qui diminue considérablement la transpiration cutanée, et même la respiration pulmonaire. En outre, cet air, plus pauvre en oxygène que l'air ordinaire, contient de l'acide sulfhydrique. Enfin, la décomposition de l'acide sulfhydrique par l'oxygène, répand, dans l'atmosphère, du soufre en nature très divisé, qui pénètre, à chaque instant, dans les organes respiratoires, en même temps que l'acide sulfhydrique non décomposé. Toutes ces causes concourent à amoindrir l'hématose ; elles privent momentanément la peau et les poumons d'une partie de leurs droits, et l'on conçoit, sans peine, l'état de malaise des malades qui y séjourneraient trop longtemps. On voit aussi pourquoi, sortant très échauffés de cette atmosphère, riche en azote, modifiée par des vapeurs sulfurées, et saturée d'humidité, ils sentent se développer en eux, une réaction salutaire, qui peut, en rétablissant la transpiration dans son intégrité, amener la guérison des affections rhumatismales et d'autres maladies.

Il nous reste maintenant à dire comment ces atmosphères, riches en principe sulfuré, sont utilisées à Luchon, notamment dans les appareils de pulvérisation et de humage

1° *Pulvérisation.* — La source alimentaire est la *Reine*, sulfuration 0ᵍʳ0564, dont le réservoir se trouve placé à deux mètres des salles de pulvérisation, et qu'une pompe foulante distribue, sous la pression de 3 à 4 atmosphères, dans de nombreux appareils, répartis sur le pourtour des salles de pulvérisation (1). Que l'on emploie le *Tamis*, pour obtenir la douche filiforme, si utile dans les engorgements de l'amygdale, et pour toucher les anfractuosités nasales, ou la *Palette*, qui produit la véritable douche pulvérisée, on est assuré que la température de l'eau sulfurée poudroyée, se maintient entre 33º et 37º, aux premiers appareils : entre 32º et 33º, aux derniers. La source choisie pour ce mode d'emploi, remplit, à un haut degré, les trois conditions, que l'on peut considérer comme nécessaires, savoir : haute température (55º au griffon, 53º au réservoir) ; stabilité relative jusqu'au moment du brisement ; altération certaine pendant la douche, qui favorise l'absorption par la muqueuse.

Les affections des voies aériennes ne sont pas seules à retirer grand profit de la douche pulvérisée ; il faut mentionner aussi celles de la peau, surtout l'eczéma, l'acné rosée arthritique, la pelade, dont le traitement est aisément suivi dans les salles particulières de la douche pulvérisée.

Nous rappellerons ici les chiffres cités, en 1885, à la Société d'Hydrologie, par M. le Dʳ Ferras, en exposant son traitement de la laryngite chronique arthritique, comme de nature à justifier la confiance dans ce mode spécial de traitement : 639 douches, en 1859 ; 11,950, en 1879 ; 12,574, en 1883. L'importance croissante de cette médication ne saurait être attribuée à un engouement, qui aurait résisté à une expérience de vingt-six ans (2).

2º *Étuve sulfurée.* — L'étuve est constituée par une salle demi-circulaire, sur le passage des sources *Bayen* et *Reine* réunies (57º). Les vapeurs se dégagent dans un tambour de marbre, dont les parois, tapissées d'épaisses incrustations de soufre, disent assez la richesse des vapeurs émises. La température de l'étuve varie de 38º à 42º centigrades.

Le séjour est d'ordinaire de dix, quinze, vingt minutes ; la déperdition de sueur, en moyenne de 500 à 600 grammes, en tenant compte de celle perdue dans la demi-heure, qui suit le bain

(1) Le grand établissement est relié par une marquise vitrée, à l'annexe, tout à fait proche, qui contient l'étuve et le humage.

(2) *Traitement de la Laryngite chronique arthritique, aux thermes de Luchon* par M. le Dʳ Ferras. Paris, 1885.

de vapeur sulfurée. La sueur est abondante dès les premières minutes, et commence déjà aux vestiaires annexés à la salle d'étuve.

C'est, dans les affections arthritiques, articulaires ou musculo-nerveuses, que l'étuve produit ses effets les plus manifestes et les plus rapides. Employée avec mesure, elle rend aussi de précieux services dans l'acte dépurateur, éliminateur du principe syphilitique, poursuivi, par tous les modes, aux thermes de Luchon.

3° *Humage.* — La quantité de vapeurs sulfurées, répandues dans l'étuve, et respirée par les malades, est à peu près la même pour chacun d'eux. Tout autre, est le traitement suivi au *Humage*, qui constitue un mode d'inhalation spécial à Luchon, seule station fournissant spontanément des vapeurs sulfurées, abondantes, variées et méthodiquement distribuées.

Le humage se fait avec les sources *Reine, Grotte, Bordeu, Richard*, dont les vapeurs, graduées, peuvent s'appliquer, encore mieux que par le passé, aux divers cas des affections des voies aériennes et des affections des oreilles. Chaque malade a un bassin particulier, avec tuyau d'amenée et de sortie, affecté isolément à ce bassin, de manière à rendre impossible, par une indépendance absolue, tout mélange entre les vapeurs émises et respirées. C'est un premier avantage sur les salles communes d'inhalation. En outre, chaque appareil permet de faire varier la température, la dose d'acide sulfhydrique, et aussi la vapeur d'eau. Il est difficile d'imaginer un ensemble de conditions thérapeutiques, plus précises, et s'adaptant à plus de cas spéciaux (1).

(1) C'est pour utiliser cette richesse exceptionnelle en vapeurs sulfurées, que l'administration municipale de Luchon, instruite par les résultats obtenus par Filhol, qui fut, jusqu'à sa mort, le conseiller, toujours écouté, des diverses municipalités, chargea en 1884, le successeur de l'éminent hydrologiste, dans la chaire de chimie de l'école de médecine de Toulouse, de l'installation des nouveaux appareils de humage, et de l'analyse des vapeurs.

M. le docteur Frébault s'est heureusement acquitté de cette mission difficile, et Luchon dispose aujourd'hui d'une installation qui assure l'isolement de chaque malade dans les salles de humage ; mode de traitement, encore unique, à cette station, si privilégiée déjà dans le groupe des sulfurées.

L. J.

M. le Dr Ferras décrit ainsi le mode d'administration et les premiers effets du humage (1) :

« Installé devant le porte-vapeurs, le malade hume doucement, à la distance et devant le tube, spécialement désignés, sans effort, sans y songer même, distrait s'il le veut, par une lecture, car la vapeur d'eau, mélangée au **gaz** sulfuré, est assez modérée.

« Dès les premières minutes, une sensation de douce chaleur pénètre la poitrine ; l'inspiration devient plus ample, plus facile, une sorte de bien-être, vous fait accepter avec plaisir, ce mode de traitement, qu'on serait porté, précisément à cause de cela, à suivre pendant une durée plus longue que celle portée sur l'ordonnance ; ce qui causerait de l'ardeur, de la sécheresse et de la gêne au niveau du larynx.

« Comme on peut le constater dans plusieurs de nos observations, si quelques malades, ou plus susceptibles, ou moins habiles, accusent un peu de toux pendant la douche pulvérisée, jamais les malades n'ont toussé du fait du humage, dont l'action, au contraire, ne tarde pas à se manifester par un mieux rapide, soit de la toux pénible et sèche qui devient moins pénible, soit de la toux grasse, suivie d'expectoration trop épaisse, trop abondante, qui fait bientôt place à une expectoration moins abondante, plus aqueuse : les crachats ne plongeant plus comme au début du traitement.

« C'est là un effet, depuis longtemps observé dans l'asthme, la laryngite, la bronchite chronique, le coryza chronique dans lequel l'inflammation du méat supérieur échappe à l'action de la douche pulvérisée, cette partie de l'organe (troisième étage du nez) étant seulement accessible aux vapeurs. »

La caractéristique de Luchon, exposée par M. le Dr Ferras, a reçu l'approbation du Congrès d'Hydrologie de Biarritz, dans la visite qu'il a faite de la station, en 1886. (2).

---

(1) *Notice médicale sur les thermes de Luchon,* 1886, par M. le Dr Ferras.

(2) Nous devrions mentionner aussi combien la pratique du massage est depuis longtemps employée à Luchon ; qu'il s'agisse de contracture musculaire, de névralgie, de roideurs articulaires, d'atrophie consécutive à des arthrites, à des névrites, ou causées par des altérations médullaires, comme la dégénérescence des cornes antérieures ; ou qu'on ait affaire à des cas particuliers, comme des épanchements, l'obésité, etc. M. le Dr Estradère est l'auteur d'une thèse remarquée sur ce mode de traitement à Luchon.

3. — Résultats de la pratique médicale des trente dernières années.

La statistique médicale des eaux de Luchon, pendant les trente années écoulées depuis l'inauguration des nouveaux thermes, a confirmé les travaux du corps médical actuel (1). Elle l'emporte, nous l'avons vu, sur les observations antérieures, grâce à l'usage plus judicieux des eaux blanchissantes, hyposulfitées, à la création de la pulvérisation, et à l'emploi plus méthodique du humage. Des observations plus précises et plus prolongées, faites, tant à l'hôpital thermal, qu'à l'hospice thermal Ramel, sont venues justifier les espérances de ceux qui avaient cru trouver dans la caractéristique de cette station : *blanchiment* et *dégagement spontané d'acide sulfhydrique*, des conditions de traitement, meilleures que dans des stations similaires, pour combattre les affections cutanées et des voies respiratoires.

Pour donner une idée des maladies dont le traitement est justiciable des eaux de Luchon, nous nous contenterons de résumer les derniers travaux publiés sur la statistique médicale de la station.

Tout d'abord, rappelons que les sources de Luchon, sulfurées, forment, comme température et minéralisation, une gamme très étendue. Elles peuvent se diviser, sous ce rapport, en deux groupes principaux : 1° Sources plus fixes : *Etigny, Bosquet, Grotte, Richard nouveau, Pré n° 1* ; 2° moins fixes, blanchissantes : *Ferras, Blanche, Bordeu, Richard ancien, Reine, Pré n° 2*. Le mélange possible des sources excitantes, avec d'autres sédatives, dans toutes proportions, permet d'atteindre la note rendue nécessaire par la maladie ou l'affection, et cela sans secousses.

En songeant au nombre considérable des sources, à leurs différences primitives, ou acquises au lieu d'emploi, on ne s'étonnera plus de voir la liste longue des affections, pouvant bénéficier du traitement luchonnais, qui, par un heureux hasard, représente, à lui seul, toutes les sulfurées sodiques. Une longue pratique, s'étendant à plus de 6,000 malades, chaque année,

(1) Les éléments de ce paragraphe ont été empruntés aux publications de MM. les Drs Lambron, Léopold Fontan, Ferras, Garrigou, Estradère, Gouraud, Delavarenne, Lavergne,

permet d'affirmer qu'on peut attendre de bons effets de ces eaux, dans les affections suivantes :

Anémie, chlorose, purpura, syphilis à toutes les périodes ;

Affections cutanées arthritico-herpétiques : eczéma, impetigo, acné, psoriasis peu ancien, urticaire même hémorrhagique, pemphigus.

Scrofules cutanées, bénignes et malignes.

Syphilides cutanées à toutes les périodes.

Anesthésie (saturnine, hystérique) ;

Parasites.

Séborrhée du cuir chevelu ;

Pelade.

Affections des muqueuses : Otorrhée, blépharite chronique, kératite chronique, coryza chronique (arthritique et scrofuleux), hypertrophie des amygdales, angine granuleuse, laryngite chronique (arthritique, des chanteurs et des fumeurs), bronchite chronique, leucorrhée, blennorrhée.

Affection des muscles : Myosalgie, paraplégie, atrophie.

Affections nerveuses : Asthme, chorée, sciatique, névralgie intercostale.

Affections des glandes : Lymphatisme, écrouelles.

Affections articulaires : Arthrites rhumatismales ou scrofuleuses chroniques, hydarthrose, coxalgie.

Cachexies scrofuleuse, syphylitique, mercurielle.

Les chirurgiens peuvent compter sur des améliorations, d'abord, et une guérison fréquente, après une ou plusieurs saisons, dans le cas de : Carie avec nécrose, fistules cutanées, plaies de guerre, ulcères atoniques, roideurs articulaires, cals incomplets, périostite chronique, hydarthrose, paralysie musculaire suites d'arthrite.

Ces bons résultats sont dus à l'action tonique, excitante ou sédative, altérante, substitutive, des sources sulfurées, gardant, ou à peu près, leur composition première, ou se modifiant, au contraire, au contact de l'air, et aussi par cette faculté précieuse d'émettre spontanément des vapeurs chaudes sulfurées très variées (1).

(1). L'altitude de Luchon, 610ᵐ, est notablement inférieure à celle des principales stations sulfurées des Pyrénées centrales et des Basses-Pyrénées.

SALIES (H^te^-G^ne^)

L'eau sulfureuse de Salies est limpide ; elle exhale une odeur hépatique très prononcée. Sa saveur est analogue à celle des eaux sulfurées-sodiques, mais, avec quelque chose de marécageux, qu'on ne trouve pas dans ces dernières. Exposée à l'air, cette eau se trouble, perd peu à peu son odeur et sa saveur, et finit par abandonner un sédiment, dans lequel on trouve un peu de soufre, mêlé de carbonates de chaux et de magnésie. Soumise à l'action de la chaleur, elle laisse dégager à l'ébullition un mélange d'azote, d'acide carbonique et d'acide sulfhydrique.

L'analyse élémentaire de l'eau de Salies m'a fourni des quantités de principes minéralisateurs, que je propose de grouper de la manière suivante, pour un litre :

Sulfhydrate de sulfure de calcium..	0^{gr}0835
— de magnésium.............	traces
Bicarbonate de chaux.............	0, 2023
— de magnésie...........	0, 0220
Sulfate de chaux................	1, 2142
— de magnésie.............	0, 2750
Silice.........................	0, 0150
Sulfate de soude, chlorure de sod...	traces.
Acide carbonique libre...........	0, 1065
Matière organique...............	n. dosée.
	1^{gr}9185

Cette eau est, on le voit, très analogue à celle d'Enghien, et la quantité de soufre qu'elle renferme, dépasse notablement celle des eaux sulfurées-sodiques, les plus riches, des Pyrénées.

La source de Salies est, du reste, peu abondante ; de sorte qu'elle ne pourrait être utilisée qu'en boisson. On n'en fait aucun usage, jusqu'à ce jour ; cependant, si les eaux sulfurées-calciques ont, comme le croient certains praticiens distingués, des propriétés spéciales, on aurait tort de négliger une source aussi riche en principes sulfurés.

EAUX DU DÉPARTEMENT DES HAUTES-PYRÉNÉES

CAUTERETS

I. *Sources et thermes.* — Les eaux thermales de Cauterets jouissent depuis longtemps d'une réputation considérable et bien méritée; on y trouve, en effet, comme à Luchon, des sources nombreuses, et très variées, comme température, richesse en principe sulfureux et alcalinité. Mais l'altitude des établissements de Cauterets est beaucoup plus grande que celle de Luchon, comme on peut juger par les chiffres suivants :

Sources de l'est.	Place de Cauterets..........	933 mèt.
	Péristyle du grand établissement.....................	944
	Terrasse des bains de Pauze..	1,048
	Porte de la source du Vieux-César...................	1,057
Sources du midi.	Place de Cauterets..........	933
	Terrasse de la Raillère.......	1,049
	Bains du Petit-Saint-Sauveur.	1.065
	Bains du Pré................	1,075
	Grotte de Mahourat.........	1,102
	Galeries des bains du Bois....	1,147

L'éloignement des sources les unes des autres, a rendu nécessaire la fondation de plusieurs établissements distincts. Cet isolement des divers groupes de sources a également conduit à approprier les divers établissements, d'une manière spéciale. aux divers modes balnéaires que comportent les sources qui les alimentent.

Le grand établissement de Cauterets est alimenté par les sources de *César* et des *Espagnols*, qui prennent naissance sur la montagne, appelée Pic-du-Bain, à une distance en hauteur de plus de 100 mètres. Elles sont conduites dans l'établissement par un aqueduc à fleur de terre. Ce long trajet les altère nécessairement, malgré les précautions que l'on prend pour les préserver, du contact de l'air. L'établissement renferme des douches et des cabinets de bains. Les sources de *César* et des *Espagnols* sont les plus sulfureuses de toutes celles utilisées à Cauterets ; ce qui ne veut pas dire que les bains qu'elles fournissent sont les plus sulfureux. Il suffit, en effet, de jeter un coup-d'œil sur le tableau X, pour voir que les bains fournis par l'eau de *Pauze* et de *la Raillère*, sont au moins aussi sulfureux que ceux de *César* ou des *Espagnols*. Un bain de 300 litres, préparé avec l'eau des *Espagnols*, renferme, d'après Buron, 3 gr. 690 de sulfure de sodium ; tandis qu'un bain de *Pauze vieux*, à 34° c., en renferme 4 gr. 530, et, un bain de *la Raillère*, à 35°, 3 gr. 720. Malgré cela, les sources de *César* et des *Espagnols* sont considérées comme les plus actives, et sont plus particulièrement affectées au traitement des rhumatismes, des scrofules ou des affections de la peau.

Les sources de *Pauze vieux* et de *Pauze nouveau* jaillissent à peu de distance de celles de *César* et des *Espagnols*, et sont recueillies dans des bâtiments spéciaux. Elles fournissent, nous l'avons dit, des bains au moins aussi sulfureux, que ceux de ces dernières sources, et passent pourtant pour moins excitantes. On les utilise pour combattre les affections cutanées, les rhumatismes chroniques, les catarrhes anciens et certains accidents de la syphilis.

La source *Bruzaud*, recueillie dans un établissement particulier, situé à peu de distance des thermes de la ville, n'arrive sur les lieux d'emploi, qu'après avoir subi une altération profonde ; elle est plus alcaline qu'aucune autre source de Cauterets, et riche en glairine. On l'utilise sous forme de bains, et spécialement en douches ascendantes.

Sous l'impulsion de la direction actuelle des Eaux, réunies, sauf *le Bois*, la station de Cauterets a été pourvue des divers modes thérapeutiques les plus perfectionnés, dans le service des douches et dans celui de la pulvérisation. La grande piscine de natation de l'établissement des *Œufs*, mérite une mention spéciale. Aux *néothermes*, l'installation, dit du *humage*, permet seulement l'emploi de la source sulfurée, en très fine pulvérisation ; car on ne peut reconnaître le caractère proprement dit de vapeurs sulfurées, à une source poudroyée en se brisant, sous sa haute pression naturelle, dans des récipients en grès, réunis dans les salles dites de *humage*.

Il est question d'améliorer le petit établissement de la source du Bois; la source *la Raillère*, située à 30 minutes de Cauterets, à 200 mètres d'altitude au-dessus, doit être conduite à Cauterets même.

II. *Etude chimique des eaux.* — Considérées dans leur ensemble, les sources de Cauterets jouissent de propriétés physiques et chimiques fort analogues à celles de Bagnères-de-Luchon. Elles s'en distinguent pourtant, comme on le verra, par une proportion beaucoup moindre de sulfure de sodium ; en outre, quoique tout aussi altérables que les eaux de Luchon, elles laissent dégager beaucoup moins d'acide sulfhydrique. Il suffit, pour s'en convaincre, d'examiner les conduits et les réservoirs ; nulle part, on ne voit le moindre dépôt de soufre. Les eaux de Cauterets sont riches en matière organique; peut-être est-ce à cette substance, qu'il faut attribuer les propriétés particulières que les praticiens ont depuis longtemps reconnues à certaines sources de cette station thermale, *la Raillère* par exemple (1). Ces eaux sont riches en silice, mais moins que celles de Luchon ; elles sont, au contraire, pauvres en chlorure de sodium. Les principaux produits de l'altéraltion que subissent les eaux de Cauterets, au contact de l'air, consistent en carbonate, silicate et hyposulfite de soude. Lorsqu'elles sont partiellement dégénérées, elles sont riches en hyposulfite de soude ; ce qui s'explique aisément, puisque l'élément sulfureux, ne se dissipant qu'en minime partie sous forme gazeuse, subit, au sein de l'eau elle-même, la combustion qui le transforme en hyposulfite.

Nous avons réuni dans le tableau IX, les résultats des analy-

---

(1) L'analyse de la barégine de Cauterets, nous a donné les résultats suivants, sur 100 gr. de matière dépouillée de sable :

Soufre	5,34
Fer	1,28
Carbonate de chaux	8,68
Silice	15,38
Phosphate alcalin	traces
Matière organique	73,14
	100,00

L'azote représente les 7,37 % du poids de la barégine.

ses des principales sources de Cauterets aux points d'émergence, faites par nous en 1860, les six premières en collaboration avec O. Réveil. Dans le tableau X, nous rappelons les mesures de température, et les essais sulfhydrométriques et alcalimétriques, aux lieux d'emploi, faits antérieurement par plusieurs auteurs et par nous-même. Si l'on compare les résultats, consignés dans ces tableaux, avec ceux que j'ai exposés relativement aux eaux de Luchon, on verra que les eaux de Cauterets sont un peu plus riches en carbonates et silicates alcalins ou terreux, mais qu'elles sont beaucoup moins sulfureuses. Cette proportion, un peu plus forte, de sels à réaction alcaline, est parfaitement en rapport avec la propriété, qu'ont ces eaux de ne laisser dégager que peu d'acide sulfhydrique. L'expérience montre cependant, que la plupart de ces sources éprouvent une altération très considérable, avant d'arriver sur les lieux d'emploi. Je crois que cela dépend moins de la nature même de l'eau, que de la manière dont elle est conduite, et je suis convaincu que le jour où l'on adopterait une canalisation, dont elles rempliraient complètement la capacité, elles arriveraient beaucoup mieux conservées. Vaudront-elles mieux pour cela ? Oui, sans doute, si l'on tient à traiter des maladies qui exigent l'action de doses un peu fortes de sulfure de sodium. Mais si l'on veut préparer des bains doux, hyposthénisants, riches en hyposulfite et en silicate de soude, ce qu'il y a de mieux à faire c'est de laisser les choses dans l'état actuel. Les médecins, qui exercent dans la localité, sont les meilleurs juges en pareille matière.

III. *Emploi thérapeutique.* — La plus remarquable des sources de Cauterets est celle de *la Raillère.* Cette eau jouit, depuis un temps immémorial, d'une grande réputation pour le traitement de certaines affections des voies respiratoires (catarrhes chroniques, affections du larynx, phthisie). La source *Vieille* de Bonnes peut seule lui être comparée sous ce rapport ; mais l'expérience montre que les eaux de *Bonnes* sont plus excitantes que celles de *la Raillère*. A quoi faut-il attribuer cette différence ? Est-ce à la proportion, un peu plus forte, de sulfure de sodium que contiennent les premières ? J'ai de fortes raisons de croire que c'est peu probable. Tous les faits, que j'ai observés, m'autorisent à déclarer

TABLEAU IX — Groupements proposés des éléments trouvés dans les principales sources de Cauterets.

SOURCES	Sulfure de Sodium.	Chlorure de Sodium.	Sulfate de Soude.	Sulfate de Chaux.	Hyposulfite de Soude.	Silicate de Soude.	Silicates de chaux et de magnésie.	Silice.	Matière organique.	Autres Corps.	Total.	OBSERVATION
	gr.	gr.	gr.	gr.	gr.	gr.	gr.	gr.	gr.		gr.	
César............	0.0239	0.0718	0.0080	»	»	0.0656	0.0458	»	0.0450	Traces de phosphat, borates, fluorures et Iodures.	0.2601	L'acide carbonique n'a pas été dosé.
Espagnols	0.0231	0.0706	0.0089	»	»	0.0648	0.0477	»	0.0482		0.2633	
Pauze-Vieux	0.0189	0.0119	0.0098	»	»	0.0456	0.0305	»	0.0464		0.1521	
Rocher	0.0130	»	»	»	0.0012	»	»	»		id.		
Rieumizet...........	»	»	»	»	0.0004	»	»	ʰ		id.		
Mahourat...........	0.0165	0.0800	0.0075	»	»	0.0625	»	»	0.0460	id.	0.2125	
Raillère { Sce chaud..	0.0177	0.0598	0.0467	»	»	0.0081	0.0324	0.0195	0.0350	id.	0.2192	
{ Sce tempér.	0.0177	0.0565	0.0596	0.0510	»	0.0086	0.0296	0.0316	0.0250	id.	0.2386	
Bois.... { Sce chaud..	0.0107	0.0746	0.0365	0.0240	0.0062	0.0253	»	0.0410	0.0350	id.	0.2543	
{ Sce tempér.	0.0055	0.0528	0.0498	0.0300	0.0075	0.0233	»	0.0312	0.0520	id.	0.2521	

TABLEAU X. — Température, Sulfuration, Chloruration et Alcalinité des Sources de Cauterets.

SOURCES	ANNÉE DES OBSERVAT.	LIEUX D'OBSERVATION	Température.	Quant. de sulf. de sodium, par litre d'eau	Quantité de chlorure de sodium contenu dans un litre d'eau	Quantité de carbon. ou silic. alcal. repr. par son équiv. en carbonate de soude.	Noms des Auteurs
				gr.	gr.	gr.	
César vieux ..	1841.	»	48°00	0.0297	»	α	Gintrac.
id.	1851.	A la buvette.	»	0.0308	»	»	Buron.
id.	1850.	Près de la source.	48.50	0.0267	0.0638	0.0568	Filhol..
César nouv...	1851.	Sous la galerie.	»	0.0280	0.0277	»	Buron
id.	id.	Au bassin d'arrivée.	»	0.0186	»	»	id.
id.	id.	A la buvette.	»	0.0179	»	»	id.
id.	id.	A la douche.	»	0.0174	»	»	id.
id.	id.	Bain prép. av. les 2 rob.	»	0.0099	»	»	id.
Espagnols....	id.	A son arr. d. l'Etablis.	45.00	0.0210	»	»	Gintrac.
id.	1850.	Près de la source.	46.20	0.0254	0.0121	0.0337	Filhol.
id.	1851.	Eau puisée à 10 m. du sol.	»	0.0223	»	»	Buron.
id.	id.	A la buvette.	»	0.0101	»	»	id.
id.	id.	A la douche.	»	0.0020	»	»	id.
id.	id.	Bain préparé avec les 2 rob.	»	0.0123	»	»	id.
Pauze vieux..	1841.	»	44.00	0.0272	»	»	Gintrac.
id.	1850.	A la douche.	44.50	0.0245	»	0.0380	Filhol.
id.	1851.	Douche n° 5.	»	0.0272	»	»	Buron.
id.	id.	Douche n° 7.	»	0.0279	»	»	id.
id.	id.	Baig., cab. n° 10. Bain prép. à 34°.	»	0.0151	»	»	id.
Pauze nouv...	1841.	A la buvette extér. Sce nord.	46.00	0.0285	»	»	Gintrac.
id.	id.	A la douche de la sce du milieu.	42.50	0.0241	»	»	id.
id.	1851.	3 sources réunies pour bains.	»	0.0247	»	»	Buron.
id.	id.	A la buvette.	»	0.0172	»	»	id.
id.	id.	A la baignoire n°10.	»	0.0159	»	»	id.
id.	id.	Baignoire n° 5. Bain prép. à 38°.	»	0.0147	»	»	id.
La Raillère ..	1841.	A la source.	39.00	0.0192	»	»	Gintrac.
id.	id.	A la buvette.	38.00	0.0186	»	»	id.
id.	id.	Au bain n° 9, près de la sce.	37.00	0.0148	»	»	id.
id.	id.	Au bain n° 22, le plus éloigné.	35.00	0.0124	»	»	id.
id.	1850.	Au réservoir.	39.00	0.0185	0.0264	0.0385	Filhol.
id.	1851.	Au griffon.	»	0.0199	»	»	Buron.
id.	id.	A la buvette.	»	0.0199	»	»	id.
id.	id.	Cabinet n° 11, rob. chaud.	»	0.0155	»	»	id.
id.	id.	Cabinet n° 22, rob. chaud.	»	0.0125	»	»	id.
id.	id.	Cabinet n° 22 sce temp.	»	0.0125	»	»	id.
id.	id.	Aile droite n° 1, dans une baign.	»	0.0125	»	»	id.
Petit St-Sauv.	1841.	»	30.00	0.0055	»	0.0424	Gintrac.
id.	1851.	»	»	0.0099	»	»	Buron.
id.	id.	Eau de la même sce chauffée.	»	0.0149	»	»	id.
Bains du Pré.	1841.	»	47.00	0.0223	»	»	Gintrac.
id.	1851.	Buvette.	»	0.0224	»	»	Buron.
Bains du Bois.	1841.	Ancienne source.	44.00	0.0161	»	»	Gintrac.
id.	1851.	id.	41.00	0.0149	»	0.0402	Buron,
id.	1841.	Source nouvelle.	41.00	0.0099	»	»	Gintrac.
id.	1841.	id.	»	0.0161	»	»	Buron.
id.	1851.	id.	31.50	0.0043	»	»	Gintrac.
id.	1841.	Source tempérée.	»	0.0097	»	»	Buron.
Mahourat	1851.	Buvette	50.00	0.0216	»	»	Gintrac.
id.	1850.	id.	49.00	0.0154	»	0.0256	Filhol.
id.	1851.	»	»	0.0149	»	»	Buron.
Sce des Yeux.	1841.	»	39.00	0.0179	»	»	Gintrac.
Sce aux Œufs.	1841.	Au griffon	55.00	0.0254	»	α	id.
id.	1850.	id.	55.00	0.0192	»	0.0383	Filhol.
Bruzaud	1841.	A la douche.	37.50	0.0148	»	»	Gintrac.
id.	1850.	id.	37.49	0.0150	»	0.0668	Filhol.

que le degré d'excitation, que produisent les eaux sulfureuses, n'est pas toujours en rapport avec leur richesse en sulfure alcalin. L'action de ce sulfure me paraît singulièrement modifiée par les autres éléments qui lui sont associés ; les eaux de *la Raillère*, plus alcalines et plus riches en matière organique, que celles de Bonnes, n'ont pas la même action sur l'économie. Le mode d'administration n'est probablement pas, non plus, étranger à ces différences dans l'activité des deux eaux. Comme l'a très bien fait remarquer Constantin James (1), on prend peu de bains à Bonnes, et c'est surtout en boisson qu'on utilise les eaux ; à Cauterets, au contraire, on fait un usage fréquent de bains, et surtout de demi-bains. Or, en appelant ainsi le sang à la peau, on obtient une révulsion salutaire sur les organes pulmonaires. Il en est de même des bains de pied qu'on va prendre aux *Espagnols*.

Fontan a observé que les eaux de *la Raillère* réussissaient, mieux que celles de Bonnes, chez les personnes pléthoriques, et que les lymphatiques se trouvaient mieux, en général, de l'usage des dernières (2).

L'eau de la source du *petit Saint-Sauveur*, peu sulfureuse, est assez fortement alcaline ; ce qui explique, en partie, pourquoi son degré sulfhydrométrique augmente, quand on la fait chauffer. Cette eau est employée en bains et en douches, et convient particulièrement pour combattre le rhumatisme nerveux, ou certaines affections subinflammatoires de l'utérus.

A 3 kilom. environ de Cauterets, se trouvent les bains du *Bois*, entretenus par des sources peu sulfureuses. Ce petit établissement, en voie de transformation, renferme quatre cabinets de bains et deux piscines avec douches. L'alcalinité de ces eaux est à près la même que celle du *petit Saint-Sauveur*. Les bains du *Bois* réussissent surtout dans le traitement des rhumatismes nerveux. On les emploie encore contre les syphilides légères, qui exigent l'usage d'eaux peu chargées de principe sulfureux.

(1) *Loc. cit.*, p. 76 et suiv.
(2) *Loc. cit.*, p. 413.

La source du *Pré* est aussi utilisée dans le traitement des affections rhumatismales légères.

Quelques maladies chroniques des voies digestives sont traitées avec succès par l'usage, en boisson, de l'eau de la source *Mahourat.* Cette eau, assez fortement silicatée, parait être digérée avec plus de facilité, que celle de *la Raillère*, qui est à la fois plus alcaline, plus sulfureuse, plus riche en matière organique, et beaucoup moins chaude.

La source aux *Œufs* est utilisée, dans le magnifique établissement de ce nom, en bains, douches et piscines.

Les eaux de *César vieux* et de *la Raillère* sont seules exportées. J'ai montré plus haut qu'elles subissent par le transport une altération plus grande qu'on le croit généralement. On amoindrit cette altération par les soins pris dans l'embouteillage. Voici du reste, les quantités de sulfure de sodium, trouvées dans l'eau des diverses sources, transportées à Toulouse :

La Raillère	$0^{gr}0110$
César vieux	0 0171
Espagnols	0 0105
Bruzaud	0 0075
Pauze vieux	0 0067
Le Bois	0 0037
Mahourat	0 0018
Petit Saint-Sauveur	0 0050
Sources aux Œufs	0 0061

En résumé, les eaux de Cauterets, considérées dans leur ensemble, sont moins chaudes, moins sulfureuses et plus alcalines que celles de Bagnères-de-Luchon. Quoique riches en silice, elles laissent dégager peu d'acide sulfhydrique ; aussi, ces eaux sont-elles plus douces et plus sédatives que les premières. Aucune des sources de Cauterets ne blanchit dans les réservoirs ou dans le bain.

Au Congrès d'Hydrologie de Biarritz, en 1886, de nombreuses communications sont venues justifier la vieille réputation de la station de Cauterets. Cependant, il y a des réserves à faire sur l'extension qu'on a voulu donner, dans ces derniers temps, aux applications spéciales de ces eaux, notamment dans le trai-

tement du diabète, de l'albuminurie, des fièvres intermittentes, et de la cure certaine de la tuberculeuse pulmonaire.
On peut dire, nous le répétons, que Cauterets bénéficie des
indications générales des eaux sulfurées, dans tous les cas qui
réclament une action modérée ; en dehors de sa spécialisation,
bien établie, pour le traitement des affections pharyngées.

BARÈGES

Sources et composition chimique. — Le village de Barèges
est situé dans une vallée étroite, entourée de hautes montagnes, pour la plupart dénudées et d'un aspect assez triste.
En revanche, il possède des sources remarquables à plus
d'un titre, et qui, sous certains rapports, n'ont pas d'égales
dans les Pyrénées. Le tableau XIII fait connaître les noms, la
température, le degré sulfhydrométrique et l'alcalinité de ces
sources, qui sont au nombre de onze.

Plusieurs chimistes se sont occupés de l'analyse des eaux de
Barèges : les uns n'ont déterminé que la température et la
richesse en principe sulfureux (Fontan, Gintrac, Constantin
James, Lambron); les autres (Longchamp, O. Henry et Boullay)
ont fait l'analyse complète de l'eau de quelques sources. Ces
analyses renfermaient des résultats tellement discordants, que
me suis décidé à les reprendre de mon côté. Les deux tableaux XI
et XII résument les analyses que j'ai faites, en 1861 et 1875. J'a-
joute les renseignements suivants, sur la répartition du soufre
entre le monosulfure, le bisulfure et l'hyposulfite, dans l'eau de
la piscine militaire, et la composition de la *Barègine.*

La quantité totale de soufre dans un litre a été trouvée de
$0^{gr}.0210$, qui se divise en :

Soufre des sulfates...............	$0^{gr}0103$
Soufre accusé par le sulfhydromètre.	0.0050
Soufre dans l'eau désulfurée........	0.0035
	$0^{gr}0188$
le déficit, dû au polysulfure, est.............	$0^{gr}0022$

On en déduit que la quantité d'iode, répondant au degré sulf-hydrométrique, se répartit ainsi :

$$
\begin{array}{lr}
& \text{gr.} \\
\text{Iode pour le monosulfure} \dots\dots\dots\dots & 0,0218 \\
\quad\text{—}\quad \text{le bisulfure} \dots\dots\dots\dots & 0,0175 \\
\quad\text{—}\quad \text{l'hyposulfite} \dots\dots\dots\dots & 0,0126 \\
\hline
& 0,0519
\end{array}
$$

Ce résultat est conforme à l'essai sulfhydrométrique, qui a donné pour :

l'eau de la piscine...... 0gr0500 à 0gr0540, moy., 0gr0520.
— désulfurée........ 0gr0125 à 0gr0140, — 0gr0132

La barégine de Barèges, séchée à 100°, est composée de 50 p. % environ de matières albuminoïdes, contenant 77 p. % d'azote. La cendre, provenant de l'incinération, renferme de la chaux, du carbonate, de la silice, du soufre, de l'albumine et des phosphates.

Mes analyses me font considérer les sources de Baréges comme plus alcalines que beaucoup d'autres ; elles dépassent, sous ce rapport, les eaux de Bagnères-de-Luchon. D'un autre côté, elles sont beaucoup moins altérables que celles de Bagnères-de-Luchon et de Cauterets. Il est vrai, que les griffons naissent dans les réservoirs eux-mêmes, et que, les cabinets de bains étant adossés aux réservoirs, l'eau coule, pour ainsi dire, du griffon dans la baignoire. On s'explique donc que l'eau des bains n'éprouve, dans son court, trajet qu'une altération inappréciable ; mais il n'en est pas de même de celle destinée à l'entretien des piscines, qui provient, en grande partie, de la vidange des baignoires. Cette eau, qui présente, dans les piscines, une couleur jaune-verdâtre, annonçant la présence d'un polysulfure, a, cependant, un degré sulfhydrométrique presqu'égal à celui qu'elle avait dans la baignoire. Or, si, à Bagnères-de-Luchon, on entretenait les piscines avec de l'eau ayant passé par les baignoires, on donnerait des bains d'eau blanche, dont le degré sulfhydrométrique serait presque nul, et dont l'activité serait bien moindre qu'à Barèges. Il y a là une différence considérable entre les deux stations.

Tableau XI. — Composition élémentaire des principales sources de Barèges.

SOURCES	Soufre	Chlore	Acide sulfurique	Acide silicique	Soude	Chaux	Magnésie	Oxyde de fer	Matière organique	AUTRES CORPS	TOTAL
	gr.	gr.	gr.	gr.	gr.	gr.	gr.	gr.	gr.		gr.
Le Tambour(gr^{de} douch,)	0.0167	0.0437	traces	0.0685	0.1005	0.0062	0.0005	0.0008	0.0660	Iode, ac. phosph., ac bor., pot., lith.	0.3029
L'entrée	0.0141	0.0330	0.0111	0.0650	0.1004	0.0035	0.0007	traces	0.0510	id.　id.　id.　id. id.	0.2788
Lachapelle	0.0082	0.0242	0.0200	0.0470	0.0811	0.0035	0.0016	id.	0.0270	id.　id.　id.　id. id.	0.2126
Polard	0.0103	0.0273	0.0180	0.0680	0.0957	0.0061	0.0005	id.	0.0445	id.　id.　id.　id.　»	0.2704
Bain-Neuf	0.0146	0.0347	0.0100	0.0685	0.0945	0.0040	0.0011	id.	0.0450	id.　id.　id.　id.　»	0.2724
Le Fond	0.0099	0.0264	0.0200	0.0620	0.0954	0.0042	0.0006	id.	0.0450	id.　id.　id.　id.　»	0.2635
Dassieu	0.0105	0.0272	0.0178	0.0685	0.0960	0.0060	0.0005	id.	0.0450	id.　id.　id.　id.　»	0.2715
Gency ancienne	0.0114	0.0311	0.0150	0.0580	0.0855	0.0035	0.0006	id.	0.0300	id.　id.　id.　id.　»	0.2351
Gency nouvelle	0.0156	0.0440	traces	0.0730	0.1100	0.0061	0.0006	id.	0.0640	id.　id.　id.　id.　»	0.3133
La Voûte	0.0116	0.0308	0.0140	0.0640	0.0924	0.0078	0.0008	id.	0.0300	id.　id.　id.　id.　»	0.2604
Le Tunnel	0.0082	0.0238	0.0210	0.0500	0.0807	0.0030	0.0012	id.	0.0280	id.　id.　id.　id.　»	0.2159
Barzun-Barèges	0.0119	0.0315	0.0120	0.0712	0.1033	0.0051	0.0012	id.	0.0500	id.　id.　id.　id.　»	0.2862

TABLEAU XII. — Groupements proposés pour les éléments trouvés dans les principales sources de Barèges.

SOURCES	Sulfure de sodium	Chlorure de sodium	Silicate de soude	Silicate de chaux	Silicate de magnésie	Sulfate de soude	Phosphate de soude	Oxyde de fer	Matière organique	QUANTITÉS NON DÉTERMINABLES DE :					TOTAL
	gr.	gr.	gr.	gr.	gr.	gr.	gr.	gr.	gr.						gr.
Le Tambour (grᵈᵉ douch.)	0.0408	0.0720	0.0984	0.0161	0.0016	traces	0.0020	0.0005	0.0660	Iodure, phosph., borate, pot., lithine.					0.2974
L'Entrée...............	0.0344	0.0544	0.0974	0.0091	0.0022	0.0111	traces	traces	0.0510	id.	id.	id.	id.	id.	0.2596
La Chapelle............	0.0201	0.0400	0.0697	0.0091	0.0058	0.0355	id.	id.	0.0270	id.	id.	id.	id.	id.	0.2072
Polard	0.0253	0.0450	0.0981	0.0159	0.0014	0.0319	id.	id.	0.0445	id.	id.	id.	id.	»	0.2621
Bain-Neuf.............	0.0356	0.0572	0.0995	0.0104	0.0034	0.0177	id.	id.	0.0450	id.	id.	id.	id.	»	0.2688
Le Fond	0.0242	0.0435	0.0912	0.0110	0.0016	0.0354	id.	id.	0.0450	id.	id.	id.	id.	»	0.2519
Dassieu	0.0256	0.0454	0.0988	0.0158	0.0014	0.0315	id.	id.	0.0450	id.	id.	id.	id.	»	0.2635
Gency ancienne........	0.0279	0.0514	0.0896	0.0091	0.0020	0.0265	id.	id.	0.0300	id.	id.	id.	id,	»	0.2365
Gency nouvelle........	0.0380	0.0725	0.1045	0.0159	0.0017	traces	id.	id.	0.0640	id.	id.	id.	id.	»	0.2966
La Voûte..............	0.0285	0.0508	0.0845	0.0204	0.0022	0.0248	id.	id.	0.0390	id.	id.	id.	id.	»	0.2498
Le Tunnel.............	0.0201	0.0396	0.0745	0.0078	0.0044	0.0360	id.	id.	0.0270	id.	id.	id.	id.	»	0.2094
Barzun-Barèges........	0.0291	0.0520	0.1074	0.0080	0.0034	0.0212	id.	id.	0.0500	id.	id.	id.	id.	»	0.2713

TABLEAU XIII. — Température, Sulfuration et Alcalinité des sources de Barèges.

SOURCES	DATES DES OBSERVATIONS	LIEUX D'OBSERVATION	TEMPÉRATURE	Quant. de sulfur. de sod. par litre d'eau	Quantité d'acide sulfhydrique, saturé, par litre d'eau	OBSERVATIONS
Le Tambour..	1861, 1875, 1878	Grande douche	44°10	13°3	0.0780 gr.	
		Buvette	43.00	13.2	id.	
L'Entrée.....	id.	Cabinet n° 7 et 8....	40.00	11.5	0.0667	
		Cabinet n° 1.........	33.00	6.8	0.0494	
La Chapelle ..	id.	Cabinet n° 2.........	32.90	6.7	0.0556	
		Cabinet n° 3.........	32.80	6.7		
Polard	id.	Cabinet n° 14	37.80	8.5	0.0577	
		Cabinet n° 12 et 13 ..	37.10			
Bain neuf....	id.	Cabinet n° 6.........	38°00	11.9	0.0710	
Le Fond.....	id.	Cabinet n° 9, 10 et 11	36°00	8.3	0.0578	
Dassieu	id.	Cabinet n° 16........	36.75	8.6	0.0577	
Gency ancien°	id.	Cabinet n° 4.........	33.75	9.4	0.0514	
Gency nouvel°	id.	Buvette	33.50	12.6	0.0779	
La Voûte.....	id.		32.50	9.5		
Le Tunnel....	id.		26.75	6.7	9.0608	
Barzun-Barèg.	id.	Douche et Buvette...	29.50	9.8	0.0662	
		Filet vierge.........	37.50	12.0		
Piscine milit^re	id.	Eau de la Piscine ...	37.00	8.0		
		Air	30.00			
Piscine civile.	id.	Eau.................	36.50	6.5		
		Air	29.50			
Piscine des Indigents.....	id.	Eau.................	36.40	6.0		
		Air	30.00			
Grande douch°	id.		33.00			
Petite douche.	id.		27.50			

Atmosphère des piscines et salles de douches

Azote	Oxygène	Total	1000 lit. d'air contiennent	
			Acide sulfhydr.	Vapeur d'eau.
80.70	19.30	100.00	0.0115 gr.	2.1110 gr.
80.76	19.24	100.00		
80.50	19.50	100.00		
81.50	18.50	100.00		
79.90	20.10	100.00		

Emploi thérapeutique. — Les eaux de Barèges ne donnent pas d'incrustations de soufre, bien que quelques-unes d'entre elles soient aussi chaudes et aussi sulfureuses que celles qui en fournissent à Luchon. Ce qui contribue au maintien de l'élément sulfureux pendant la durée des bains, c'est que la plupart de ces eaux ont une température voisine de celle du corps humain, et sont administrées sans mélange d'eau froide. Aussi, quoique les sources de Barèges soient, pour la plupart, beaucoup moins sulfureuses que celles de Bagnères-de-Luchon, les bains sont presque tous aussi riches en sulfure de sodium, que ceux de cette dernière localité.

Ce qui manque aux sources de Barèges, c'est cette variété de température et de sulfuration, que l'on rencontre dans les deux stations précédemment étudiées. Barèges est complètement dépourvu de ces eaux douces et hyposthénisantes, et de ces eaux de force moyenne, dont l'usage gradué, permet aux malades, d'arriver, sans inconvénient, à celui des eaux le plus fortement minéralisées. Les eaux de Barèges sont donc considérées comme très excitantes, et je suis convaincu qu'elles le seraient davantage encore, si, comme celles de Bagnères-de-Luchon, elles laissaient dégager de l'acide sulfhydrique en grande quantité. Cette assertion peut sembler tout d'abord extraordinaire, puisque l'acide sulfhydrique passe pour exercer une action hyposthénisante ; mais les considérations, qui suivent, permettent de rendre compte de l'excitation produite par les eaux, qui versent, dans l'atmosphère, une grande quantité de cet acide.

Il est admis par tous les praticiens que le soufre, lorsqu'il est pris à l'intérieur, même à faible dose, agit comme un excitant très énergique. On conçoit du reste, que, plus ce corps est divisé, plus son absorption est prompte et son action énergique. Recherchons donc ce qui doit arriver si l'on plonge deux malades, l'un dans un bain, préparé avec une eau riche en sulfure de sodium, mais peu altérable, et ne laissant dégager que des traces d'acide sulfhydrique, l'autre dans un bain contenant une dose de sulfure égale, mais qui verse dans l'atmosphère beaucoup d'hydrogène sulfuré. Chez le premier, l'absorption du soufre aura lieu à peu près exclusivement par la peau, c'est-à-dire en très petite quantité, et avec lenteur. En revanche, le sulfure de sodium, n'étant détruit qu'en faible quantité pendant la durée du bain, pourra exercer son action, d'une manière continue et uniforme, sur les plaies, les ulcères, etc., qu'il s'agit de guérir. Cette action, sans être exclusivement locale, ne se fera donc sentir dans toute l'économie, qu'au bout d'un certain temps. Chez le second, au contraire, l'absorption du soufre aura lieu, en partie par la peau, mais surtout par les voies respiratoires; l'acide sulfhydrique, absorbé par les poumons, introduira donc, au bout de peu de temps, dans le sang, plus de soufre que n'en eût pu introduire l'absorption par la surface cutanée. La première action produite sera, sans doute, celle de l'acide sulfhydrique; bientôt cet acide, décomposé par l'oxygène de l'air, deviendra libre dans le sang lui-même, et les phénomènes d'excitation ne tarderont pas à se faire sentir. Mais ce bain, s'appauvrissant d'une manière rapide, ne sera pas, à beaucoup près, aussi efficace que le premier, s'il s'agit de traiter une affection locale, exigeant le contact prolongé du sulfure avec la partie malade.

Si nous appliquons ces idées aux eaux de Barèges, nous pourrons rendre compte de leur efficacité, en quelque sorte merveilleuse, dans le traitement des vieilles blessures, des plaies d'armes à feu, des plaies fistuleuses, des ulcères atoniques, variqueux, des caries des os, etc. Ces eaux, mieux que d'autres, facilitent l'élimination des corps étrangers, et c'est ce qui a décidé l'administration de la guerre à créer, il y a longtemps déjà, l'hopital militaire de Barèges.

Les eaux de Barèges peuvent aussi rendre de grands services dans le traitement de la scrofule, des maladies de la peau, des rhumatismes et de la plupart des affections, qu'on traite avec succès par les eaux sulfureuses très énergiques, ainsi que l'ont confirmé par leur savante pratique, Le Bret, Grimaud et Armieux. Ce qui les distingue des autres eaux sulfurées de la chaîne, c'est donc leur supériorité incontestable, dans le traitement des affections qui exigent, pour être guéries, une action plutôt locale que générale. Il est bien entendu que je ne prétends pas que les eaux de Barèges n'exercent pas une action générale sur l'économie; je veux seulement dire qu'elles l'emportent sur les autres, sous le rapport de l'action locale.

Je me résume en disant, qu'à l'inverse des eaux de Cauterets, celles de Barèges répondent aux indications dans le traitement de la scrofule, lorsqu'elle ne relève pas des eaux chlorurées-sodiques, en particulier de Salies (de Béarn), du rhumatisme articulaire chronique, de syphilides invétérées et de dermatoses squammeuses.

Les cures les plus remarquables sont produites par les bains et les piscines. On boit presque uniquement l'eau du *Tambour*; c'est aussi cette eau qui est exportée. Le débit des sources réunies s'élève à environ 160 mètres cubes par 24 heures.

L'établissement de Barèges renferme seize cabinets de bains, deux douches, et trois piscines : la piscine militaire, la piscine civile et la piscine des pauvres. J'ai dit plus haut que, dans cet établissement, les cabinets de bains et les piscines sont disposés de manière que le malade subisse, autant que possible, l'influence de la buée de vapeur.

BARZUN.

Composition chimique. — La source de *Barzun* est située sur la rive droite du Bastan, à moins d'un kilomètre de Barèges. Depuis 1883, cette source est conduite jusqu'à Luz, à une distance de 7 kilomètres, et utilisée dans un établissement spécial. Sa température est de 31°,20 cent. Comme aux Eaux-Bonnes, un appareil permet de chauffer l'eau, pour qu'elle puisse être administrée en bains.

L'eau de la source de *Barzun-Barèges* est limpide, et semblable, par ses propriétés physiques, à toutes les autres sources sulfureuses des Pyrénées. Très chargée de soufre, elle donne au sulfhydromètre 0^{gr}0200 de sulfure de sodium par litre. Elle est très gazeuse; les bulles qui se dégagent, lorsqu'on la reçoit dans un verre, sont formées, en très grande partie, par de l'azote.

L'analyse que j'ai donnée dans les tableaux XI, XII et XIII, montre que l'eau de Barzun se rapproche, par sa sulfuration, de celles qu'à Barèges, on considère comme les plus actives, le

Bain-neuf et l'*Entrée*, tandis qu'elle n'est pas plus chaude que celle de *La Chapelle*, qui est moins sulfureuse. Elle offre d'ailleurs quelques différences dans sa composition générale, telles que la présence d'un peu de fer, beaucoup plus de gaz, et une plus forte proportion de barégine, à laquelle on pourrait attribuer la qualité qu'elle possède d'être plus douce et plus facile à supporter. Elle doit aussi cette propriété à sa température modérée. L'eau de *Barzun-Barèges* a de la stabilité, même lorsqu'elle est refroidie et transportée au loin.

L'établissement de Luz, confortablement installé, possède des baignoires, des douches et une buvette.

Emploi thérapeutique. — Les propriétés thérapeutiques de la source de *Barzun-Barèges* sont, avec certaines modifications, celles des eaux sulfureuses en général. En boisson, elle se rapproche plus particulièrement de celles de *Bonnes* et de *la Raillère* (Cauterets), quoique bien plus sulfureuse que ces dernières. Beaucoup plus gazeuse qu'elles, et plus chargée de barégine, elle provoque cependant une excitation moins forte.

En bains, douches, etc., le mode d'action de l'eau de *Barzun-Barèges* diffère sensiblement de celui des sources du grand établissement de Barèges. Beaucoup moins excitante que ces dernières, elle est très utile pour préparer à leur usage. Elle convient parfaitement aux malades irritables, atteints de maladies nerveuses, de certains névroses des voies respiratoires, digestives, urinaires, d'affections herpétiques, encore trop aiguës pour supporter les eaux du grand établissement, d'ulcères s'accompagnant d'une grande sensibilité. Elle a souvent été utile pour calmer une surexcitation trop forte, produite par les sources de Barèges, chez des personnes imprudentes, qui ne s'étaient pas assez méfiées de leur énergie. D'après certains praticiens, l'eau de Barzun jouit de propriétés sédatives incontestables, bien précieuses pour combattre une foule de phlegmasies chroniques, parmi lesquelles nous citerons : les névralgies, les rhumatismes articulaires, etc. En résumé, les eaux de *Barzun*, quoique très sulfureuses, sont sédatives, hyposthénisantes, et se rapprochent de celles de Saint-Sauveur. Leur voisinage est d'autant plus précieux pour Barèges, que ce sont précisément les eaux de ce genre qui manquent à cette localité.

SAINT-SAUVEUR

Le petit village de Saint-Sauveur est situé dans la vallée de Lavedan, sur les flancs de la montagne de l'Aze, à 80 mètres au dessus du gave de Gavarnie, dans une position des plus pittoresques. On y trouve un établissement thermal, remarquable par son élégance et sa simplicité, qui renferme des cabinets de bains, des douches ascendantes et une buvette. La source principale, dite *des dames*, jaillit, à peu de distance de l'établissement d'une roche euritique assez compacte. Une deuxième source, située un peu plus loin, est connue sous le nom de la *Hontalade*.

L'eau de Saint-Sauveur, laisse dégager de nombreuses petites bulles, qui lui donnent l'aspect d'une eau gazeuze. Voici, d'après mes observations, la température, la sulfuration, la chloruration et l'alcalinité de cette eau :

	Températ.	Sulf. de sod. par litre
		gr.
A la douche.........	34°,20	0,0184
Dans la baignoire....	32°,30	0,0177

Un bain de 300 litres renferme :

	gr.
Sulfure de sodium	6,300
Chlorure de sodium...............	30,057
Carbonates ou silicates alcalins, ou alcalino-terreux	18,030

L'eau de *Hontalade* a une température de 22°, et contient par litre, 0^{gr}0080 de sulfure de sodium.

D'après Longchamp, un litre d'eau de Saint-Sauveur renfermerait :

	gr.
Sulfure de sodium............	0, 0253 (1)
Sulfate de soude.............	0, 0386
Chlorure de sodium..........	0, 0735
Silice.....................	0, 0507
Chaux.....................	0, 0018
Magnésie...................	0, 0002
Soude.....................	0, 0052
Potasse, ammoniaque, barégine	traces.
	0, 1956

L'eau de Saint-Sauveur communique à la peau une onctuosité toute particulière. Cette propriété est en rapport avec son alcalinité assez prononcée, sa température assez basse (2), et sa richesse en matière organique, qui m'a paru assez considérable.

Les eaux de Saint-Sauveur sont douces, sédatives, hyposthénisantes ; elles conviennent surtout dans le traitement des madies nerveuses. Les affections de l'utérus, caractérisées par le relâchement des ligaments et l'engorgement du col, y sont traitées avec succès ; ces eaux produisent aussi de bons effets dans le traitement de certaines affections des voies urinaires (catarrhes vésicaux, affections graveleuses), des gastralgies, des entéralgies, etc.

Si l'on compare la richesse en sulfure de sodium des bains de Saint-Sauveur, avec celle des bains de Luchon, il est facile de reconnaître que le degré d'excitation, que produisent les eaux sulfureuses, n'est pas en rapport avec la quantité de sulfure qu'elles renferment. Un bain d'eau de *la Reine*, à Luchon, à la température de 35°, contient moins de sulfure qu'un bain de Saint-Sauveur, et, pourtant, il excite beaucoup plus les malades La composition chimique de l'eau n'est pas sans doute étrangère à ces différences ; mais la température native y est pour beaucoup. J'ai déjà fait observer que le bain de Saint-Sauveur est assez fortement alcalin. L'eau de Saint-Sauveur ne blanchit pas.

Depuis quelque temps, l'emploi judicieux des eaux de Saint-Sauveur, a établi plus nettement la spécialisation de cette sta-

(1) Quantité supérieure de 1/4 à celle que nous avons trouvée.

(2) En général, les eaux très chaudes ne produisent pas cette onctuosité à la peau.

tion, à savoir, le traitement des affections des organes génito-urinaires, passés à l'état subaigu, et mieux encore chronique. Les résultats publiés par M. le Dr Caulet, inspecteur des eaux, sont de nature a encourager le corps médical à suivre l'exemple de ce savant confrère, en limitant les effets salutaires de Saint-Sauveur au traitement de ces diverses affections.

LABASSÈRE

Dans la commune de Labassère, à 7 à 8 kilomètres de Bagnères-de-Bigorre, se trouve une source sulfureuse, abondante, remarquable à plus d'un titre. Cette eau sort des schistes de transition. Ses propriétés ont été étudiées successivement par Ganderax, Rozière, Fontan, François et Boullay; j'en ai fait moi-même, en 1850, l'analyse quantitative. Cette analyse a été reprise, quelques mois après, par Poggiale.

Composition chimique. — La température de l'eau de Labassère varie, d'après les divers observateurs, entre 11°,60 et 13°,75. Cette eau, quoique froide, doit être classée parmi les eaux thermales; car sa température n'éprouve, dans les diverses saisons, que des variations légères. Ses propriétés physiques et chimiques sont celles des eaux sulfurées-sodiques en général. Voici les groupements proposés par Poggiale et par moi, pour les éléments, trouvés dans un litre :

	Filhol.	Poggiale.
	gr.	gr.
Sulfure de sodium	0,0464	0,0400
— de fer, cuivre et manganèse	traces	traces
Chlorure de sodium	0,2058	0,2124
— de potassium	0,0036	0,0018
Carbonate de soude	0,0232	0,0233
Sulfates de soude, potasse et chaux	traces	traces
Silicate de chaux	0,0452	0,0947
— d'alumine	0,0007	0,0003
— de magnésie	0,0096	0,0080
Alumine en excès	0,0018	
Iode	traces	traces
Matière organique	0,1450	0,1630
	0,4813	0,4966

L'eau de Labassère remarquable par son alcalinité, renferme une proportion très sensible de carbonate de soude. Elle se distingue de beaucoup d'autres, par la faible proportion de silice, et la forte proportion de chlorure de sodium, qu'on y rencontre. Sa richesse en chlorures la rapproche des eaux de Bonnes et de Gazost. La quantité de sulfure de sodium qu'elle contient, lui donne de l'analogie avec les eaux de Barèges ou de Bagnères-de-Luchon.

De toutes les eaux sulfureuses que j'ai examinées, il n'en est aucune qui se soit montrée moins altérable, à l'air, ou dans le transport. Ce peu d'altérabilité avait été déjà signalé par Fontan et par Boullay. L'eau de Labassère se place donc en tête des eaux propres à l'exportation. J'ai rapporté, plus haut, quelques expériences que j'ai faites sur l'eau transportée à Toulouse. Cette stabilité, qui dépend, en partie sans doute, de sa basse température, tient beaucoup plus, selon moi, à son alcalinité, plus prononcée que celle d'autres eaux sulfureuses, et à sa pauvreté en acide silicique.

De quelque manière qu'on interprète les résultats de mes analyses, il me paraît impossible d'admettre que cette eau soit minéralisée par du sulfhydrate de sulfure de sodium.

Emploi thérapeutique. — L'eau de Labassère n'est administrée qu'en boisson. Elle est transportée à Bagnères-de-Bigorre, où on l'utilise.

Le Dr Cazalas a publié, sur les eaux de Labassère, un excellent travail auquel nous empruntons les détails qui suivent (1) :

« L'eau de Labassère peut être utile dans toutes les maladies où les eaux minérales sulfureuses naturelles produisent généralement de bons effets. On la prescrit, non seulement dans la bronchite chronique, avec expectoration plus ou moins abondante, mais encore dans la plupart des affections chroniques des voies respiratoires. Bien qu'il soit difficile de déterminer, à Bagnères, la part d'action réelle qu'elle peut pren-

(1) *Recherches pour servir à l'histoire médicale de l'eau minérale sulfureuse de Labassère,* pag. 48 et suiv. 1851.

dre, dans le traitement des maladies de la peau, employée
en boisson, parce que l'action puissante et simultanée des bains
de la localité, et notamment de ceux du *Foulon*, ne permet guère
de l'isoler, on affirme que les éléments salins et sulfureux ne
paraissent nullement se contrarier, ni mettre, par conséquent,
un obstacle à leurs effets curatifs..... »

Ganderax, qui le premier, a employé l'eau de Labassère, à Paris, en 1838, en obtint d'excellents résultats. Il la regardait, comme ayant une grande analogie, sous le rapport thérapeutique,.
avec l'eau de *Bonnes*; il lui attribuait une action spéciale sur
les maladies de la peau, et pensait qu'elle convenait particulièrement dans les maladies chroniques du larynx et des bronches.

Depuis cette époque, la station de Bagnères-de-Bigorre ex-
porte avec succès l'eau de Labassère, qui conserve son caractère
de fixité relative, dans le groupe des sulfurées, utilisées pour
les affections des voies respiratoires.

VISOS

Dans la vallée de Barèges, à 2 kilomètres environ du village
de Luz, sur le penchant du pic de Sardey, et à 100 mètres au
dessus du village de Visos, se trouve une source d'eau limpide,
qui exhale une odeur sulfureuse assez prononcée. Cette eau, qui
coule avec peu d'abondance d'une roche calcaire schisteuse, a
une température de 9º Réaumur.

L'eau de Visos a été étudiée, en 1833, par Bérard, professeur à la Faculté de médecine de Montpellier, qui lui a reconnu
les propriétés suivantes : « Elle est claire et limpide ; elle a
l'odeur des eaux sulfureuses, et les réactifs y annoncent évidemment la présence de l'acide hydrosulfurique. Cette eau
minérale contient aussi du gaz acide carbonique libre, car elle
précipite l'eau de chaux et les sels de plomb ; et le précipité
par les sels de plomb, est un mélange de beaucoup de carbonate de plomb et d'un peu de sulfate de plomb. C'est cet acide
carbonique qui tient en dissolution le carbonate de chaux et de

magnésie que cette eau contient aussi. L'ébullition doit dégager
la plus grande partie de ce gaz.

« L'eau de Visos renferme une substance de nature organique,
analogue à la barégine ou glairine, mais qui a paru cependant
se distinguer par quelques propriétés particulières. La proportion de cette substance estimée, en la détruisant par le feu,
a été, sur 10 kilogr. d'eau minérale, de 0 gr. 340. Quand
on évapore l'eau de Visos dans une capsule, pendant cette
opération, il se sépare une poudre blanche, qui s'attache en
partie aux parois de la capsule, et qui est un mélange de carbonate de chaux et de carbonate de magnésie ; si l'on pousse l'évaporation jusqu'à siccité, et qu'on calcine, la matière noircit et
répand une odeur bitumineuse, qui est encore plus sensible quand
on y verse un acide qui décompose les carbonates, qui font partie de ce résidu. L'acide carbonique, qui se dégage alors, a une
odeur d'asphalte très prononcée. Ainsi, l'eau de Visos est bitu-
meuse, et c'est la présence de ce bitume qui donne à la matière
organique (la barégine) qu'elle contient, les propriétés particulières dont j'ai parlé. »

La totalité des sels contenus dans l'eau de Visos a été, d'a-
près une seule analyse de Bérard, qui demanderait, dit-il, d'être
répétée, pour qu'on pût y ajouter une foi entière, de 2 grammes
247 sur 10 kilogr. d'eau minérale. Ces sels sont principalement
des carbonates et des sulfates ; ils ont pour base la chaux et
la magnésie ; il y en a aussi à base de soude. Voici les résultats de cette analyse, telle qu'elle est présentée par l'auteur.
L'eau de Visos contient du gaz hydrosulfurique, combiné probablement avec la soude, et du gaz carbonique libre. Elle contient de plus, sur 10 kilogr., les substances suivantes :

	gr.
Substance organique (barégine, mêlée de bitume)	0,340
Carbonate de chaux	1,247
Carbonate de magnésie	0,256
Sulfate de chaux	0,490
Sulfate de magnésie	0,050
Chlorure de calcium	0,180
Carbonate de soude et chlorure de sodium	traces.

L'eau de Visos jouit d'une certaine réputation pour le traitement des ulcères et des plaies, dont elle hâte la cicatrisation. Son usage est peu répandu. Cette eau, peu sulfureuse d'ailleurs, ne supporte pas le transport. Je l'ai trouvée assez franchement alcaline, et les expériences, que j'ai faites, me portent à la considérer comme contenant une dose de carbonate de soude, à peu près semblable à celle des eaux de Plombières.

GAZOST

Dans l'arrondissement d'Argelès, à peu de distance de Lourdes, se trouvent deux sources sulfureuses appelées source de *Nabéas* et source *Burgade*, qui, d'après mes essais, sont les plus riches en chlorure de sodium de toute la chaîne. Elles sont aussi les plus iodurées ; on peut, en effet, constater l'existence de l'iode dans le résidu d'un seul litre de cette eau. 1 litre d'eau renferme :

		gr.
Source de Nabéas.	Sulfure de sodium	0,0396
	Chlorure de Sodium	0,3157
Source Burgade. ..	Sulfure de sodium	0,0060

Ces eaux, comme celles de Visos, sont éminemment détersives ; quelques lotions sur les ulcères, les plaies, surtout à la suite de contusions, suffisent en général pour modifier les surfaces, et cicatriser les chairs Elles n'ont guère été employées pendant longtemps, que par les propriétaires et les habitants de la contrée.

Ces années dernières, elles ont été conduites à Argelès, à 18 kilom., dans un magnifique établissement, et l'on veut fonder une station hivernale, dans cette belle vallée dont la température est si tempérée. Une communication récente à l'Académie de médecine, semble justifier les espérances de la compagnie concessionnaire ; les eaux de Gazost se sont montrées, en effet, efficaces, surtout dans la prophylaxie de la tuberculose pulmomonaire.

CADÉAC

Ces eaux sont situées sur les bords de la Neste, à peu de distance du village d'Arreau ; elles sont administrées en bains et en boisson dans deux établissements, situés, l'un sur la rive droite, l'autre sur la rive gauche du cours d'eau. Elles sont froides, et pourtant, très sulfureuses. Leur témpérature et leur richesse en sulfure de sodium sont les suivantes :

		Témpérat.	Sulfuration gr.
Établissement de la rive droite	Source principale...	13°50	0,0750
	La même eau, chauff. p. bains.		0,0430
Établissement de la rive gauche	Source Est, à la buvette.......	15°6	0,0678
	Source Ouest, au réservoir....		0,0237
	Petite source extérieure......	13,5	0,0772

L'établissement de la rive gauche possède des bains couverts, qui donnent d'assez bons résultats dans les affections relevant du traitement général des sulfurées. Ces eaux, quoique fort riches en principes actifs, sont peu fréquentées.

PINAC

Cette eau, dont l'origine est certainement la même que celle des autres sources de Bagnères-de-Bigorre, possède une composition chimique analogue à ces dernières ; mais, elle rencontre, dans son trajet, une couche de tourbe, et contracte une odeur légèrement hépatique. D'après Ganderax, qui en a fait l'analyse, l'eau de la source de Pinac est à peine sulfureuse, et ses principales propriétés doivent être celles des eaux salines-séléniteuses.

L'eau de Pinac permet de saisir la relation qui existe entre les eaux salines et les eaux sulfureuses, dites accidentelles. D'autres sources salines de Bagnères-de-Bigorre ont présenté momentanément les caractères des sources sulfurées-calciques. C'est ce qui se produisit en 1835, pour une source située sur les bords de l'Adour ; Ganderax, inspecteur des eaux, ne tarda pas à reconnaître que le phénomène était dû à ce que la source saline traversait une couche épaisse de matière organique provenant d'une usine, située à peu de distance. Il fit enlever cette matière, et l'eau perdit immédiatement les caractères des sources sulfurées-calciques, pour reprendre ceux des sources salines.

EAUX DU DÉPARTEMENT DES BASSES-PYRÉNÉES

EAUX-BONNES

Les Eaux-Bonnes sont situées dans la vallée d'Ossau, au confluent des ruisseaux de la Sonde et du Valentin, au pied du pic du Ger. Le village se compose d'hôtels spacieux et bien bâtis; une promenade, qui longe le flanc de la montagne, et qu'on désigne sous le nom de *promenade Horizontale*, permet aux personnes, qui ne peuvent sans inconvénient parcourir un sol fortement accidenté, de prendre de l'exercice dans un lieu agréable, d'où la vue est très belle.

Des praticiens très distingués se sont accordés pour attribuer aux sources minérales de Bonnes, une efficacité toute particulière, dans le traitement des affections des voies respiratoires. On ne peut douter de la valeur des observations publiées à cet égard; mais on a souvent demandé quelle pouvait être la cause de cette action bienfaisante. Il est singulier, en effet, que ces eaux partagent, avec Cauterets, la propriété d'agir, d'une manière plus certaine que les autres sources sulfureuses des Pyrénées, sur les maladies des organes de la respiration.

Les vertus thérapeutiques, toutes spéciales, des eaux de Bonnes, peuvent-elles s'expliquer par une composition chimique, différente de celle des autres sources des Pyrénées ? Sans prétendre que la chimie puisse, à notre époque, rendre compte du mode d'action des eaux minérales, on est cependant en droit d'affirmer, qu'elle conduit souvent à des explications plus simples, plus naturelles, et plus probables, que celles qu'on obtiendrait sans son secours. C'est dans ce but, que j'ai entrepris, sur la demande de M. le Préfet des Basses-Pyrénées, l'analyse des sources de Bonnes.

I. *Sources*. — Les sources sulfureuses de Bonnes sont au nombre de quatre, savoir : la source *Vieille* ; la source d'*En-Bas* ; la source *Froide*, ou *de la Montagne* ; la source d'*Orteich*. Il existe, en outre, au pied de la butte du Trésor, et à peu de distance de la source *Vieille*, plusieurs griffons, qu'on a captés et réunis pour les utiliser. Ces diverses sources renferment, les mêmes éléments minéralisateurs. Elles ne diffèrent que par la proportion de ces éléments ; aussi jouissent-elles de propriétés physiques presque identiques. Je vais décrire avec soin les propriétés de la source *Vieille*, qui est la principale. Je me contenterai d'indiquer les particularités qui distinguent les trois autres sources.

II. *Composition chimique de la Source Vieille*. — L'eau, limpide et incolore, répand une odeur franche d'acide sulfhydrique ; sa saveur est analogue à celle d'une dissolution faible de sulfure de sodium. Elle a une température de 32°,75.

Gaz. — L'eau présente, au griffon, toutes les apparences des eaux minérales gazeuses. Des divers points de la surface, partent continuellement de petites bulles d'un gaz incolore, qui éteint les corps en combustion, n'est absorbé ni par la potasse, ni par le phosphore, brunit légèrement le papier d'acétate de plomb, qui se comporte, en un mot, comme de l'azote, avec des traces d'acide sulfhydrique. Soumise à l'action de la chaleur, l'eau de la source *Vieille* laisse dégager, longtemps avant de bouillir, des bulles gazeuses, constituées, comme les précédentes, par un mélange d'azote et d'acide sulfhydrique. A l'ébullition, un litre d'eau a donné 17,74 centimètres cubes d'azote, avec un peu d'acide sulfhydrique.

Alcalinité, sulfuration et chloruration. — L'eau de Bonnes ramène au bleu la teinture de tournesol, rougie par les acides. Un litre d'eau a exigé, pour sa saturation, 0^{gr},0227 d'acide sulfurique anhydre, correspondant à 0^{gr},0175 de soude.

La richesse en soufre a été déterminée avec le sulfhydromètre. Un litre d'eau minérale, prise au griffon, a absorbé $0^{gr},0700$ d'iode ; mêlé avec un excès de chlorure de baryum, il a exigé $0^{gr},0700$ d'iode. Enfin, un litre d'eau, désulfurée par l'acétate de zinc, analysée après séparation du sulfure de zinc, n'a demandé qu'une goutte de teinture d'iode, pour donner la coloration bleue. Ces essais démontrent, d'une part, que l'eau est faiblement alcaline ; de l'autre, qu'elle ne contient qu'une quantité très faible d'hyposulfite.

La faible alcalinité de la source *Vieille* ressort d'ailleurs de l'essai alcalimétrique cité plus haut. En effet, si l'on admet que l'eau de Bonnes est minéralisée par du monosulfure de sodium, on trouve qu'un litre d'eau contient $0^{gr},0210$ de ce sulfure. Or, pour décomposer 21 milligrammes de sulfure, il faut $0^{gr},0215$ d'acide sulfurique, c'est-à-dire une quantité peu inférieure à celle qu'a exigée la saturation de l'eau. Le dosage direct de la soude conduit à la même conclusion. L'eau minérale de Bonnes se distingue donc des autres eaux sulfurées des Pyrénées, par l'absence presque complète de carbonate et de silicate de soude.

Un autre caractère distinctif de l'eau de Bonnes, c'est sa richesse en chlorure de sodium. Ayant désulfuré par le sulfate de plomb, un litre de cette eau, je l'ai analysée avec une solution titrée d'azotate d'argent, et j'ai constaté qu'elle contient $0^{gr},1610$ de chlore, correspondant à $0^{gr},2640$ de chlorure de sodium. L'eau de Bonnes est donc infiniment plus riche en chlorures que la plupart des eaux sulfureuses des Pyrénées. Les sources de Labassère et de Gazost peuvent, seules, lui être comparées, sous ce rapport.

Un troisième caractère qui permet de distinguer sur-le-champ l'eau sulfureuse de Bonnes de celles qu'on trouve sur d'autres points de la chaîne, c'est sa richesse en sels de chaux, richesse telle que l'on peut, sans hésiter, établir un rapprochement entre l'assortiment minéral de la source *Vieille*, et celui des eaux sulfurées-calciques (Enghien, etc.). On remarque, en effet, de part et d'autre, une alcalinité faible, une prépondérance marquée du chiffre de la chaux sur celui des autres bases, et une notable quantité de chlorures.

Nature du principe sulfuré. — Cet ensemble de caractères m'avait, depuis longtemps, fait soupçonner que le soufre existait dans les eaux de Bonnes, en partie au moins, à l'état de sulfure de calcium. Je crois cependant, à la suite d'essais nombreux, que la majeure partie du sulfure, contenu dans ces eaux, est du sulfure de sodium. Bien que ces expériences délicates ne m'aient pas conduit à résoudre, d'une manière sûre, la question de la nature du principe sulfuré des Eaux Bonnes, je vais les exposer, parce qu'elles pourront intéresser les chimistes.

Ayant préparé une solution mixte de sulfure de calcium et de sulfate de soude, je l'ai desséchée sur du sulfate de soude anhydre, pour ne point la faire évaporer à l'air. J'avais en vue de rechercher, si le sulfate de soude décompose le sulfure de calcium. J'ai repris la masse, finement pulvérisée, par de l'alcool, et je me suis assuré que ce véhicule tenait en dissolution du sulfure de sodium, et une trace de sulfure de calcium. J'ai mêlé ensuite une solution de sulfure de sodium avec une dissolution de sulfate de chaux, et j'ai rapidement desséché la liqueur, en la versant sur du plâtre. Le résidu de cette opération a cédé à l'alcool, du sulfure de sodium, et une trace de sulfure de calcium. Ces essais semblent montrer que lorsque du sulfate de soude et du sulfure de calcium sont en présence, il se produit, comme le font prévoir les lois de Berthollet, une double décomposition ; d'où résulte la production d'une forte proportion de sulfure de sodium, et d'une quantité correspondante de sulfate de chaux. Il ne reste en solution que très peu de sulfure de calcium.

Si l'eau de Bonnes ne contenait que du sulfure de sodium ou du sulfure de calcium, il eût été possible, en la versant sur du sulfate de soude anhydre, ou du plâtre bien sec, et traitant le résidu par l'alcool, de retrouver, en solution dans le liquide, le sulfure alcalin. Mais la présence du chlorure de sodium, et celle très probable du chlorure de calcium, dans cette eau, enlève à des essais de ce genre toute signification ; car, si l'alcool dissout à la fois du chlorure de sodium et du sulfure de calcium, il est impossible de démontrer qu'une portion du chlore n'est pas unie au calcium, et qu'on n'a pas, dans la solution, du sulfure de sodium et du chlorure de calcium, mêlés, ou non, avec un excès de chlorure de sodium. D'ailleurs, le sulfate de soude anhydre reprend son eau avec une lenteur suffisante, pour que l'air ait le temps de détruire en grande partie, avant la fin de l'opération, la petite quantité de sulfure contenue dans l'eau.

Ces résultats rendent infiniment probable, que, dans une eau où se trouvent à la fois du sulfate de chaux et du sulfure de sodium, il se produit un peu de sulfate de soude et de sulfure de calcium. Les eaux de Bonnes contiendraient donc, selon toute apparence, un peu de sulfure de calcium, ce qui les distinguerait des autres eaux thermales des Pyrénées. Il ne faut pas perdre de vue, du reste, que les eaux, dans lesquelles dominent les sels de chaux et les chlorures, sont considérées, par la plupart des chimistes, comme minéralisées par le sulfure de calcium.

Je poursuis l'analyse élémentaire de la source *Vieille* :

Chaux. — Un litre d'eau minérale, mêlée avec du sel ammoniac et de l'oxalate d'ammoniaque, a donné un précipité qui, après lavage et calcination convenables, a pesé $0^{gr},1209$. Il était alors composé de carbonate de chaux, et renfermait $0^{gr},0677$ de chaux.

Magnésie. — La liqueur, séparée de l'oxalate de chaux, mélangée avec du phosphate de soude et de l'ammoniaque, a donné un nouveau précipité, composé de phosphate ammoniaco-magnésien. La quantité en était si faible, que j'ai dû renoncer à la doser.

Acide silicique. — J'ai acidulé deux litres d'eau minérale par de l'acide chlorhydrique pur. J'ai fait évaporer à siccité ce mélange, et fortement chauffé la matière sèche. Je l'ai reprise ensuite par de l'eau acidulée, et recueilli, sur un filtre, la portion qui a refusé de se dissoudre. Je l'ai lavée avec de l'eau distillée, jusqu'à ce que l'eau de lavage ne donne plus de précipité avec l'oxalate d'ammoniaque, et je l'ai fait sécher avec soin. Son poids était de $0^{gr},1000$; elle était formée en entier d'acide silicique.

Acide sulfurique. — L'eau minérale, dépouillée, comme je viens de le dire, d'acide silicique, a été mélangée avec un excès de chlorure de baryum. Le précipité, qui s'est formé, a été recueilli sur un filtre, lavé avec soin, desséché et pesé. Son poids était de $0^{gr},7576$. Il contenait $0^{gr},2260$ d'acide sulfurique.

Acide carbonique. — Deux litres d'eau, additionnée d'un

excès de chlorure de baryum ammoniacal, ont été placés dans une bouteille qu'ils remplissaient en entier. J'ai recueilli, sur un filtre, le précipité qui s'était produit après vingt-quatre heures ; je l'ai lavé à plusieurs reprises, et l'ai épuisé ensuite avec de l'eau acidulée par l'acide azotique étendu. L'eau de lavage a donné, par le chlorure de baryum, un précipité léger, composé de carbonate de baryte. Son poids était si faible, que j'ai renoncé à le déterminer.

Iode. — J'ai mêlé cinq litres d'eau de la source *Vieille*, avec du bicarbonate de potasse pur, et j'ai fait évaporer le tout à siccité. Le résidu, calciné au rouge sombre, a été épuisé par l'alcool bouillant. J'ai fait évaporer la solution alcoolique, et repris la matière sèche par quelques gouttes d'eau distillée, à laquelle j'ai ajouté un peu de colle d'amidon. J'ai versé avec précaution dans le mélange, un peu d'acide azotique, et j'ai vu apparaître une coloration bleue bien manifeste. L'eau de Bonnes contient donc de l'iode. C'est là un des caractères distinctifs de cette eau. M. Chatin n'hésite pas à la comparer, sous le rapport de sa richesse en iode, aux sources minérales des Alpes.

Fluor. — J'ai acidulé par l'acide chlorhydrique dix litres d'eau minérale ; j'ai fait évaporer le liquide, et chauffé le résidu, pour détruire la matière organique, et rendre la silice insoluble. J'ai épuisé la masse, après refroidissement, par de l'eau acidulée avec de l'acide chlorhydrique. La solution, ainsi obtenue, a été filtrée, et mêlée ensuite avec de l'ammoniaque. Il s'est formé un léger précipité gélatineux, d'un blanc jaunâtre, que j'ai recueilli sur un filtre. Je l'ai lavé, et mis ensuite dans un creuset de platine, où j'ai versé un peu d'acide sulfurique pur, étendu de son poids d'eau distillée. Le creuset a été recouvert avec une lame de quartz, dont l'une des faces était enduite d'un vernis de cire, dénudé sur quelques points. La face de la lame, opposée à l'intérieur du creuset, présentait en son milieu une cavité, qui a été remplie d'eau froide. J'ai fait chauffer doucement le creuset, en ayant soin de renouveler, de temps en temps, l'eau froide de la cavité. Au bout d'une heure, j'ai enlevé le vernis de cire, et j'ai constaté que les lignes, que j'avais tracées, restaient visibles ; cela prouve qu'il y a dans l'eau de Bonnes, des traces de fluorures.

Acide phosphorique. — La matière, restée au fond du creuset après la recherche du fluor, s'était en partie solidifiée. Je l'ai traitée par de l'alcool à 85 degrés ; j'ai filtré la liqueur, et l'ai saturée par l'ammoniaque ; puis, j'ai versé une solution de sulfate de magnésie ammoniacal. Il s'est formé sur-le-champ un léger précipité de phosphate ammoniaco-magnésien. L'eau de Bonnes contient donc des phosphates.

En examinant la matière blanche que l'alcool avait refusé de dissoudre, j'ai constaté qu'elle était formée de sulfate de chaux, mêlé d'un peu de sulfate de magnésie, et de traces de sulfate de fer. L'acide phosphorique est donc uni à la chaux et à la magnésie.

Oxyde de fer. — J'ai fait dissoudre dans de l'eau distillée, le résidu dont il vient d'être question ; j'ai versé dans la solution, du sel ammoniac et de l'ammoniaque en excès. Il s'est produit un léger précipité de sesquioxyde de fer.

Acide borique. — Un litre d'eau minérale ayant été évaporé à siccité, j'ai versé sur le résidu, de l'acide chlorhydrique pur. J'ai trempé dans la liqueur acide un papier de curcuma. Le papier est devenu rouge en se desséchant. L'eau de Bonnes contient donc de l'acide borique.

Matière organique. — Un litre d'eau minérale, évaporé à une douce chaleur dans une capsule de platine, à la flamme d'une lampe à alcool, a fourni $0^{gr},6199$ de résidu séché à 100 degrés. Ce résidu, soumis à une calcination prolongée suffisamment pour détruire les matières organiques, a éprouvé une diminution de poids de $0^{gr},0480$. Ce poids fait connaître approximativement la quantité des matières organiques contenues dans l'eau minérale.

Ammoniaque. — Ayant distillé de l'eau de Bonnes, préalablement désulfurée, j'ai constaté qu'elle contient des traces d'ammoniaque. M. Bouis avait déjà observé le fait.

Soude et potasse. — Cinq litres d'eau, réduits par évaporation à un demi-litre, ont été mêlés avec un excès d'eau de baryte, puis filtrés. Le précipité resté sur le filtre lavé, j'ai réuni les eaux de lavage à la liqueur claire. Le tout a été traité par un excès de carbonate d'ammoniaque, pour séparer la baryte qui se trouvait en dissolution dans l'eau. Enfin, le carbonate de baryte a été séparé par filtration, et lavé avec soin, et la liqueur filtrée, réunie aux eaux de lavage, a été évaporée à siccité. Le résidu sec pesait $1^{gr},4455$. Il consistait en carbonate de soude, mêlé avec des traces de carbonate de potasse. Je me suis assuré qu'il ne contenait pas une quantité pondérable de magnésie.

J'ajoute que l'évaporation directe d'un litre d'eau de Bonnes a fourni un résidu pesant $0^{gr},6000$, chiffre qui diffère peu de la somme des poids des éléments, que nous venons de trouver.

L'analyse a été reprise en 1870. Je réunis dans le tableau XIV les résultats trouvés, à ces deux époques, pour la composition des éléments qui minéralisent l'eau de la source *Vieille*.

Groupements proposés pour les éléments de la source Vieille. — Les expériences, rapportées plus haut, montrent que la majeure partie du soufre doit se trouver dans l'eau minérale, à l'état de sulfure de sodium. Elles tendent à prouver aussi qu'une portion de ce corps est à l'état de sulfure de calcium ; car le sulfure de sodium, mis en présence du sulfate de chaux, produit un peu de sulfate de soude et de sulfure de calcium, et il est hors de doute, comme nous allons le voir, que l'eau de Bonnes contient du sulfate de chaux.

La faible alcalinité de l'eau indique que la silice ne s'y trouve pas à l'état de silicate neutre de soude, ou du moins que, si l'eau renferme un peu de silicate, la majeure partie de l'acide silicique existe à l'état libre.

En effet, nous avons vu que la saturation d'un litre d'eau minérale exige $0^{gr},0227$ d'acide sulfurique, qui représentent $0^{gr},0175$ de soude. Si nous déduisons de ce chiffre, $0^{gr},0166$ de soude, correspondant au sulfure de sodium, il reste $0^{gr},0009$ de cette base, qui pourraient produire $0^{gr},0022$ de silicate de soude. Je néglige, dans ce calcul, la faible quantité de sulfure de calcium, qui existe dans l'eau de Bonnes ; mais on comprend sans peine que, s'il était possible d'en tenir compte d'une manière exacte, le fait que je cherche à mettre en évidence, ne serait pas moins constant. Nous devons d'ailleurs attribuer une part de l'alcalinité de l'eau à l'ammoniaque, dont l'existence est indiquée par l'analyse. Or, un litre d'eau renferme $0^{gr},0005$ d'ammoniaque, qui sature $0^{gr},0012$ d'acide sulfurique. Il ne reste alors que $0^{gr},2150$, c'est-à-dire la quantité nécessaire pour décomposer le sulfure ; il n'y a donc pas de silicate de soude, ou il n'y en a que des traces (1). D'autres considérations nous conduisent, d'ailleurs, au même résultat. Si l'on compare entr'eux, les chiffres correspondant au chlore, au sodium, à l'acide sulfurique et à la chaux, on remarque que le chiffre du sodium, si l'on en déduit ce qui revient au soufre, est sensiblement équivalent à celui du chlore. De même, le chiffre de la chaux est sensiblement équivalent à celui de l'acide sulfurique. Il y a pourtant un léger excès d'acide sulfurique, et un excès équivalent de soude ; ce qui semble indiquer que l'eau contient un peu de sulfate de soude. $0^{gr},0677$ de chaux exigent $0^{gr},0967$ d'acide sulfurique ; il y a donc un excès d'acide de $0^{gr},0163$, qui correspond à $0^{gr},0277$ de sulfate de soude.

Nous avons admis que le chlore est combiné avec le sodium, et l'acide sulfurique avec la chaux. On pourrait supposer que l'eau contient du chlorure de calcium et du sulfate de soude. Cependant il est peu probable qu'il en soit ainsi, car le sulfate de chaux, le moins soluble des sels, qui peuvent prendre naissance dans un liquide, tenant en dissolution ces quatre éléments, doit se former, selon toute apparence, le premier. Cependant, on peut croire que l'eau renferme un peu de chlorure de calcium et de sulfate de soude, provenant de la réaction mutuelle du chlorure de sodium et du sulfate de chaux ; mais il est impossible de dire, avec certitude, comment le partage entre les acides et les bases s'est effectué.

Nous avons vu que l'acide phosphorique se sépare de l'eau, uni à la chaux, à la magnésie et à l'oxyde de fer. Je suis assez porté à penser que les phosphates et le fer font partie de la matière organique. Cette matière, à la fois sulfurée, phosphorée et ferrugineuse, n'est pas sans avoir de nombreuses analogies avec les matières albuminoïdes, et tout porte à croire qu'elle joue un rôle important dans l'action thérapeutique des eaux sulfureuses. C'est cette substance qui fait surtout défaut dans les eaux sulfurées artificielles, dont l'action est si infé-

---

(1) A moins qu'on ne considère l'eau comme contenant de l'acide sulfhydrique libre ; dans ce dernier cas, il faudrait admettre qu'une partie de l'acide silicique se trouve en excès.

Tableau XIV — Composition élémentaire des sources de Bonnes.

SOURCES		Soufre	Chlore	Acide sulfurique	Acide silicique	Soude	Chaux	Magnésie	Ammoniaque	Potasse	Matière organique	AUTRES CORPS	TOTAL	Température
		gr.	gr.	gr.	gr.	gr.	gr.	gr.	gr.	gr.	gr.		gr.	
Sce Vieille..... {	1861	0.0086	0.1610	0.1130	0.0500	0,1690	0.0677	traces	0.0005	traces	0.0480	Iode, fluor., ac. ph., ac. bor.. lith. fer.	0.6178	32°75
	1870	0.0086	0.1602	0.1120	0.0510	0.1620	0.0675	0.0030	0.0005	0.0060	0.0475	id. id. id. id. id. id.	0.6243	32°75
Source d'En-Bas.....		0.0068	0.1760	0.1141	0.0500	0.1764	0.0711	traces	0.0005	traces	0.0440	Iode, fluor., ac.carb.,phosph.bor, fer,	0.6389	
Sce Froide (de la m.).		0,0080	0.1591	0,1089	0.0520	0,1553	0.0629	id.	0·0006	id.	0.0600	id. id. id. id. id. id.	0.6068	13°30
Source d'Orteich....		0.0088	0.1870	0.1153	0.0590	0,1898	0.0723	id.	0.0005	id.	0.0350	id. id. id. id. id. id.	0.6677	22·50

TABLEAU XV. — Groupements proposés des éléments trouvés dans les sources de Bonnes.

NOMS DES SOURCES	Sulfure de sodium	Chlorure de sodium	Sulfate de soude	Sulfate de chaux	Silice	Silicate de soude	Ammoniaque	Matières organiques	QUANTITÉS NON DÉTERMINABLES DE :			Total
	gr.	gr.	gr.	gr.	gr.		gr.	gr.				gr.
Sce Vieille, 1861......	0.0214	0.2640	0.0277	0.1644	0.0500	traces	0.0005	0.0480	Sulf. de calc., chl. de calc., sulf. de magn., bor. de sod., iod. de sod., ph. de ch., phosph. de magn., fer, fluor. de calc.			0.5760
Source d'En-Bas......	0.0165	0.2900	0.0221	0.1722	0.0500	id.	0.0005	0.0440	id.	id.	id.	0.5958
Sce Froide (de la mon.)	0.0196	0.2620	0.0339	0.1527	0.0520	id.	0.0006	0.0600	id.	id.	id.	0.5808
Source d'Orteich......	0.0215	0.3080	0.0214	0.1757	0.0500	id.	0.0005	0.0350	id.	id.	id.	0.6121

rieure à celle des eaux naturelles. L'acide borique est probablement uni à la soude. L'iode est aussi très probablement uni au sodium.

L'ammoniaque ne peut exister, à l'état libre, dans une eau qui renferme un peu d'acide sulfhydrique ; il est probable qu'elle s'y trouve à l'état de sulfhydrate.

Je propose donc de représenter la composition chimique de l'eau de Bonnes, comme je l'ai fait sur le tableau XV. L'assortiment minéral est, comme on le voit, des plus remarquables, et cette eau se distingue des autres eaux sulfurées des Pyrénées, par plusieurs caractères de la plus haute importance.

On trouve sur le même tableau, la composition chimique de l'eau des sources *d'En-Bas*, de la *Montagne* et *d'Orteich*. Les quatre sources minérales de Bonnes présentent une similitude de composition telle, qu'on peut les regarder comme presque identiques. Tout autorise à penser que leur action thérapeutique doit être la même, ou que, si elles présentent quelques différences, c'est à la température, et non à la composition, qu'il faut l'attribuer.

Analyse de l'eau prise sur les lieux d'emploi. — 1° *Buvette.* — Un litre d'eau de la source *Vieille*, prise à la buvette, absorbe 0^{gr},0700 d'iode, correspondant à 0^{gr},0214 de sulfure de sodium ; sa richesse est donc sensiblement la même que celle de l'eau prise au griffon. Par une disposition, qui mériterait d'être imitée ailleurs, la buvette se trouve placée à une faible distance du griffon ; aussi les malades boivent-ils une eau qui n'a pas subi d'altération dans son trajet.

2° *Robinet de l'embouteillage.* — Un litre d'eau absorbe 0^{gr},0700 d'iode, correspondant à 0^{gr},0214 de sulfure de sodium. C'est la même richesse qu'au griffon. L'embouteillage s'effectue à Bonnes avec un soin tout particulier ; une aiguille cannelée, mise dans le goulot de la bouteille quand on la bouche, permet de retirer presque en entier l'air du goulot.

3° *Bains.* — L'eau de Bonnes n'étant pas assez chaude pour être utilisée en bains, on a pris le parti de faire chauffer, tous les jours, une certaine quantité d'eau minérale, pour réchauffer le bain, jusqu'au point prescrit par les médecins. L'eau,

qu'on fait chauffer, est celle de la source *Nouvelle*; elle ne contenait, au moment où je l'ai examinée, que $0^{gr},0090$ de sulfure
de sodium par litre.

L'eau de la source *Vieille*, prise au robinet des baignoires,
n'absorbe plus que $0^{gr},0380$ d'iode par litre ; ce chiffre se réduit
à $0^{gr},0310$ après l'addition du chlorure de baryum, et un litre
d'eau, désulfurée par l'acétate de zinc et filtrée, absorbe encore
$0^{gr},0080$ d'iode. La richesse réelle de l'eau en sulfure, se réduit
donc à $0^{gr},0070$. L'essai sulfhydrométrique, exécuté sans correc-
tions, indiquerait une richesse de $0^{gr},0110$. L'erreur, qu'il ferait
commettre dans le dosage du sulfure, serait de 36 pour cent.

On conçoit d'ailleurs que l'altération de l'eau varie d'un jour
à l'autre, et même à diverses heures de la journée ; elle est
plus ou moins grande, suivant que l'eau minérale a séjourné
plus ou moins longtemps dans le réservoir, et que celui-ci contient plus ou moins d'air.

Quoi qu'il en soit, ces essais montrent que la conservation de
l'eau, destinée aux bains, n'a pas atteint, à beaucoup près, le
degré de perfection auquel on est parvenu pour l'eau destinée à
la boisson. Ces améliorations ont, du reste, moins d'importance à
Bonnes que partout ailleurs, puisqu'on y donne très peu de
bains, et que la majeure partie de l'eau minérale est utilisée
pour la boisson.

Je terminerai par quelques considérations sur l'origine de la
sulfuration des eaux de Bonnes, tirées de leur composition chimique. Les eaux qui se montrent ainsi riches en chlorure de
sodium (Gazost, Labassère, Bonnes), ne sont jamais bien éloignées des points d'affleurement des ophites, et par conséquent
des couches de sel gemme et de gypse, qui les accompagnent
presque toujours. Dans mon opinion, si l'on peut, quelque part,
résoudre expérimentalement le problème de l'origine des eaux
sulfurées des Pyrénées, c'est à Bonnes, plutôt qu'ailleurs, qu'on
y parviendra. S'il était démontré, par exemple, que les eaux de
Bonnes, dont les relations avec les couches salines, qui accompagnent les ophites, me semblent évidentes, sont minéralisées
par le sulfure de calcium, il deviendrait presque certain que
le sulfate de chaux, que l'eau a rencontré dans ce terrain,

a été décomposé et transformé en sulfure de calcium, par la matière organique. Ce qui a lieu à Bagnères-de-Bigorre, où certaines sources deviennent accidentellement sulfureuses, serait un phénomène du même ordre, se passant par hasard sous nos yeux, au lieu de se produire à une grande profondeur. La relation des eaux sulfurées-calciques avec les terrains tertiaires, ne serait pas aussi générale que le pensent certains auteurs, et les eaux sulfureuses n'auraient, dans la grande majorité des cas, qu'un seul mode de formation.

II. *Emploi thérapeutique.* — Contrairement à ce qui se passait du temps de Bordeu, où elles avaient reçu le nom d'*eaux d'arquebusade*, les eaux de Bonnes, par leur nature et aussi par les publications autorisées des médecins éminents, qui ont passé par la station, depuis le commencement du siècle, notamment Andrieu, Pidoux, ces eaux, disons-nous appellent une classe spéciale de malades, porteurs d'affections des voies respiratoires. On semble pouvoir compter sur des succès certains, toutes les fois qu'il existe de l'apyrexie, et un état suffisant de forces. La base du traitement est l'eau, prise en boisson, à des doses très faibles au début, et s'éloignant des doses massives, employées au temps de Bordeu. Aussi, malgré les efforts faits dans d'autres stations, les Eaux-Bonnes conservent jusqu'à ce jour, la réputation d'eaux spéciales à la cure de la tuberculose pulmonaire qui commence.

EAUX-CHAUDES

Les Eaux-Chaudes sont situées dans la partie supérieure de la vallée d'Ossau ; une route pratiquée sur le flanc de la montagne, œuvre d'art, pleine de hardiesse et de beauté, rend l'accès du village très facile. Le tableau suivant fait connaître la température, la richesse en sulfure et en chlorure de sodium, et l'alcalinité des six sources des Eaux-Chaudes :

SOURCES	Température.	Quantité de sulfure de sodium, dans un litre.	Quantité de chlorure de sodium, dans un litre.	Quantité de carbon. ou silic. alcalin, représ. par son équival. en carb. de soude.
		gr.	gr.	gr.
Clot	34°10	0.0090	0.0997	0.0960
Le Rey	34°80	0.0098	0.0969	0.0945
L'Esquirette......	33°40	0.0083	»	0.0900
Baudot	27°20	0.0080	0.1150	0.1050
Laressecq........	25°20	0.0083	»	»
Minvieille........	25°00	0.0043	»	»

L'analyse élémentaire de la source *Baudot*, que j'ai faite en 1860, répondrait aux groupements suivants :

	gr.
Sulfure de sodium	0.0087
Chlorure de sodium.................	0.1150
Sulfate de chaux..	0.1030
Silicate de chaux..................	0.0050
Silicate de magnésie, d'alumine	traces
Sulfate de soude....................	0.0420
Carbonate de soude.................	0.0350
Iode..............................	traces

Toutes les sources contiennent, en plus ou moins grande quantité, et laissent déposer la matière organique, connue sous le nom de barégine ou de glairine.

Emploi thérapeutique. — Les Eaux-Chaudes conviennent dans le traitement de la plupart des maladies qui réclament l'emploi des eaux sulfurées en général. Les affections contre lesquelles on peut les employer plus spécialement sont (1) : les rhumatisme chronique, dans ses diverses variétés ; la dysménorrhée et l'aménorrhée, dont la guérison y est traditionnelle ; enfin, les affections herpétiques et syphilitiques.

Voici les propriétés spéciales de chacune des sources :

L'eau du *Clot* est la plus excitante.

____

(1) *Aperçu historique, topographique et médical sur les Eaux-Chaudes*, par le Dr Isarié, p. 37 et suiv., 1852.

La source chaude de l'*Esquirette* fournit une eau peu excitante, comparativement à celle du *Clot*. Elle convient, dans les maladies nerveuses. La source tempérée de l'*Esquirette*, moins excitante encore que la précédente, est très efficace dans les inflammations chroniques. C'est surtout contre les affections utéro-vaginales, que cette eau, administrée en douches ascendantes, est d'une efficacité remarquable.

Le Rey guérit souvent les rhumatismes qui ont résisté à l'action plus énergique du *Clot*. Les organisations lymphatiques de certains enfants, présentant une débilité et une impressionnabilité très grandes, se trouvent bien des bains pris à cette source.

La source *Baudot* fournit une eau d'une digestion facile très employée en boisson. Elle est détersive, résolutive et, diurétique, à un plus haut degré que les autres sources. Elle exerce une action fortifiante sur les muqueuses bronchiques. Cette source, dont la découverte date d'une trentaine d'années, a déjà acquis une certaine célébrité par les cures qu'elle a produites. D'après mon analyse, la source Baudot serait sensiblement plus alcaline que les autres sources des Eaux-Chaudes ; peut-être cette alcalinité plus prononcée, n'est-elle pas étrangère aux propriétés spéciales qu'elle possède.

Larressecq donne une eau très résolutive, employée traditionnellement, dans le traitement des plaies, ulcères, ophthalmies chroniques et scrofuleuses, engorgement des articulations, etc. Elle n'a pas démérité de la réputation qu'elle avait dans un temps déjà bien éloigné de nous, et qui lui valut, du premier des Bordeu, le nom de *Fontaine de Salut*.

La source *Minvielle* a une température de 11° seulement.

Je me résume : les Eaux Chaudes, avec leur richesse et leur température variées, sont le complément naturel de la station d'Eaux-Bonnes, pour le traitement des maladies qui relèvent des bains, douches et piscines.

CAMBO

L'eau sulfureuse de Cambo sourd dans le bourg de Cambo-le-Haut, à 12 kilomètres environ de Bayonne. Cette eau, dont la température est de 22° à 23° centigrades, possède la plupart des caractères physiques et chimiques des eaux à base de sulfure de calcium. Salaignac, a trouvé qu'un litre renferme :

Gaz	Azote avec traces d'oxygène...	170^{cc}
	Acide sulfhydrique	4
	Acide carbonique.............	2

		gr.
Principes fixes ...	Sulfate de magnésie	0.4960
	Sulfate de chaux.............	0.9300
	Chlorure de magnésium	0.1250
	Carbonate de magnésie.......	0.1256
	Carbonate de chaux	0.3159
	Alumine.....................	0.0160
	Oxyde de fer.................	0.0006
	Matière organique...........	0.0320
	Silice.......................	0.0120

2.0531

D'après une publication récente du Dr Juanchuto, **Cambo** mérite d'être utilisé spécialement dans le traitement des **affections** des voies respiratoires, chez les sujets éréthiques. La climatologie de la station vient encore favoriser l'efficacité de ces eaux. On trouve dans le nouvel établissement, un **humage par** pulvérisation, comme à Cauterets, qu'il ne faut pas **rapprocher** du humage proprement dit de vapeurs sulfurées **naturelles,** qui n'existe encore qu'à Luchon.

EAUX DU DÉPARTEMENT DE L'ARIÈGE

AX

Considérée au point de vue du nombre et de l'abondance des sources, la station thermale d'Ax est certainement l'une des plus remarquables des Pyrénées; on n'y compte pas moins de soixante-quinze sources sulfureuses, dont les températures et la richesse en principes minéralisateurs sont très variées. Ces sources sont tellement abondantes, 2000 mètres cubes par 24 heures, que des eaux minérales très chaudes coulent sur la voie publique, et sont utilisées, pour divers usages domestiques, et pour le désuintage des laines.

Les eaux d'Ax ont été étudiées, successivement au point de vue de leur composition par Venel et Bayen, Pilhes, Chaptal, Dispan, Magnes-Lahens et Longchamp. Rolland, Astrié, Alibert, Auphan, Palenc, les ont examinées au point de vue thérapeutique. Je les ai étudiées moi-même à diverses reprises, et j'ai pu apprécier leur importance, et le parti considérable qu'on en pourrait tirer.

Les propriétés physiques et chimiques de ces eaux minérales sont à peu près les mêmes que celles des eaux de Bagnères-de-Luchon; je me dispenserai donc de les énumérer. Je me contenterai de faire remarquer que certaines sources d'Ax, riches en silice, fournissent sur les voûtes des réservoirs, ou sur la partie supérieure des conduits, des incrustations de soufre. On trouve aussi dans cette station, des eaux blanchissantes (*eau bleue* n° 4 du Teich). Je me suis assuré que l'*eau bleue* est une eau dégénérée, tenant en suspension une petite quantité de soufre, et qui est comparable, sous ce rapport, à l'eau blanche de Bagnères-de-Luchon.

Les eaux d'Ax sont administrées dans quatre établissements principaux : le Couloubret, l'Etablissement Modèle, le Breilh et le Teich. Elles sourdent presque toutes dans les atterrissements, et prennent naissance, sans aucun doute, dans les montagnes granitiques qui les avoisinent

Les tableaux XVI, XVII et XVIII, qui résument mes analyses de 1853 à 1878, font connaître la température, la sulfuration et l'alcalinité des principales sources. Toutes ces expériences ont été exécutées avec un soin minutieux ; des essais sur les eaux, refroidies, ou additionnées de chlorure de baryum, ont permis de tenir compte de l'influence de la température et de l'alcalinité de l'eau, sur le degré sulfhydrométrique, et de corriger convenablement ce dernier. Quand il s'est agi des eaux considérées sur les lieux d'emploi, la correction a été telle que le degré sulfhydrométrique a été quelquefois réduit à zéro ; dans d'autres cas, il a dû être diminué de 40 à 50 p. 0/0 (1). Enfin, j'ai découvert dans les eaux d'Ax, des traces d'iode, de phosphate et de borate de soude, de fer, de manganèse, de cuivre et de lithine.

Emploi thérapeutique. — Les eaux sulfureuses d'Ax, abondantes et variées, offrent aux médecins et aux malades de grandes ressources. On peut donner à Ax des bains d'eau sulfureuse dégénérée, à des températures basses, moyennes et chaudes. On peut administrer, des bains sulfureux moyennement riches, ou contenant autant de sulfure de sodium que ceux de Barèges. En refroidissant l'eau de la source *Viguerie*, jusqu'à 35°, à l'abri de l'air, on obtient des bains de 300 litres, qui contiennent 8^{gr},520 de sulfure de sodium.

Les propriétés thérapeutiques des eaux d'Ax ont été soigneusement étudiées par plusieurs praticiens distingués. Ils ont divisé les bains, en *doux, moyens* et *forts* ; les buvettes peuvent également être classées de la même manière.

Les sources *douces* conviennent pour le traitement des affections nerveuses ; elles fournissent des bains qui, bien que sédatifs, ne sont pas débilitants. *L'eau bleue* du Teich a la réputation d'être antigraveleuse. Parmi ces sources, on distingue, au Couloubret, la *Gourguette*, et *Montmorency* ; au Breilh, les sources n^{os} *1, 2, 3, 4* et la source *Nouvelle* ; au Teich, le n° *6*, l'*eau Bleue*, la buvette ouest de *Saint-Roch*, l'eau du *Grand-Bassin*, la *Pompe*.

(1) Note sur les essais faits à Ax, en 1871, par MM. Filhol et Milliès. (*Bulletin de la Société d'histoire naturelle de Toulouse*, t. VI, 1872.

TABLEAU XVI. — Composition élémentaire des principales sources d'Ax

SOURCES		Température	Soufre	Chlore	Acide sulfurique	Acide silicilique	Acide carbonique	Soude	Potasse	Chaux	Magnésie	QUANTITÉS NON DÉTERMINABLES DE :	Matière organique	TOTAL	Alcalinité, poids de l'acide sulfurique, anhydre, saturant 1 litre
			gr.	gr.	gr.	gr.	gr.	gr.	gr.	gr.	gr.		gr.	gr.	gr.
Etabliss^t thermal Modèle.	Gde Sulfureuse.	70°	0.0065	0.0243	0.0125	0.0890	0.0147	0.0630	0.0117	0.0210	0.0016	Iode, manganèse, lithine, fer, fluor............	0.0475	0.2968	0.0648
	Abeilles	35ρ2	0.0061	0.0243	0.0093	0.0863	0.0127	0.0593	0.0114	0.0224	0.0015	Iode, manganèse, lithine, fer..................	0.0450	0.2719	
	Alcaline	41σ	0.0013	0.0103	0.0197	0.0595	0.0140	0.0442	0.0027	0.0171	0.0009	....	0.0310	0.2007	
Etabliss^t du Breilh.	Fontan	58ρ	0.0063	0.0228	0.0083	0.0844	0.0068	0.0583	0.0118	0.0231	0.0014	Iode, ac. phosph., ac. bor., fer, mang., cuiv., lith.	0.0450	0.2682	
	Pte Sulfureuse.	43ρ60	0.0061	0.0234	0.0110	0.0850	0.0070	0.0610	0.0114	0.0225	0.0012	....	0.0400	0.2686	0.0805
	Gde Source....	70ρ	0.0059	0.0243	0.0088	0.0760	0.0130	0.0590	0.0120	0.0252	0.0014	Iode, phosphate, lithine, fer, cuivre	0.0450	0.2706	0.0690
Et. du Teich.	Viguerie	74ρ40													0.0607

TABLEAU XVII. — Groupements proposés des éléments trouvés dans les principales sources d'Ax.

SOURCES		Sulfure de sodium	Chlorure de sodium	Sulfate de soude	Silicate de soude	Silicate de potasse	Silicate de chaux	Carbonate de chaux	Carbonate de magnésie	Matière organique	TOTAL
		gr.	gr.	gr.	gr.	gr.	gr.	gr.	gr.	gr.	gr.
Etabliss^t thermal Modèle	Gde Sulfureuse.	0.0158	0.0403	0.0221	0.0757	0.0341	0.0135	0.0318	0.0033	0.0475	0.2732
	Abeilles........	0.0148	0.0400	0.0165	0.0746	0.0332	0.0119	0.0253	0.0031	0.0450	0.2644
	Alcaline........	0.0032	0.0170	0.0350	0.0679	0.0069	0.0034	0.0291	0.0020	0.0310	0.1965
Etabliss^t du Breilh	Fontan.........	0.0153	0.0375	0.0148	0.0580	0.0270	0.0479	0.0140	0.0020	0.0450	0.2615
	Pte Sulfureuse .	0.0147	0.0886	0.0195	0.0600	0.0260	0.0461	0.0129	0.0025	0.0400	0.2603
	Gde Source	0.0145	0.0400	0.0156	0.0575	0.0277	0.0329	0.0262	0.0029	0.0450	0.2623
Et. du Teich. Viguerie........		0.0190									

TABLEAU XVIII. — Sulfuration, alcalinité des principales sources d'Ax, au griffon et aux lieux d'emploi, par 1,000 gr.

SOURCES ET LIEUX D'EMPLOI	Sulfure de sodium	Alcalinité	SOURCES ET LIEUX D'EMPLOI	Sulfure de sodium	Alcalinité	SOURCES ET LIEUX D'EMPLOI	Sulfure de sodium	Alcalinité
1° Groupe du Teich.	gr.	gr.	*2° Groupe du Couloubret.*	gr.	gr.	*3° Groupe du Breilh.*	gr.	gr.
Au griffon de la source Viguerie...	0.0284	0.0770	Source Canalette, au griffon.....		0.0740	Source du n° 1....................		0.0700
Après le serpentin de la même source	0.0133		id. Gourguette, au rés.	0.0036		id. du n° 4....................		0.0710
Dans la baignoire id.	0.0160		id. Pilhes, au grif.	0.0085	0.0760	id. des n°s 5 et 6...............		0.0705
Au grif. de la s. de la Gde-Pyramide	0.0221		id. id. au rés.	0.0073		id. Longchamp ou du n° 7....		0.0700
id id. chaude d'Astric		0.0350	id. du Bain-fort anc. au rés.	0.0178		id. de la Pyram. de la Douch...	0.0184	id.
Au robinet des baign. de la même s.	0.0049		id. du Bain-Filhol, au rés...	0.0196	0.0740	id. des n°s 9 et 10.............		0.0708
Au griffon de la source Quod......	0.0197		id. id. rob. des baign.	0.0098		id. Anglada ou du n° 11.......		0.0710
Au réservoir de la source de la Grotte	0.0196		id. Majeure au griffon	0.0184		id. Fontan au griffon...........	0.0221	0.0630
Au griffon de la source Bleue .....,	0.0018		id. Rossignol sup. au griffon.	0.0270		id. Hardy ou de l'Etuve.......	0.0098	
id. id. du n° 6...	0.0024		id. de l'Etuve, au griffon	0.0196		id. Petite sulfureuse...........	0.0184	
id. id. du n° 4...	0.0160					Eau froide du torrent d'Orlu.......	0.0000	
id, id. de la Pompe	0.0016							
id. id. dr. de St-R.	0.0184							
id. id. gauch. id.	0.0049							

Les sources *moyennes* conviennent dans les cas où l'action thermale et sulfureuse est indiquée (rhumatisme, scrofule) ; mais où cependant une grande susceptibilité du système nerveux, ou de l'appareil circulatoire, prescrit une application prudente et graduée de ces agents. D'après M. le Dr Auphan, on tire aussi un bon parti de ces eaux pour combattre certaines affections chroniques de l'utérus. On peut citer, comme appartenant à ce groupe : au Couloubret, les sources *Pilhes* et *Jeanne d'Albret*; au Breilh, la *Petite sulfureuse*, le n° 6, la *Pyramide*; au Teich, le *n° 4*, la source *Astrié*, la buvette du *Petit-Robinet*.

Les sources *fortes* conviennent plus particulièrement aux individus doués d'un tempérament mou, lymphatique, à réaction organique lente et paresseuse, et pour les affections chroniques. Je citerai, parmi ces eaux : au Couloubret, le *Mystère* et les deux *bains forts*; au Teich, la source *Viguerie*, la *Grande Pyramide*, la source *Quod*; au Breilh, la source *Fontan*.

Par leur température élevée, et la facilité relative avec laquelle elles dégagent de l'acide sulfhydrique, les eaux d'Ax seraient appropriées à l'entretien des étuves humides. Il existe déjà à l'établissement du Teich, une étuve dans laquelle la température de l'air s'élève à 48°. Cette étuve a une action puissante contre certaines affections rhumatismales et herpétiques.

En résumé, la place importante qu'occupe la station d'Ax dans le groupe des sulfurées, doit lui être accordée pour l'abondance de ses sources, et leur richesse en principe sulfuré, et aussi, pour sa situation climatologique (altitude 715ᵐ). Cette station résume l'ensemble des qualités sulfurées, toutes les fois qu'une indication générale doit être remplie ; d'un autre côté, elle paraît s'adresser, mieux que toute autre au traitement des affections lymphatiques, rhumatismales et herpétiques chroniques; tenant ainsi une place spéciale entre Barèges et Luchon.

MÉRENS

Ces sources, au nombre de trois, sont situées dans des prairies, à l'est de Mérens, à 200 mètres du village, à droite de la rivière du Nabre. La *source supérieure* sourd dans un pré, à gauche de la route. Sa température est de 45° ; un litre d'eau renferme 0^{gr},0061 de sulfure de sodium. La source du *Pré moyen* est à 50 mètres environ au-dessous de la précédente, à droite du chemin. Sa température est de 36° ; un litre de cette eau renferme 0^{gr},0022 de sulfure de sodium. La *source inférieure* est encore située à droite de la route, au-dessous de la précédente. Sa température est de 39° ; elle renferme, par litre, 0^{gr},0032 de sulfure de sodium, et laisse déposer de la barégine d'une belle couleur rouge carmin.

Ces sources, pauvres en chlorures et en sulfates, sont moyennement alcalines. Il est à regretter qu'on n'en tire aucun parti, surtout des deux dernières, dont la température est très voisine de celle du corps humain.

EAUX DU DÉPARTEMENT DES PYRÉNÉES-ORIENTALES

Le département des Pyrénées-Orientales est, sans contredit, le plus riche en eaux sulfureuses. Ces eaux thermales ont été, de la part d'Anglada, l'objet de recherches savantes et approfondies, complétées plus tard par les travaux de Bouis. Peu d'eaux minérales sont aussi bien connues, sous le rapport de leur composition. Elles se distinguent par quelques caractères particuliers des autres eaux sulfurées des Pyrénées ; ainsi, elles donnent, presque immédiatement, un précipité blanc avec l'eau de chaux, ce qui semble indiquer qu'elles contiennent de l'acide carbonique. Anglada déclare, en effet, que certaines sources, celles de Moligt par exemple, laissent dégager un peu d'acide carbonique, lorsqu'on les fait bouillir.

AMÉLIE-LES-BAINS

Le village d'Amélie-les-Bains est situé au fond d'un petit vallon, un peu au-dessus du confluent du Tech et du Mondoni. Les sources thermales y sont nombreuses et abondantes ; les principales sont :

SOURCES	LIEU D'OBSERVAT.	Température	Quantité de sulf. de sodium, dans un litre.
		deg.	gr.
Grand Escaldadou..........	au griffon.	61.00	0.0205
Petit Escaldadou............	id.	64.00	0.0217
Bains Hermabessière.........	id.	61.00	0.0160
Arago, aux bains Pujade...	id.	60.00	0.0160
Amélie....................	id.	47.00	0.0088
Manjolet (*Therm. Romains*).	à la buvette	43.00	0.0135
Gourg-Nègre...............	id.	44.00	0.0124
Piscine de natation........	»	40.00	»

Voici, d'après Anglada, la composition chimique des eaux du *Grand Escaldadou* et de la source *Manjolet*, rapportée à un litre :

	Grand Escaldadou.	Manjolet.
	gr.	gr.
Sulfure de sodium........	0.0396	0.0317
Glairine........	0.0109	0.0158
Carbonate de soude........	0.0750	0.0623
— de potasse.......	0.0026	traces.
Chlorure de sodium........	0.0418	0.0164
Sulfate de soude...........	0.0421	0.0504
Silice.....................	0.0902	0.0378
Carbonate de chaux........	0.9008	0.0012
Sulfate de chaux..........	0.0007	0.0010
Carbonate de magnésie.....	0.0002	0.0004
	0.3039	0.2170

Il existe à Amélie-les-Bains deux établissements particuliers appartenant aux Drs Pujade et Hermabessière, et un établissement militaire. Ce dernier établissement est alimenté par la source du *Grand-Escaldadou* ; il renferme une vaste piscine de natation.

Emploi thérapeutique. — Les conditions climatologiques spécialement toniques et reconstituantes de cette station, dont l'altitude est seulement de 230^m, et qui est protégée en outre par le Canigou contre le mistral, justifie pleinement la réputation de refuge privilégié d'hiver, que lui ont valu les succès obtenus dans les cas d'affections des voies respiratoires. Il en est de même dans les affections rhumatismales, pour lesquelles, d'après le Dr Pujade, les manifestations cardiaques ne donneraient même pas de contr'indication. L'hôpital militaire fournit annuellement une statistique favorable à ces affirmations. Nous devons ajouter que, pour le Dr Pujade, les eaux d'Amélie subiraient dans les baignoires plutôt une désulfhydratation qu'une véritable désulfuration, ce qui placerait cette station, après Ax, naturellement bien loin de Luchon, dans le phénomène du blanchîment.

LA PRESTE

En remontant le cours du Tech, on trouve, à une distance de 28 à 30 kilomètres d'Amélie-les-Bains, l'établissement de la Preste, (altitude 1018^m), alimenté par de nombreuses sources sulfurées.

La principale source de cette station thermale, a une température de 44°; elle a été analysée par Anglada, qui lui a trouvé la composition suivante :

	gr.
Sulfure de sodium	0.0127
Glairine	0.0103
Carbonate de soude	0.0397
— de potasse	traces
— de chaux	0.0009
— de magnésie	0.0002
Sulfate de soude	0.0206
— de chaux	0.0007
Chlorure de sodium	0.0014
Silice	0.0421
Perte	0.0051
	0.1337

L'eau de la Preste est donc peu chargée de matériaux salins, puisque le poids de résidu qu'elle fournit, n'est que le tiers environ de celui que donne un égal volume d'eau de la source du *Grand Escaldadou.*

Les thermes améliorés par le propriétaire actuel, M. Fauré, contiennent toutes les ressources balnéaires et hydrothérapiques. Le Dr Bernis, médecin de l'établissement, a exposé au Congrès d'Hydrologie de 1886, les résultats de sa pratique, qui montrent l'action résolutive que ces eaux exercent sur les affections catarrhales des voies urinaires, qui les tolèrent merveilleusement. En dehors de cette spécialisation, La Preste permet l'application de la médication sulfureuse, non excitante, et, au contraire, sédative, et elle le doit surtout à ce que dans l'état où on l'emploie, l'eau est fortement dégénérée, et plutôt alcaline que sulfureuse.

MOLIGT

Les sources de Moligt se trouvent dans une petite vallée qui débouche dans celle de la Tet. Elles sont utilisées dans deux établissements qui portent les noms de bains Massia et bains Llupia. Voici, d'après Bouis, leur température et leur sulfuration :

	LIEU d'observation.	Températ.	Sulf. de sodium, dans un litre d'eau.
		degr.	gr.
Baignoires..	au griffon.	37.80	0.0180
Douches....	au s. du bassin.	36.20	0.0167
N° 1........	au griffon.	38.00	0 0186
N° 2........	id.	35.92	0.0124
N° 4........	id.	36.25	0.0127

Les eaux de Moligt sont remarquables par leur onctuosité. Bouis et Roux assurent qu'elles ne s'altèrent que lentement, au contact de l'air. Voici, d'après Anglada, la composition de ces eaux, qui sont sulfurées-sodiques iodées :

	gr.
Sulfure de sodium...............	0.0436
Glairine.........................	0.0073
Carbonate de soude.............	0.0715
— de potasse	0.0119
— de chaux.............	0.0023
— de magnésie	0.0002
Sulfate de soude...............	0.0111
— de chaux	0.0013
Silice..........................	0.0411
Chlorure de sodium.............	0.0168
Perte..........................	0.0030
	0.2101

Les propriétés médicales des eaux de Moligt sont analogues à celles des eaux de la Preste. D'après les analyses de Roux et Bouis, ces sources seraient beaucoup moins sulfureuses que ne le pensait Anglada. Leur température permet de les employer en bains, à toute saison, sans les réchauffer ni les refroidir. Elles sont utilisées dans les affections rebelles de la peau, en raison de leur douceur et de leur onctuosité.

LE VERNET

Vernet-les-Bains est situé au pied du Canigou, à une heure de marche de Villefranche-de-Conflent. Les sources minérales nombreuses et variées, sont administrées dans deux établissements distincts, connus, l'un sous le nom d'établissement des Commandants, l'autre sous celui d'établissement Mercader.

L'établissement des Commandants, le plus considérable, est pourvu des appareils balnéaires les plus commodes et les plus complets ; il possède une salle de natation, une installation complète d'hydrothérapie, et un magnifique vaporarium, composé, comme à Aix, d'une salle circulaire, autour de laquelle sont rangés les cabinets formant des étuves isolées, où le malade, reçoit l'action des vapeurs sèches et humides, qui se dégagent des soubassements, en échauffant graduellement l'atmosphère, jusqu'au point prescrit par le médecin. Malheureusement, ce premier essai pyrénéen de humage, dû à Lallemand, s'est trouvé contrarié dans son essor, par les faibles quantités de vapeurs sulfurées émises par les sources du Vernet

Nous donnons ci-dessous les noms des sources, qui alimentent l'établissement des Commandants. La température et le degré sulfhydrométrique, ont été déterminés par Fontan. Les principales buvettes sont alimentées par la source *n° 1* des anciens thermes, la source de la *Comtesse* et la source *Elisa*.

	LIEU D'OBSERVAT.	Température.	Quantité de sulfure de sodium, dans un litre d'eau.
		deg.	gr.
Baignoires	au griffon	37.80	0.0180
Douches.............	au s. du bas.	36.20	0.0167
N° 1	au griffon	38.00	0.0186
N° 2...............	*id.*	35.62	0.0124
N° 4...............	*id.*	36.25	0.0127

L'établissement Mercader est également pourvu d'appareils convenables et variés ; il renferme cinq sources bien aménagées, dont la température varie de 42° à 33° centigrades. Roux a trouvé qu'un litre d'eau de la source principale renferme 0^{gr},0155 de sulfure de sodium.

Les eaux du Vernet ont été étudiées par Anglada et par Bouis. La source *n° 1* des anciens thermes, analysée par Anglada, renferme, pour 1 litre :

	gr.
Glairine.......................	0.0090
Hydrosulfate de soude cristallisé.	0.0593
Carbonate de soude.............	0.0571
Sulfate de soude...............	0.0291
Chlorure de sodium.............	0.0121
Silice.........................	0.0496
Carbonate de chaux.............	0.0008
Sulfate de chaux...............	0.0037
Carbonate de magnésie..........	traces
Perte	0.0051
	0.2258

Bouis, qui a analysé la source du *Petit-Saint-Sauveur*, lui assigne la composition suivante :

	gr.
Sulfure de sodium	0.0406
Carbonate de soude	0.0730
— de potasse	traces
Sulfate de soude	0.0270
Chlorure de sodium	0.0120
Carbonate de chaux de magnésie. / Sulfate de chaux	0.0040
Silice	0.0600
Glairine ou barégine	0.0110
	0.2276

Les eaux du Vernet sont employées pour combattre de nombreuses affections qui peuvent être avantageusement modifiées par les eaux sulfureuses en général. Le caractère sédatif qu'elles partagent avec les autres sources sulfurées des Pyrénées-Orientales, justifie l'attribution à cette station, des mêmes affections, revêtant un caractère éréthique prédominant:

OLETTE

Les sources d'Olette, Thués et Graus de Canaveilles sont remarquables par leur nombre et leur température. Bouis a publié sur ces eaux, un travail important, auquel j'emprunte les renseignements suivants.

Ces sources, au nombre de 31, sont divisées en trois groupes *Saint-André*, l'*Exalada* et *la Cascade*. Leur température est comprise entre 27° et 78°. Quelques-unes sont tellement abondantes, qu'elles constituent de véritables torrents d'eau sulfureuse. Voici la composition de deux groupes de sources :

	Saint-André	La Cascade
	gr.	gr.
Sulfure de sodium.......	0.02829	0.03010
Carbonate de soude.....	0.04785	0.16400
Potasse................	0.00821	0.03842
Soude..................	0.03542	0.00940
Sulfate de soude.........	0.06500	0.03841
Chlorure de sodium......	0.03160	0.06200
Chaux................	0.00813	0.03200
Silice................	0.14300	0.00733
Alumine, Magnésie, Fer, Iode, quantités trop faibles pour être déterminées isolément, évaluées ensemble, à	0.03000	0.04200
Glairine (composé azoté).	0.03400	0.03600
	0.43150	0.45966

La source *Saint-Louis*, qui sert à des bains et à des douches,
possède une température de 78° au griffon, et 48° au lieu d'emploi ; son débit est de 110 mètres cubes en 24 heures. Une source
très silicatée alimente la *galerie latérale* ; dans la *galerie supérieure*, les douches sont données sous une pression de 35 m.

Les sources de Thués et Canaveillés sont identiques comme
composition aux sources d'Olette.

Les eaux d'Olette se décomposent rapidement à l'air, et arrivent
au lieu d'emploi avec des quantités notables de sulfate et d'hyposulfite. Ces eaux, très chaudes, et proportionnellement peu sulfureuses, sont remarquables par l'énorme quantité de silice qu'elles
contiennent ; aussi fournissent-elles des incrustations de soufre.

L'action générale hyposthénisante des eaux désulfurées, alcalines, à la baignoire, a conduit à envoyer dans cette station, si
privilégiée par l'abondance de ses sources, des malades atteints
de névralgies rhumatismales, de névroses rebelles, et aussi des
malades porteurs d'affections des organes urinaires. C'est ce rôle
spécial que M. le Dr Gingibre a parfaitement fait ressortir devant
les membres du Congrès d'Hydrologie, en 1886.

ESCALDAS

Le village possède deux établissements thermaux les *bains Colmer* et les *bains Merlat*. D'après Roux, la grande source de l'établissement Colmer, dont la température est de 46°, renferme par litre 0^{gr},0186 de sulfure de sodium. La source principale de l'établissement Merlat, 33°10, et 0^{gr},0155 de sulfure de sodium. Anglada, a trouvé pour la composition chimique de ces sources :

	BAINS Colmer.	BAINS Merlat.
	gr.	gr.
Glairine	0.0075	0.0261
Sulfure de sodium	0.0333	indét.
Carbonate de soude	0.0274	0.0479
— de potasse	0.0117	»
— de chaux	0.0003	0.0064
— de magnésie	0.0005	»
Chlorure de sodium	0.0094	0.0218
Sulfate de soude	0.0181	0.0945
— de chaux	0.0003	»
Silice	0.0390	0.0261
	0.1475	0.2228

Les eaux d'Escaldas sont employées dans le traitement de diverses affections qui réclament l'emploi de la médication sulfureuse.

CONSIDÉRATIONS GÉNÉRALES SUR LA COMPOSITION CHIMIQUE ET L'ACTION THÉRAPEUTIQUE DES EAUX SULFURÉES THERMALES.

Après avoir fait connaître la composition chimique et les propriétés médicales des principales sources sulfurées des Pyrénées, nous devons jeter un regard en arrière, pour embrasser, l'ensemble des faits, dont nous avons présenté les détails.

Et d'abord, la composition chimique des eaux permet-elle de

rendre compte des analogies et des différences que présentent, au point de vue de leur action sur l'économie, les diverses sources que nous avons étudiées ? La question n'est pas aussi facile à résoudre qu'on le pourrait croire. Les chimistes sont naturellement conduits à penser que la connaissance de la qualité et de la quantité des principes minéralisateurs, ne peut pas être indifférente pour le médecin ; ils n'admettent pas que l'activité des eaux soit due à quelque chose d'insaisissable, d'immatériel, de vital, comme l'ont écrit certains auteurs ; ils croient que de bonnes et consciencieuses analyses peuvent, dans la grande majorité des cas, permettre de prévoir la manière dont les eaux devront agir. Plusieurs médecins, au contraire, regardent les analyses comme parfaitement inutiles, et ils objectent aux prétentions des chimistes, l'exemple d'eaux, qui, tout en renfermant la même quantité de sulfure de sodium, agissent d'une manière fort différente sur des malades atteints des mêmes affections.

Il est certain que, si, pour traiter des personnes atteintes de la même maladie, on n'observe pas les mêmes effets, en envoyant les unes à Barèges, les autres à Cauterets, d'autres enfin à Saint-Sauveur ou à Bagnères-de-Luchon, et leur prescrivent l'usage des eaux, que l'analyse chimique présente comme les plus analogues, les chimistes sembleront en défaut. Il n'en sera pourtant rien, et je vais le prouver.

Pour tirer une conclusion de la comparaison d'un certain nombre de faits, il faut, avant tout, que ces faits soient parfaitement comparables ; or, il est facile de démontrer que, jusqu'à ce jour, on ne s'est pas placé dans les conditions nécessaires pour comparer les faits d'une manière logique, et en déduire des conclusions irréprochables.

Il ne suffit pas, en effet, que deux eaux soient également riches en sulfure alcalin, pour qu'elles doivent être considérées, *à priori*, comme devant agir de la même manière sur les malades. Il faut encore, et tout le monde le comprendra, qu'elles possèdent la même température, et qu'elles soient administrées de la même manière ; il faut, de plus, que les individus, soumis à leur action, soient eux-mêmes aussi comparables que possible, sous le rapport de l'âge, de la constitution, du tempérament, etc. Or, je le demande, ces conditions sont-elles d'ordinaire remplies ? Evidemment non ; il est donc impossible de conclure, et pourtant on n'hésite pas à le faire. J'ai montré, par exemple, que des eaux, semblables à leur griffon, parviennent souvent sur les lieux d'emploi, si différentes les unes des autres, qu'il est impossible qu'elles aient la même action. Or, quand on a constaté, avec un peu de teinture d'iode, qu'elles renferment, au griffon, la même dose de principe sulfureux, on se persuade généralement aujourd'hui qu'on est suffisamment renseigné ; parti d'un principe faux, on arrive forcément à des conclusions inexactes. Sous ce rapport, la sulfhydrométrie, excellente méthode par elle-même, conduit ceux qui ne sont pas versés dans l'analyse chimique, à des résultats tels, qu'on en viendra, peut-être, à regretter, un jour, qu'elle ait été inventée. On a vu plus haut, par exemple, qu'en prenant, à la manière ordinaire, le degré sulfhydrométrique de l'eau de certaines sources de Bagnères-de-Luchon, au robinet des baignoires, on pouvait se tromper de plus de 50 pour cent.

Pour que l'on pût, comme je l'indiquais tout-à-l'heure, rapprocher des faits parfaitement comparables, il faudrait d'une part, que l'on connût, d'une manière aussi précise que le comporte l'état actuel de la science, la composition chimique des diverses eaux sulfurées, au griffon et sur les lieux d'emploi ; il faudrait, en outre, que toutes les analyses eussent été exécutées par le même procédé, et par des hommes dont l'habileté ne fût pas douteuse. Nous ne savons, malheureusement, presque rien sur la composition chimique de la plupart des eaux sulfurées ailleurs qu'au griffon. D'un autre côté, les médecins de chaque station thermale, administrent les eaux chacun à sa manière ; ce qui empêche de rien déduire de la différence des effets produits par des eaux de composition analogue. Il est reconnu, par exemple, que les eaux de la source *Vieille* de Bonnes provoquent plus facilement l'hémoptysie que celles de la source de *la Raillère*, à Cauterets ; mais, comme l'a fort bien fait observer Constantin James, les moyens dérivatifs auxquels on a recours à Cauterets, et qu'on n'emploie pas ordinairement à Bonnes, ne sont peut-être pas étrangers à cette différence d'action. Il serait très important, à mon avis, d'employer l'une et l'autre de ces eaux, de la même manière, pour comparer leurs effets.

L'expérience semble avoir démontré que les eaux de Bagnères-de-Luchon conviennent surtout pour le traitement des affections cutanées. Est-ce parce qu'elles sont plus riches en soufre, ou, parce qu'elles sont plus chaudes que d'autres, ou bien encore, parce qu'elles sont, pour la plupart, très chaudes et très sulfurées ? Les faits suivants jetteront, je l'espère, quelque jour sur cette question.

L'eau sulfureuse de Saint-Sauveur possède une composition telle qu'un bain de 300 litres renferme environ 6 gr. 900 de sulfure de sodium anhydre. Un bain de *Reine* et *Froide*, à Bagnères-de-Luchon, n'en contient pas autant, et il excite bien davantage. Les bains ordinaires de Barèges ont, à peu de chose près, la même richesse en éléments sulfureux que ceux de Saint-Sauveur, et pourtant ils agissent d'une manière bien différente. Ces résultats, qui semblent extraordinaires au premier abord, cessent de surprendre quand on tient compte de tout ce qui peut exercer une influence sérieuse sur les effets de l'eau minérale. La température du bain de Saint-Sauveur est de 32°,20 centigrades ; les bains de Bagnères-de-Luchon et de Barèges sont ordinairement à 35°. Il en résulte, comme on aurait pu le prévoir, qu'à égalité de sulfuration, l'eau la plus froide se montre sédative ; ce qui ne l'empêche pas de laisser le malade profiter des effets, en quelque sorte spécifiques, de l'élément sulfureux. Ajoutons qu'à Luchon, l'eau, laissant dégager beaucoup plus d'acide sulfhydrique qu'à Barèges, le soufre se trouve porté plus rapidement et plus directement dans le sang, et l'on comprendra pourquoi les affections cutanées et d'autres qui, bien qu'externes en apparence, se lient, comme tout le monde l'admet, à une cause interne, sont plus facilement guéries dans cette station thermale qu'à Barèges ; et, pourquoi, dans cette dernière localité, dont les eaux thermales jouissent d'une moindre altérabilité, les plaies d'armes à feu et d'autres affections externes, et purement locales, sont traitées avec plus de succès qu'ailleurs. Ceci n'empêche pas d'y traiter aussi avec succès des maladies qui reconnaissent une cause interne ; mais, dans ce dernier cas, ces eaux ne se montrent pas supérieures à d'autres. Si l'on considère combien le bain préparé avec l'eau des sources de *César* et des *Espagnols*, à Cauterets, renferme peu de sulfure de sodium ; si l'on se rappelle pourtant que ce bain est considéré comme beaucoup plus, excitant que celui de la Raillère, qui est plus riche en sulfure de sodium, on sera convaincu, une fois de plus, de l'influence que les différences de température exercent sur les effets thérapeutiques des eaux sulfurées.

Veut-on traiter des affections qui cèdent à l'emploi de beaucoup de chaleur et de beaucoup de soufre, c'est aux eaux de Luchon qu'il faut s'adresser. J'ai examiné des bains préparés avec l'eau de la *Grotte inférieure*, pure, qu'on laissait refroidir à l'air, pour la donner sans mélange d'eau froide ; ces bains ne renfermaient pas moins de 15 à 16 grammes de sulfure de sodium sur 300 litres. Je ne crois pas qu'on pût atteindre ailleurs, dans les Pyrénées, un chiffre aussi élevé ; il serait facile de le dépasser à Luchon.

Convient-il d'employer des eaux très chaudes et peu sulfureuses ? Ax, Olette, Bagnères-de-Luchon et beaucoup d'autres stations thermales pourront en fournir. On trouverait, dans les mêmes localités, des eaux très chaudes et moyennement sulfureuses.

Mais si l'on veut employer des sources très riches en sulfure de sodium, et dont la température soit inférieure à celle du corps humain, les eaux de Saint-Sauveur me paraissent devoir être placées au premier rang. Enfin, dans le cas où il est nécessaire de recourir à des eaux peu chaudes et faiblement minéralisées, quelques-unes des sources des Eaux-Chaudes, celles de *Ferras* à Bagnères-de-Luchon, la *Gourguette* et le n° 4 du Couloubret à Ax, et d'autres, pourront remplir les indications qui se seront présentées.

Nous n'avons comparé jusqu'ici les eaux sulfurées des Pyrénées, que sous le rapport de la température et de la richesse en sulfure de sodium ; et, pourtant il faudrait bien tenir compte des principes qui accompagnent l'élément sulfureux. Ceux-ci, comme je l'ai dit en commençant, jouent dans l'eau thermale, les rôles d'adjuvant ou de correctif ; mais nous sommes si peu renseignés sur leur action thérapeutique, qu'il faudra nous borner à de simples conjectures.

Le silicate de soude, que Fontan considérait comme exerçant une action analogue à celle de l'iodure de potassium, se trouve, dans les diverses eaux sulfurées, en proportions si variables, qu'il est raisonnable de penser qu'il n'est pas étranger aux différences que présentent les eaux de diverses localités. En général, les eaux les plus chaudes sont les plus riches en acide silicique, libre, ou combiné. Les eaux de la source *Saint-André*, à Olette, sont les plus siliceuses de la chaîne ; celles d'Ax sont abondamment pourvues de silicates ; celles de Bagnères-de-Luchon le sont aussi, quoiqu'un peu moins que celles d'Ax ; celles de Bonnes contiennent, au contraire, fort peu de silice.

Les diverses eaux sulfurées des Pyrénées sont aussi bien loin de se ressembler, sous le rapport de l'alcalinité. J'ai montré que celles de Labassère, de Barèges, de Visos et quelques-unes de celles d'Ax et de Cauterets, sont plus alcalines que d'autres. En général, les eaux que l'analyse chimique conduit à considérer comme les plus alcalines, sont celles qui ont été remarquées, depuis longtemps, comme se distinguant des autres, par leur action spéciale sur les plaies, sur certains ulcères et sur d'autres affections, plutôt locales que générales. Ces eaux s'altèrent lentement à l'air, et laissent dégager peu d'acide sulfhydrique.

Le chlorure de sodium existe, en proportions variables, dans les eaux sulfurées des Pyrénées : un bain de 300 litres en renfermerait, à Bonnes, 85 gr. 50 ; à Cauterets, *la Raillère*, 7 gr. 92 ; à Saint-Sauveur, 30 gr... En général, dans chaque localité, l'eau la plus sulfurée est en même temps la plus riche en chlorure.

Les eaux sulfurées dégénérées ne se ressemblent pas plus que les eaux pures ; leur composition dépend, et de leur nature, et de la manière dont elles ont subi le contact de l'air. J'ai prouvé, par exemple, que les eaux, riches en silice, et à température élevée, laissent dégager la presque totalité de leur principe sulfureux, sous la forme d'acide sulfhydrique, lorsqu'on les expose à l'air libre ; en pareil cas, l'eau dégénérée est devenue tout simplement une eau alcaline. Mais, si ces mêmes eaux subissent le contact d'un air limité, il se produit du polysulfure de sodium, du sulfite et de l'hyposulfite de soude.

J'ai exposé les idées, aujourd'hui généralement admises, sur le rôle du sulfite et de l'hyposulfite de soude, que renferment les eaux sulfureuses dégénérées, dans le traitement des affections syphilitiques et des accidents que provoque l'usage immodéré des préparations mercurielles. Il résulte d'une longue pratique, que des eaux sulfurées, dégénérées au point de donner avec les sels d'argent des précipités blancs, peuvent être d'un grand secours dans le traitement des affections syphilitiques à divers degrés ; qu'elles peuvent favoriser la tolérance du mercure, et qu'on doit les considérer comme efficaces dans le traitement de la cachexie mercurielle. Nous avons vu que, notamment, l'eau du *bain Bordeu*, à Luchon, est riche en sulfite et en hyposulfite de soude.

Les nombreuses observations, qui ont conduit à l'emploi des eaux dégénérées dans les affections spécifiques, ont le double avantage de nous éclairer sur l'une des causes de l'action des eaux sulfureuses dans le traitement des affections syphilitiques, et de signaler à l'attention des praticiens, un excellent remède, qui sera toujours à leur portée, pour prévenir les accidents que provoque le mercure, ou pour les guérir quand ils se seront produits.

Je ne dis rien de l'action de l'iode que renferment les eaux sulfurées ; car ce corps s'y trouve en si petite quantité qu'il est douteux qu'il joue un rôle sérieux dans l'action thérapeutique des eaux sulfurées des Pyrénées. J'en excepte pourtant celles de Gazost qui sont plus riches que les autres.

Quant à la matière organique, son rôle a été si peu étudié, que l'on n'en peut rien dire. Les diverses sources des Pyrénées en renferment, du reste, des quantités très inégales.

Les détails, dans lesquels je viens d'entrer, me paraissent de nature à jeter quelque jour sur les causes de l'action thérapeutique des eaux sulfurées, et à éclairer les praticiens, qui voudraient en prescrire l'usage, sur le choix qu'ils en doiven faire.

DEUXIÈME PARTIE

SOURCES SALÉES, EAUX SALINES ET FERRUGINEUSES DES PYRÉNÉES

SOURCES SALÉES

Il existe sur divers points des Pyrénées, des sources qui tiennent en dissolution une quantité notable de matériaux salins, parmi lesquels le chlorure de sodium est l'élément prédominant. Les autres sels qu'on y rencontre, sont : les chlorures de potassium, de magnésium, de calcium ; les sulfates de chaux, de magnésie, de soude et de potasse ; les carbonates de chaux et de magnésie. Elles renferment aussi des traces d'iodure et de bromure de sodium. La richesse de ces eaux varie d'une localité à l'autre. Quelques-unes sont sensiblement saturées de sel marin, comme les sources de Salies (Basses-Pyrénées). Le sulfate de chaux est, après le chlorure de sodium, le sel le plus abondant ; le sulfate de magnésie et les carbonates de chaux et de magnésie viennent ensuite. Les sources salées des Pyrénées n'ont encore été qu'incomplètement étudiées au point de vue chimique. Mialhe et Figuier ont démontré l'existence d'une quantité notable de bromure de magnésium dans celles de Salies en Béarn. Leymerie a publié, sur l'origine de ces sources, un excellent mémoire dans lequel j'ai puisé une partie des documents suivants (1).

(1) *Mémoires de l'Académie des sciences, inscriptions et belles-lettres de Toulouse*, 3ᵉ série, t. V., p. 113 et suiv.

C'est ordinairement au voisinage des points d'affleurement des ophites, dans des terrains plus ou moins disloqués, que l'on voit apparaître les sources salées. Ce savant géologue, pense que l'éruption des ophites a été accompagnée d'émanations de vapeurs et de gaz, qui ont transporté, avec elles, différentes substances solubles et insolubles. C'est ainsi que s'explique l'imprégnation par le bitume, des sables, molasses et faluns des Landes ; celle des argiles de Bastène, par le fer oligiste, etc. C'est à une sublimation de ce genre, qu'il attribue l'accumulation en certains points, favorablement disposés, ou au milieu de marnes perméables, des matières salines qui constituent les sels gemmes, exploités sur divers points des Pyrénées.

« Quant à l'origine même du sel, il est naturel de la chercher dans les deux mers qui baignent les extrémités de la chaîne, et qui devaient même battre une partie de sa base, à une époque géologique récente, si l'on en juge par les dépôts marins modernes que l'on voit s'avancer jusqu'à une certaine distance, soit à partir de la Méditerranée, soit à partir de l'Océan. On verra, en effet, que c'est dans les Corbières, et surtout dans le département des Basses-Pyrénées, que se trouvent les gîtes salifères les plus riches. La Haute-Garonne et les Hautes-Pyrénées, qui occupent la partie centrale, n'ont à eux deux qu'une seule source. Il n'est pas jusqu'à la supériorité des gîtes des Basses-Pyrénées, par rapport à ceux des Corbières, qui ne soit expliquée, dans cette hypothèse, par la plus grande extension des dépôts marins modernes du côté de l'Océan.

« On voit que nous considérons tous les gîtes pyrénéens, comme appartenant à la classe de ceux qu'on a appelés *éruptifs*. L'irrégularité de ces dépôts, leur association habituelle avec les gypses, les bitumes et les ophites, au milieu de terrains plus ou moins disloqués, vient confirmer cette manière de voir, qui est, au reste, celle de M. Dufrénoy. »

Leymerie pense que toutes les sources salées, qu'on rencontre dans les Pyrénées, doivent leur salure à des masses de sel gemme, ou à des marnes imprégnées de sel, sur lesquelles, ou à travers lesquelles, des eaux de source ordinaires auraient passé avant de venir au jour. Il fait valoir à l'appui de son opinion, les considérations suivantes :

1º Les sources salées sont accompagnées des mêmes circonstances qui signalent aussi les gîtes de sel gemme ;

2º Le sel gemme, positivement reconnu dans les Basses-Pyrénées, et dans l'Ariège, à Camarade, s'y trouve en des localités où existent aussi des sources salées, et c'est même sur cette seule indication qu'on a entrepris les sondages qui ont amené la découverte de ce sel ;

3º Aucune des sources salées pyrénéennes n'a une thermalité prononcée ;

4º Enfin, dans plusieurs gisements d'eau salée, on a remarqué qu'après l'épuisement, la source devenait plus douce, et ne reprenait sa salure ordinaire qu'au bout d'un temps plus ou moins considérable.

Les principaux gisements de sel gemme des Pyrénées sont ceux de Salies, d'Oras et de Briscous dans les Basses-Pyrénées, et celui de Camarade dans l'Ariège. Le gîte d'Oras est remarquable par sa richesse : la sonde y a rencontré, à 65 mètres de profondeur, une masse de sel qu'elle a percé jusqu'à 15 mètres, sans la traverser (1) ; le sel de Briscous est intimement mélangé de sulfates de chaux et de magnésie, et fortement souillé d'argile et de sable ; celui de Camarade, que j'ai eu occasion d'examiner, est dans le même cas. Jetons un coup d'œil sur la composition des principales sources.

SALIES (Haute-Garonne).

Cette source est située sur le bord de la route qui conduit de Salies à Saint-Martory, à une très petite distance de Salies. On sait que cette petite ville est bâtie au pied d'une colline d'ophite, autour de laquelle il existe de nombreuses carrières de plâtre, et une source sulfurée dont j'ai fait déjà connaître la composition. Ici se vérifie, d'une manière parfaite, la correspondance, signalée par Leymerie, entre la présence du sel marin et les phénomènes d'éruption, dont l'apparition des ophites a été l'effet le plus immédiat.

(1) Dufrénoy, *Mémoires pour servir à une description géologique de la France*, t. II.

L'eau de Salies est limpide, inodore ; de saveur fortement salée, elle laisse un arrière-goût d'amertume ; sa densité, prise à la température de 15°, est de 1,0250. D'après l'analyse que j'ai faite, un litre de cette eau renferme :

	gr.
Chlorure de sodium	30.073
— magnésium	0.438
— potassium	0.060
Sulfate de chaux.................	3.372
Carbonate de chaux	0.035
Silicate de soude	0.062
Alumine..........................	0.025
	3.4065

avec des traces de fer et de bromure de magnésium.

L'eau de Salies n'a jamais été régulièrement exploitée ; les habitants s'en servent pour des usages domestiques. On pourrait, sans aucun doute, en tirer un excellent parti, en l'employant en bains et en douches ; quelques cures opérées, à diverses reprises, prouvent qu'elle jouit d'une grande activité

CAMARADE (Ariège)

La source salée, qui existe dans la commune de Camarade, est analogue à la précédente ; elle renferme environ 33 grammes de sel par litre. De nouveaux sondages, effectués dans ces dernières années, ont montré que la source est en relation avec une puissante couche de sel gemme. Le sel, comme je l'ai dit plus haut, est, dans certaines parties, mêlé d'une quantité notable de sulfate de chaux, de soude et de magnésie. Cette source est, depuis plusieurs années, l'objet d'une exploitation industrielle.

SALIES DE BÉARN, AUTRES SOURCES DES BASSES-PYRÉNÉES

Le département des Basses-Pyrénées est le plus riche en sel gemme et en sources salées. On y trouve les sources de Salies, d'Oras, de Briscous, de Caresse, de Monguerre, de Lahonce, de Camon et d'Aincille (1).

Salies doit son origine aux sources salées qu'elle renferme. Ces sources, les plus importantes des Pyrénées, sourdent à la base d'une colline gypseuse. On les a réunies au centre même de la ville, dans un réservoir. Le mélange de toutes ces sources marque 20° à l'aréomètre de Baumé, et contient 240 gr. de sel par litre, dont 10 gr. de sulfates de chaux et de magnésie, salure, comme on voit, extrêmement prononcée. L'une des sources, connue dans le pays sous le nom de *Source-Mère*, présente une salure encore supérieure, et marque 23° à l'aréomètre. Les sources appartiennent aux familles fondatrices de la ville ; l'exploitation en est faite par une compagnie fermière, qui, dans ces dernières années, aidée par les travaux des Drs Larroque, Dupourqué, et Foix, a transformé l'ancienne Saunerie en une importante station médicale, dont la prospérité va croissant. Le sel de Salies est consommé principalement dans les villes de Pau, d'Orthez et de Bayonne.

Les sources d'Oras et de Caresse, situées à une faible distance à l'ouest de Salies, se présentent à peu près dans les mêmes conditions ; mais elles sont beaucoup moins riches. Celles de Caresse filtrent à travers les fissures d'une ophite associée à du gypse.

A Briscous, les sources salées sont régulièrement exploitées ; dans cette contrée, le sel est tellement répandu, qu'il suffit de sonder en un point quelconque pour obtenir de l'eau chargée de

---

(1) Diétrich, *Description des gîtes de minerais pyrénéens*, p. 425 et 456. — Levallois, *Annales des mines*, 1re série, t. IV, p. 409, — Morel, *Vues de Bayonne.* — Dufrénoy, *Mémoires pour servir à une Description géologique de la France*, t. II, p. 96 et 98. — Palassou, *Suite des Mémoires*, p. 59 et 113.

sel. On exploitait autrefois les sources d'Aincille, dans la partie supérieure de la vallée de Cize, qui, d'après Diétrich, renferment 135 gr. de sel par litre. Cette dernière source se distingue de toutes les autres, par sa position assez élevée sur les flancs de la chaîne.

Emploi thérapeutique des eaux de Salies de Béarn. — Les salines de Salies ont été mise à profit par la thérapeutique, en raison de la composition chimique des eaux mères, provenant de la fabrication du sel. Ces eaux contiennent, en effet, 490 grammes de sels par litre, dont 108 de bromure de magnésium ; elles sont donc d'une richesse exceptionnelle en bromures. Aussi, la scrofule, dans ses manifestations graves, cutanées, ganglionnaires et notamment du squelette, ces dernières, si bien connues grâce aux travaux de M. le Prof*. Lannelongue, a arrêté la spécialisation de la station, qui se trouve justifiée par les succès publiés par le corps médical. Salies offre, en outre, des ressources appréciées, pour la résolution des tumeurs abdominales, et particulièrement utérines, naturellement d'origine non carcinomateuse.

Le bain de 300 litres, est donné avec de l'eau salée naturelle, additionnée, suivant le cas, de quantités plus ou moins grandes d'eaux mères, 5, 6, 10 litres. La durée du bain varie de vingt minutes à une demi-heure.

AUTRES SOURCES SALÉES

On trouve dans le département de l'Aude, à Bugarach et à Sougraignes, deux groupes de sources salées, qui sortent d'une assise inclinée de marnes, renfermant du gypse, dépendant, d'après Dufrénoy, de la formation crétacée. Leur salure est assez faible ; la source, de Sougraignes la plus riche, contient environ 33 gr. de sel par litre. Il existe aussi dans le canton de Durban, une petite source, la Salette.

Le département des Landes possède plusieurs sources salées, qui sont également en relation directe avec les gypses et les ophites. Ce sont les sources de Gaujac, du Pouy-d'Arzet, et de Pouillon, à peu de distance de Dax ; elles ne sont pas exploitées

EAUX SALINES

Les eaux salines des Pyrénées peuvent se diviser en *salines simples* et *salines séléniteuses*. Les éléments principaux des premières sont les chlorures de sodium et de magnésium ; elles renferment, en outre, des sulfates de soude, de chaux, de magnésie, du carbonate de chaux, un peu de silicate de soude, et probablement des traces d'iodures et de bromures. Quelques-unes de ces eaux, notamment celles d'*Estramé* et de *Fon-Dame* dans les Pyrénées-Orientales, sont remarquables par leur abondance et leur richesse en matériaux salins.

Les sources salines séléniteuses sont riches en sulfate de chaux ; elles contiennent du chlorure de sodium, du sulfate de magnésie, et des carbonates de chaux et de magnésie. Plusieurs de ces sources renferment une quantité de fer, suffisante pour qu'on puisse les considérer comme devant jouir à la fois des propriétés des eaux salines, et de celles des eaux ferrugineuses ; les eaux d'Audinac, Aulus, Barbazan, sont dans ce cas. Les eaux salines séléniteuses laissent dégager au griffon, une quantité notable d'azote mêlé d'acide carbonique. Du reste, le passage des eaux salines simples aux salines séléniteuses, a lieu par des gradations, telles que certaines eaux, celles d'Ussat, par exemple, pourraient être classées dans les salines simples ou dans les séléniteuses.

Parmi les sources salines simples, quelques-unes sont si peu chargées de sels que, si l'expérience n'avait pas appris qu'elles jouissent d'une efficacité réelle dans le traitement de certaines affections, on aurait des raisons de ne pas les ranger parmi les eaux minérales. Telles sont les eaux du Bugatet, de Nizors (H^te-Gar^ne), dans lesquelles l'analyse indique l'existence d'une si faible quantité de principes actifs, qu'elles semblent, sous ce rapport, inférieures à beaucoup d'eaux potables.

Les eaux salines simples sont surtout employées en bains. Celles d'Ussat, passent pour sédatives, et hyposthénisantes ;

cela est dû, au moins en grande partie, à la température relativement basse, à laquelle on administre les bains.

Les eaux salines séléniteuses sont employées en bains dans les lieux où elles sont thermales (Bagnères-de-Bigorre). Quand elles sont froides, on les utilise surtout en boisson (Encausse, Audinac, Aulus). Ces eaux sont légèrement purgatives, et conviennent par conséquent pour le traitement des affections chroniques des voies digestives. Celles qui contiennent du fer, sont empolyées dans le traitement de la chlorose et des autres maladies qui réclament l'emploi de la médication ferrugineuse.

EAUX SALINES SIMPLES

USSAT (Ariège)

Les bains d'Ussat sont certainement les plus remarquables de tous ceux de ce genre qu'on trouve dans les Pyrénées ; aussi les décrirai-je avec quelque soin, tandis que je ne ferai qu'indiquer les principales propriétés des autres stations.

L'établissement d'Ussat est situé sur les bords de l'Ariège, sur la route de Foix à Ax, à 12 kilom. de cette dernière localité. Les eaux y ont été aménagées, il y a 40 ans, par M. François, d'une manière toute particulière, qui mérite d'être signalée avec détails.

Les eaux minérales, formaient alors, entre la montagne et la rivière, une nappe liquide, le long de laquelle étaient disposées des baignoires sans fond, dont le niveau était inférieur à celui des plus hautes eaux de l'Ariège. Il en résultait qu'en temps de crue, le bassin était envahi par la rivière ; qu'aux basses eaux, au contraire, l'eau minérale s'écoulait avec une trop grande rapidité dans l'Ariège. A l'aide d'une dérivation de la rivière, faite en amont, M. François a établi, entre elle et le bassin, un barrage liquide, dont le niveau, maintenu constant, est supérieur à celui des plus hautes eaux de la rivière, et qui forme ainsi une ceinture de pression hydrostatique, permettant, en tout temps, la vidange des bains à eau courante dans la rivière.

Les bains d'Ussat sont alimentés par des sources salines thermales, dont les principaux éléments minéralisateurs sont les sulfates de chaux, de magnésie et de soude, les carbonates de chaux et de magnésie, et une matière organique, qui leur communique une onctuosité remarquable.

Les eaux minérales, captées à l'abri de tout mélange, sont reçues dans une galerie de distribution, parallèle au pied de la montagne, et à laquelle sont adossées quarante baignoires en marbre. Un système de retenue, placée en tête des galeries, permet de régler la température de l'eau, de telle sorte que les bains ont des températures qui décroissent de 40° à 30°, cent., en allant du nord au midi. Les baignoires reçoivent l'eau à la partie inférieure, et sont munies d'un trop plein supérieur.

L'établissement dispose de 500 mètres cubes d'eau minérale. Des barrages, établis dans l'intérieur de la montagne, y retiennent 800 mètres cubes d'eau, servant à former des douches, et une piscine natatoire dont la température est de 33°

L'analyse des eaux d'Ussat que j'ai faite en 1856, après le nouvel aménagement des sources, m'a donné les résultats suivants :

Un litre d'eau minérale a fourni, à l'ébullition, un mélange gazeux de 38 cent. cub., composé de :

	cc.
Acide carbonique	16.57
Azote	20.36
Oxygène	1.05

Comme substances fixes, l'analyse élémentaire a donné :

	gr.
Chlore	0.0310
Acide sulfurique	0.2790
Acide carbonique	0.3546
Potasse	0.0090
Soude	0.0477
Chaux	0.4708
Magnésie	0.0740
Oxyde de fer	traces
	1.2661

Je propose de grouper ces éléments de la manière suivante :

	gr.
Carbonate de chaux	0.6995
— de soude	0.0381
— de magnésie, de fer	traces
Sulfate de magnésie	0.1791
— de soude	0.0583
— de potasse	0.0200
— de chaux	0.1920
Chlorure de magnésium	0.0420
Matière organique	0.0471
	1.2761

Sous le rapport de l'emploi thérapeutique, nous dirons seulement que l'application irrationnelle que l'on a voulu faire des eaux d'Ussat à des phthisiques et à des rhumatisants, avait compromis la réputation méritée de ces eaux, dont on ne saurait nier l'action bienfaisante dans le traitement des maladies utérines et de certaines névralgies. La médication, propre à cette station, sera donc toujours celle des bains, qui lui a valu son ancienne réputation

---

GANTIES

L'eau de Ganties est limpide, incolore, dépourvue d'odeur ; sa saveur est très légèrement styptique. Des divers points du bassin dans lequel naissent les filets dont l'ensemble constitue la source, partent, à des intervalles assez rapprochés, de nombreuses bulles d'un gaz, composé surtout d'azote avec des traces d'oxygène et d'acide carbonique. Soumise à l'action de la chaleur, l'eau de Ganties laisse dégager un gaz auquel j'ai trouvé la composition suivante :

Acide carbonique	75.00
Azote	23.35
Oxygène	1.65
	100.00

L'analyse de l'eau de Ganties m'a donné, pour un litre :

	gr.
Acide carbonique	0.1960
— silicique	0.0300
— sulfurique	0.0172
— phosphorique	traces
Chlore	0.0049
Chaux	0.1193
Magnésie	0.0138
Soude	0.0159
Potasse, ammoniaque	traces
Sesquioxyde de fer	0.0020
Oxyde de mang., cuiv., ars., mat. org.	traces
	0.3991

Je propose de grouper ainsi ces éléments :

	gr.
Bicarbonate de chaux	0.2734
— de magnésie	0.0420
— de fer	0.0030
— de manganèse	traces
Sulfate de chaux	0.0292
Chlorure de sodium	0.0080
Silice	0.0300
Ammon., phosp. de chaux, cuiv., ars.	traces
	0.3864

Les eaux de Ganties sont minéralisées par des bicarbonates surtout. La quantité de fer qu'elles renferment, quoique faible, est cependant suffisante pour qu'on puisse les considérer comme devant jouir d'une activité marquée. L'expérience a, du reste, prononcé depuis longtemps sur ce point, et c'est avec raison que l'on a classé Ganties parmi les eaux ferrugineuses crénatées, quoique la saveur peu prononcée de l'eau, et l'absence de dépôts ferrugineux, ne la signale pas de prime abord comme renfermant du fer.

Fontan prescrivait ces eaux en bains ou en douches, suivant l'indication des maladies. D'après lui, les eaux minérales de

Ganties modifient d'une manière heureuse, et guérissent, certaines affections cutanées à forme érythémateuse, et des névralgies.

EAUX SALINES SÉLÉNITEUSES

BAGNÈRES-DE-BIGORRE (H^{tes}-P^{ées})

Les eaux minérales de Bagnères-de-Bigorre jouissent, depuis longtemps, d'une réputation considérable et bien méritée. Des médecins, consciencieux et éclairés, ont observé leurs effets sur de nombreux malades, et tous s'accordent pour leur attribuer une efficacité incontestable dans le traitement d'un grand nombre d'affections. Pendant plusieurs années, ces eaux ont attiré un nombre de visiteurs tel qu'elles l'emportaient sur presque toutes les autres localités thermales des Pyrénées. Ce succès, qui n'était certainement dû ni à la mode, ni au caprice des médecins ou des malades, a sensiblement diminué; aujourd'hui, les sources de cette belle station, bien qu'occupant toujours un rang distingué parmi les eaux minérales du Midi de la France, ne sont plus l'objet d'une prédilection aussi marquée qu'autrefois.

Plusieurs causes ont amené ce résultat; la principale à mon avis, est la richesse même de Bagnères en eaux minérales. Sur presque tous les points de la ville, avoisinant la montagne au pied de laquelle est bâti l'Etablissement thermal, naissent des sources plus ou moins chaudes, plus ou moins minéralisées, et qui présentent une analogie des plus grandes avec celles qui alimentent les thermes. Il est résulté de cette richesse extraordinaire en eaux minérales, qu'une foule de propriétaires ont fondé de petits établissements qui, sans présenter, sous le rapport de l'abondance et de la variété des eaux, ou par les moyens d'administration dont ils disposent, des ressources comparables à celles qu'on trouve dans l'établissement fondé par la ville, nuisent à ce dernier, se nuisent mutuellement, et causent un préjudice notable à la localité tout entière.

Les eaux de Bagnères-de-Bigorre sont classées depuis long-temps parmi les eaux salines. Elles tiennent, en effet, en disso-lution une quantité notable de sels ; elles sont, en outre, presque toutes ferrugineuses, et plusieurs d'entr'elles ne le cèdent pas, sous ce rapport, à beaucoup d'eaux minérales très actives, dont l'efficacité est attribuée surtout à l'élément ferrugineux. Il en est quelques-unes, cependant, dans lesquelles le fer, sans man-quer absolument, existe en proportion beaucoup plus faible et presque inappréciable.

I. *Sources*. — Les sources minérales de Bagnères naissent dans les terrains secondaires, jurassique supérieur et crétacé infé-rieur. Les principaux griffons, ceux de la *Reine*, du *Dauphin*, du *Roc-de-Lannes*, de *Salies*, de *Théas*, et de *Cazeaux*, sont ré-partis à la limite inférieure de la formation crétacée, qui se trouve jalonnée, en quelque sorte, par des pointements d'ophite. Aussi, les rapports de position entre les roches plutoniques et les eaux minérales y sont-ils plus étroits : le *Dauphin*, *Roc-de-Lannes* émergent du sein de l'ophite ; le griffon de *Salies* marque le sommet d'un dick de cette roche.

La recherche et le captage des sources minérales de la ville de Bagnères, ont été poursuivis, de 1851 à 1860, sous la direction de M. François. On a successivement capté les sources du *Fou-lon*, des *Yeux*, de *St-Roch*, de la *Rampe*, de *devant la maison Colomès*, de *Salies*, les sources *Romaines*, celles *du Platane*, du *Dauphin* et du *Roc-de-Lannes*.

Le nombre des sources aménagées, a été porté de huit à seize ; quant aux ressources balnéaires, elles ont été élevées de 607 à 888 mètres cubes, avec des températures variant de 33°20 à 48°75. Les sources les plus abondantes sont : la source de la *Reine*, 236 m. c., température 46°50 ; la source du *Dau-phin* 144 m. c., température 48°75 ; la source du *Foulon*, 28 m. c., température 35°50 ; la source de *Salies*, 245 m. c., tempé-rature 50°80 ; la source *Romaine*, n° 3, 34 m. c., température 48°00 ; la source de *devant la maison Colomès*, 64 m. c., température 46°00.

Les eaux de Bagnères sont limpides, incolores, dépourvues d'odeur. Il en est pourtant quelques-unes, qui exhalent une légère odeur sulfureuse, due à la présence d'un peu de sulfure de calcium, provenant de l'action réductrice exercée sur le sulfate de chaux, par les matières organiques qu'elles rencontrent. Ces dernières doivent être classées dans la catégorie des eaux sulfurées-calciques (source de Pinac).

La saveur des eaux de Bagnères est styptique et atramentaire, quand on les prend aussi près que possible de leurs griffons ; mais lorsqu'elles se sont dépouillées, dans un trajet plus ou moins long, du fer qu'elles contiennent, leur goût est légèrement amer, sans aucune stypticité. Presque toutes les sources laissent déposer sur les parois des conduits par lesquels elles se rendent dans les réservoirs, un dépôt floconneux, de couleur rougeâtre, qui se concrète parfois.

II. *Étude chimique des eaux* — Les eaux de Bagnères ramènent au bleu la teinture de tournesol rougie par les acides. Cette propriété persiste, même quand on les a privées, par une longue ébullition, des carbonates de chaux et de magnésie qu'elles tiennent en dissolution. Essayées au moyen des réactifs, elles se comportent ainsi :

Acide sulfhydrique......	Pas d'action appréciable.
Sulfhydrate d'ammon...	Très légère teinte brune, avec l'eau de certaines sources.
Ammoniaque............	Précipité floconneux, insoluble dans la potasse caustique.
Potasse...............	Précipité blanc.
Carbonate de soude......	*Id.*
Tannin..	Coloration violette, avec l'eau de plusieurs sources, prise au griffon.
Acide gallique..........	*Id.*
Chlorure d'or	Pas d'action sensible.
Eau de chaux..........	Léger précipité blanc.
Azotate d'argent........	Précipité blanc, insoluble dans l'acide azotique.
Chlorure de baryum.....	Abondant précipité blanc, insoluble dans l'acide azotique.
Oxalate d'ammoniaque...	Abondant précipité blanc.
Solution alcool. de savon..	Grumeaux très nombreux.

Les eaux de Bagnères renferment donc en abondance des sulfates et des chlorures, à base de chaux et de magnésie. Elles tiennent, en outre, en dissolution, un ou plusieurs sels à réaction alcaline ; enfin, elles renferment de l'acide carbonique et de l'oxyde de fer.

Analyse élémentaire de l'eau de la source de la Reine. — *Gaz.* — Un litre d'eau, soumis une demi-heure à l'ébullition, dans un appareil semblable à celui que j'ai décrit plus haut, m'a fourni 26^{cc}25 d'un gaz incolore, sans odeur, n'entretenant pas la combustion, et composé de :

	cc
Azote	14.65
Oxygène	traces
Acide carbonique	11.60
	26.25

Acide carbonique. — Deux litres d'eau minérale ont été mêlés avec un excès de chlorure de baryum ammoniacal, et le mélange, conservé vingt-quatre heures dans une bouteille soigneusement bouchée, qu'il remplissait en entier. J'ai recueilli sur un filtre le dépôt rassemblé au fond de la bouteille ; je l'ai lavé à plusieurs reprises, et l'ai épuisé par de l'eau acidulée par l'acide azotique. Le carbonate de baryte, transformé ainsi en azotate, j'ai décomposé le dernier sel par l'acide sulfurique ; j'ai obtenu 0^{gr},450 de sulfate de baryte, correspondant à 0^{gr},380 de carbonate, ou à 0^{gr},100 d'acide carbonique.

Chlore. — Le dosage a été effectué par la méthode des volumes, au moyen d'une dissolution titrée d'azotate d'argent. J'ai trouvé ainsi, dans un kilogramme d'eau, 0^{gr},1290 de chlore.

Acide sulfurique. — Après avoir acidulé un kilogramme d'eau par l'acide azotique pur, j'ai versé un excès de chlorure de baryum. Le précipité de sulfate de baryte, produit, a été recueilli et lavé avec toutes les précautions convenables ; il pesait, sec, 3^{gr},728, correspondant à 1^{gr},2812 d'acide sulfurique.

Acide silicique. — Un kilogramme d'eau, traitée par un peu d'acide chlorhydrique pur, a été évaporée à siccité. Le résidu sec a été maintenu quelque temps à une température voisine du rouge sombre; je l'ai laissé refroidir et l'ai épuisé ensuite par de l'eau acidulée par l'acide chlorhydrique. La silice qui a refusé de se dissoudre, a été recueillie, lavée sur un filtre et séchée; puis, on a incinéré le filtre. Le poids de la silice était de 0^{gr},0090, déduction faite de la cendre du filtre.

Fluor. — Dix litres d'eau minérale, acidulée par l'acide chlorhydrique pur, ont été réduits, par évaporation, à un quart de litre. J'ai versé dans la liqueur ainsi concentrée, du sel ammoniac et un excès d'ammoniaque; il s'est produit un léger précipité translucide, qui a été recueilli sur un filtre, et lavé à plusieurs reprises. J'ai fait dissoudre ce précipité dans de l'acide chlorhydrique, et évaporer la solution ainsi obtenue. Le résidu sec a été chauffé pour rendre insoluble la silice qu'il pouvait renfermer; repris ensuite par de l'acide chlorhydrique faible, j'ai filtré la solution, et l'ai saturée par de l'ammoniaque. J'ai obtenu des flocons d'un blanc légèrement rougeâtre, que j'ai recueillis sur un filtre et soumis à des lavages réitérés. La matière encore humide a été enlevée du filtre, et introduite dans un petit creuset de platine, où elle a été délayée dans de l'acide sulfurique pur et affaibli. J'ai recouvert le creuset avec une lame de quartz, dont la face tournée vers l'intérieur du vase, était enduite d'une légère couche de cire dénudée sur un certain nombre de points. Tout étant ainsi disposé, j'ai fait chauffer modérément le creuset pendant une heure, avec les précautions indiquées pour les analyses semblables rapportées plus haut. Finalement, j'ai reconnu que la lame était légèrement dépolie sur les points répondant aux traits que j'avais tracés. L'eau de Bagnères contient donc des traces de fluorures.

Acide phosphorique. — La matière restée dans le creuset de platine a été épuisée par l'alcool, et la solution, filtrée, a été concentrée pour chasser l'alcool. J'ai ajouté ensuite de l'ammoniaque et du sulfate de magnésie; il s'est produit un léger précipité de phosphate ammoniaco-magnésien.

Iode. — J'ai mêlé dix kilogrammes d'eau minérale avec une quantité de bicarbonate de potasse, suffisante pour en précipiter la chaux. J'ai fait évaporer à siccité le mélange, et j'ai épuisé le résidu sec par l'alcool bouillant. La solution alcoolique, évaporée à son tour, a fourni un résidu blanc, que j'ai fait dissoudre dans quelques gouttes d'eau distillée, à laquelle j'ai ajouté un peu de colle d'amidon. Ayant porté, avec précaution, de petites quantités d'acide azotique dans le liquide ainsi preparé, je n'ai pas pu déceler l'existence de la plus légère trace d'iode.

Chaux. — Un kilogramme d'eau minérale a été mêlé avec du sel ammoniac et de l'oxalate d'ammoniaque. Il s'est formé un abondant précipité d'oxalate de chaux, que j'ai lavé à plusieurs reprises à l'eau distillée. Je l'ai fait chauffer ensuite au rouge sombre, pour le transformer en carbonate de chaux. Il pesait $1^{gr},4034$ et contenait $0^{gr},7860$ de chaux.

Magnésie. — L'eau minérale, dépouillée de la chaux par l'opération précédente, a été réunie à l'eau provenant du lavage de l'oxalate de chaux ; le tout a été réduit par évaporation à un petit volume, et mêlé ensuite avec de l'ammoniaque et du phosphate de soude. Il s'est produit, au sein du liquide, un précipité blanc floconneux. J'ai rassemblé ce précipité sur un filtre, et l'ai lavé à plusieurs reprises avec de l'eau ammoniacale ; je l'ai séché et calciné à la chaleur rouge. Le poids de pyrophosphate de magnésie, ainsi obtenu, était de $0^{gr},3412$, représentant $0^{gr},1250$ de magnésie.

Soude. — Cinq kilogrammes d'eau minérale ont été réduits par évaporation à un demi-litre. On a séparé, par décantation, le liquide, du sulfate de chaux qui s'était déposé ; et lavé ce sel, à plusieurs reprises, avec un peu d'eau distillée, qu'on a réunie à l'eau minérale concentrée. Après avoir versé dans celle-ci un excès d'eau de baryte, on a séparé, par filtration, le précipité que ce réactif avait produit. La liqueur claire a été réunie à l'eau de lavage du précipité, et mélangée avec du carbonate d'ammoniaque, pour éliminer l'excès de baryte ; le liquide a été soumis à une nouvelle filtration, le précipité de carbonate de baryte lavé à plusieurs reprises, et l'eau de lavage réunie à la liqueur filtrée. On a fait évaporer la solution, ainsi obtenue, à une douce chaleur, après l'avoir acidulée par l'acide chlorhydrique pur. Le résidu sec a été chauffé à une température suffisante pour volatiliser le sel ammoniac qu'il renfermait. Il a été dissous, après refroidissement, dans une petite quantité d'eau distillée, à laquelle on a mêlé un peu d'oxyde rouge de mercure; on a fait évaporer de nouveau à siccité ce mélange, et on l'a calciné au rouge sombre. Le résidu de cette opération a été repris, après refroidissement, par de l'eau distillée, pour séparer la magnésie des chlorures alcalins. La solution de ces derniers a été enfin soumise à l'évaporation ; elle a produit une masse saline pesant 1^{gr},2034, composée de chlorure de sodium, dans laquelle le chlorure de platine accusait l'existence d'une trace de chlorure de potassium.

Lithine. — Ayant mêlé du phosphate de soude et de la soude caustique avec la solution des deux chlorures, obtenus dans une opération semblable à celle que je viens de décrire, j'ai obtenu un léger précipité de phosphate sodico-lithique

Baryte et strontiane. — Je n'ai pu découvrir aucune trace de baryte, ni de strontiane, dans les eaux de Bagnères ; mais j'en ai trouvé des traces dans les dépôts qu'elles abandonnent.

Ammoniaque. — J'ai distillé deux litres d'eau minérale, mêlée d'un peu de potasse caustique, en ayant soin de recueillir à part le premier tiers du produit distillé. Ce produit n'a pas saturé une quantité appréciable d'une solution titrée d'acide sulfurique.

Oxyde de fer. — Le résidu sec, provenant de l'évaporation de dix litres d'eau de la source de la *Reine*, a été épuisé par de l'acide chlorhydrique pur. On a versé, dans la solution acide, un excès d'ammoniaque, et, ensuite, du sulfhydrate d'ammoniaque. Il s'est formé un léger précipité noir, qui a été lavé à plusieurs reprises, puis redissous au moyen d'un peu d'eau régale. On a fait bouillir la solution acide ; on l'a laissé refroidir, puis on l'a mêlée avec de l'ammoniaque en excès. Il s'est produit un léger précipité rougeâtre, qui a été recueilli, lavé et séché avec soin. Son poids était de 0^{gr},0008 ; il consistait en sesquioxyde de fer.

Oxyde de manganèse. — Le précipité dont il vient d'être question a été redissous dans l'acide chlorhydrique. On a neutralisé la solution en ajoutant de l'ammoniaque, et précipité l'oxyde de fer au moyen du succinate d'ammoniaque. La liqueur séparée du précipité du succinate de fer a donné, avec le sulfhydrate d'ammoniaque, un léger précipité rose, composé de sulfure de manganèse.

Arsenic. — La recherche de l'arsenic a été faite sur les dépôts qui se forment dans les conduits que l'eau minérale parcourt pour aller du griffon aux buvettes et baignoires. J'ai fait dissoudre dans de l'acide chlorhydrique pur, dix grammes de ce dépôt; j'ai fait passer à travers la solution un courant d'acide sulfhydrique, et j'ai laissé reposer la liqueur vingt-quatre heures. Au bout de ce temps, j'ai recueilli le dépôt qui s'était produit; je l'ai soigneusement lavé à l'eau distillée; enfin je l'ai fait bouillir avec de l'acide azotique fumant. J'ai fait évaporer à siccité pour chasser l'excès d'acide, et j'ai repris le résidu par de l'eau distillée. La solution ainsi obtenue, a été introduite dans un appareil de Marsh. J'ai obtenu immédiatement de nombreuses taches arsenicales, parfaitement caractérisées. Un gramme de ce dépôt ferrugineux contient assez d'arsenic pour qu'on puisse l'y déceler par ce moyen. Au reste, on peut aussi découvrir l'arsenic dans l'eau elle-même, si l'on a le soin de la prendre à son griffon, et d'opérer sur une quantité de liquide assez considérable; mais on ne l'y trouve plus aussi facilement, lorsqu'on opère sur de l'eau prise loin de la source, car l'oxyde de fer qu'elle abandonne pendant son trajet, entraîne avec lui la presque totalité de l'arsenic. C'est à la suite de cette observation, que j'ai conseillé de créer une buvette auprès du griffon de la source de la *Reine*. Les malades y trouvent l'avantage de boire une eau dans laquelle les principes les plus actifs sont mieux conservés, que dans les buvettes inférieures.

J'ajouterai, pour compléter cet exposé, que j'ai trouvé des traces de cuivre dans le dépôt ferrugineux de la source de la *Reine*.

Il résulte des recherches, que je viens d'exposer en détail, qu'un kilogramme d'eau minérale de la source de la *Reine* a fourni les éléments suivants :

		cc.
	Acide carbonique............	11.04
Gaz.......	Azote......................	13.96
	Oxygène...................	traces
		25.00

		gr.
	Acide carbonique des carbonates	0.0246
	— sulfurique..............	1.2812
	— silicique	0.0900
	— phosphorique..........	traces
	Chlore..................	0.1290
	Fluor..................	traces
Substances fixes	Potasse................	id.
	Soude	0.1275
	Chaux.................	0.7860
	Magnésie...............	0.1250
	Oxyde de fer...........	0.0008
	Oxyde de cuivre, de manganèse, Lithine, Arsenic, Matière organique.................	traces
		2.5641

Groupements proposés des éléments trouvés dans la source de la Reine. — Ces éléments peuvent, en s'unissant les uns aux autres, donner naissance à des sels très nombreux. Les considérations suivantes me paraissent de nature à faire connaître quels sont ceux dont l'existence dans l'eau thermale est la plus probable.

Lorsqu'on fait bouillir l'eau minérale pendant une demi-heure, en ayant soin de remplacer par de l'eau distillée, celle qui s'évapore, il se produit un très léger précipité, composé de carbonate de chaux, de carbonate de magnésie et de sesquioxyde de fer. Le poids de ce précipité est si faible, quand on n'opère que sur un kilogramme d'eau, qu'il est impossible de le déterminer avec exactitude. L'eau de Bagnères ne contient, d'après cela, que des traces de carbonates de chaux et de magnésie.

Un kilogramme d'eau de la *Reine* sature 0^{gr},1070 d'acide sulfurique anhydre ; nous devons donc trouver, au nombre des éléments qui la minéralisent, des sels à réaction alcaline en quantité suffisante pour saturer cet acide. Or, les sels à réaction alcaline qu'on rencontre ordinairement dans les eaux thermales, sont les carbonates, ou les silicates, alcalins ou terreux. Mais, l'existence du carbonate ou du silicate de soude, dans une eau qui tient en dissolution des quantités notables

de sels de chaux et de magnésie, est peu probable; car les lois
de Bertholet permettent de prévoir qu'il s'établirait une double
décomposition entre les sulfates de chaux et de magnésie et le
carbonate ou le silicate de soude.

Les carbonates de chaux et de magnésie peuvent très bien
exister dans une eau du genre de celle qui nous occupe. Cher‑
chons donc s'ils s'y trouvent en proportion suffisante pour satis‑
faire à la condition de saturer $0^{gr},1070$ d'acide sulfurique. D'après
l'analyse, un kilogramme d'eau minérale renferme $0^{gr},0500$ d'a‑
cide carbonique, libre, ou combiné. Des essais multipliés m'ont
conduit à admettre que la moitié au moins de l'acide carbonique
existe dans l'eau à l'état libre, ou plutôt qu'elle sert à constituer
des bicarbonates de chaux et de magnésie. Ces essais ont con‑
sisté à doser directement l'acide carbonique dans le gaz que
laisse dégager l'eau minérale lorsqu'on la fait bouillir, en pre‑
nant toutes les précautions recommandées par M. Péligot.

J'ai contrôlé les résultats ainsi obtenus, en faisant l'analyse de
l'eau, par le procédé de Boutron et Boudet. Voici les détails de
l'opération :

Degré hydrotimétrique brut............ 185°
Degré hydrotimétrique de l'eau privée de sels
   de chaux par l'oxalate d'ammoniaque........ 49°
Degré hydrotimétrique de l'eau qui a bouilli
   pendant demi-heure..................... 174°5
Degré hydrotimétrique de l'eau bouillie et
   privée de sels de chaux................. 44°

La première opération représente la somme des actions des
sels de chaux, de magnésie, de potasse, de soude, de l'acide car‑
bonique, etc. La deuxième montre que, sur les 185° hydrotimé‑
triques, 49 doivent être attribués à des sels autres que des sels
de chaux. Il reste donc, pour ces derniers, 185° — 49°, c'est-à-dire
136°. Le troisième essai, 177°5, réduit à 174°5 après correction,
pour le carbonate de chaux qui reste dissous, donne les sels
de magnésie et les sels de chaux autres que les carbonates.
185° — 174°5, soit 10°5, représente donc le carbonate de chaux et
l'acide carbonique. Le quatrième essai conduit à représenter
par 44° la part du degré hydrotimétrique total, qui doit être

attribuée aux sels de magnésie et aux sels alcalins. Si l'on ajoute à ce chiffre celui qui représente le degré hydrotimétrique des sels de chaux, on trouve 44° + 136° = 180. Il reste donc 5° pour l'acide carbonique libre, ou faisant partie des bicarbonates. Or, cinq degrés hydrotimétriques représentent 0^{gr},0250 d'acide carbonique. L'analyse directe indiquait 0^{gr},0228.

Mais la somme des degrés hydrotimétriques du carbonate de chaux et de l'acide carbonique étant égale à 10°5, on voit qu'il reste 5°5 pour le carbonate de chaux ; ce qui correspond à 0^{gr},0568 de ce sel, qui contiennent 0^{gr},0250 d'acide carbonique. Le chiffre total de cet acide serait de 0^{gr},0478. Le dosage à l'état de carbonate de baryte indique 0^{gr},0500.

Les indications de l'hydrotimétrie conduisent donc à attribuer à l'eau de la source de la *Reine* la composition suivante :

		gr.
Acide carbonique..........	5°	0.0250
Carbonate de chaux........	5°5	0.0568
Sulfate de chaux...........	130°5	1.8270
Sulfate de magnésie et sels alcalins.................	44°	

0^{gr},0568 de carbonate de chaux saturent 0^{gr},0456 d'acide sulfurique ; il reste donc 0^{gr},0604 de cet acide qui doivent être saturés par d'autres sels.

Un kilogramme d'eau de la *Reine* contient 0^{gr},0900 de silice. Si nous admettons que la silice est combinée à la chaux, nous trouvons qu'un kilogramme d'eau minérale contient 0^{gr},1106 de silicate de chaux, qui exigent pour leur saturation, 0^{gr},0604 d'acide sulfurique. Il reste encore 0^{gr},0217 d'acide silicique.

On peut se demander si le silicate de chaux est assez soluble pour exister dans une eau minérale en aussi forte proportion. Dans la négative, on serait conduit à considérer l'eau comme renfermant à la fois du sulfate de chaux et une notable quantité de silicate de soude. Quoi qu'il en soit, l'eau de Bagnères est alcaline, ce qui n'avait pas été constaté jusqu'à ce jour.

En acceptant le groupement des éléments que je viens d'indiquer, on se rend compte de la présence simultanée, dans le dépôt que fournissent les eaux de Bagnères, d'une quantité considérable de silice, d'une très faible quantité de carbonate de chaux, et de traces seulement de carbonate de magnésie. On conçoit, en effet, que l'acide carbonique de l'air, agissant sur le silicate de chaux, puisse le décomposer, en produisant du carbonate de chaux, dont la majeure partie reste en solution, et de la silice qui se dépose, entraînant avec elle la petite quantité de carbonate de chaux, qui n'a pas pu rester dissoute. Cette silice est mêlée avec l'oxyde de fer ; la séparation de ce dernier corps est due surtout à l'action de l'oxygène de l'air, qui fait passer à l'état de sesquioxyde, le carbonate de protoxyde primitivement contenu dans l'eau.

Le reste des éléments de l'eau minérale pourrait être groupé ainsi qu'il suit :

Si l'on déduit du chiffre qui représente la totalité de la chaux, la quantité de cette base faisant partie du carbonate et du silicate, il reste $0^{gr},7124$ de chaux. On peut admettre que cette chaux est combinée en entier avec de l'acide sulfurique, ou bien qu'elle existe dans l'eau thermale, partie à l'état de sulfate, partie à l'état de chlorure. Or, la totalité du chlore ne suffisant pas pour produire du chlorure de calcium avec les $0^{gr},7327$ de chaux, il faut de toute nécessité reconnaître l'existence du sulfate de chaux.

Le partage qu'on devrait établir, si l'on voulait s'en tenir à l'existence simultanée du sulfate de chaux et du chlorure de calcium, serait nécessairement arbitraire ; car il faudrait admettre que l'eau contient du sulfate de soude, et, dans l'état actuel de la science, on ne peut pas déterminer avec certitude le mode de distribution des éléments dans un liquide, contenant à la fois du chlore, de l'acide sulfurique, de la chaux et de la soude. Si l'on considère que les eaux du genre de celles qui nous occupent, naissent presque toujours au voisinage des ophites ; si l'on se rappelle en outre que le sulfate de chaux et le sel marin sont souvent mélangés dans les terrains qui avoisinent ces roches, on sera naturellement conduit à penser que le chlore se trouve dans l'eau de Bagnères à l'état de chlorure de sodium, et la chaux à l'état de sulfate. $0^{gr},7124$ de chaux produisent, en s'unissant à $1^{gr},0177$ d'acide sulfurique, $1^{gr},7301$ de sulfate de chaux.

J'admets que la magnésie existe dans l'eau, surtout à l'état de sulfate; je m'appuie sur la présence fréquente du sulfate de magnésie en nature, dans les terrains où se trouvent à la fois le gypse et le sel marin. 0^{gr},1250 de magnésie exigent pour leur saturation 0^{gr},2420 d'acide sulfurique, et produisent 0^{gr},3670 de sulfate de magnésie.

Si l'on déduit de 1^{gr},3120 d'acide sulfurique, 1^{gr},2590 qui font partie des sulfates de chaux et de magnésie, il reste 0^{gr},0154 d'acide, qui peuvent former, avec 0^{gr},0120 de soude, 0^{gr},0229 de sulfate de soude.

Enfin, le chlore est considéré comme existant à l'état de chlorure de sodium. 0^{gr},1130 de soude exigent 0^{gr},1290 de chlore, et donnent 0^{gr},2130 de ce sel.

Je propose donc de représenter, ainsi qu'il suit, la composition chimique de l'eau de la source de la *Reine*, pour un kilogramme.

		cc.
Gaz	Azote,	13.96
	Acide carbonique	11.04
	Oxygène	traces
		25.00

		gr.
Substances fixes	Sulfate de chaux	1.7201
	— de magnésie	0.3670
	— de soude	0.0229
	— de potasse	traces
	Chlorure de sodium	0.2120
	Fluorure de calcium	traces
	Phosphate de chaux	traces
	Carbonate de chaux	0.0570
	— de magnésie	0.0034
	— de lithine	traces
	Silicate de chaux avec excès de silice	0.1377
	Arsenic	traces
	Oxyde de fer	0.0008
	Oxyde de manganèse, de cuivre; Matière organique	traces
		2.5309

Si l'on attribue au carbonate de chaux et au carbonate de magnésie, la quantite d'acide carbonique nécessaire pour les transformer en bicarbonates, on trouve que le résidu total est 2^{gr},5281, nombre qui s'éloigne peu de celui qu'a donné le dosage des éléments isolés. La différence provient, en partie, de ce que plusieurs corps dont la proportion est très faible, n'ont pas été mis en ligne de compte (sels de potasse, de manganèse, fluorures, arsenic, matière organique); elle provient aussi en partie des erreurs inévitables dans des analyses aussi compliquées.

Je me suis assuré que le fer existe à l'état de sel de protoxyde dans l'eau prise au griffon. Elle ne tient alors en dissolution que des traces d'oxygène ; mais, aussitôt arrivée à l'air, elle en dissout une certaine quantité, qui fait passer le fer à un degré supérieur d'oxydation. Le fer se dépose en même temps que la silice provenant de la décomposition des silicates, avec un peu de carbonates de chaux et de magnésie.

L'eau minérale de la *Reine* contient une quantité d'acide carbonique, à peine supérieure à celle nécessaire pour former des bicarbonates avec la chaux et la magnésie ; elle doit donc être très altérable à l'air. La température élevée de cette source contribue encore à augmenter son altérabilité. Les dépôts abondants d'oxyde de fer que l'on trouve dans les tuyaux d'amenée de l'eau dans les réservoirs, sont, du reste, une preuve surabondante des modifications qu'elle éprouve. En perdant ainsi à la fois du fer, du cuivre, de l'arsenic, des silicates, des phosphates et des fluorures, l'eau doit perdre une partie de ses propriétés les plus importantes. Faut-il s'étonner alors que la source de *Salies*, qui arrive à son point d'émergence sans avoir subi le contact de l'air, soit l'objet d'une prédilection marquée de la part des gens du peuple, qui la boivent avec confiance, vont y baigner leurs plaies, et retirent de son usage les résultats les plus avantageux. Rien ne serait plus facile, que de placer les autres sources dans des conditions pareilles ; il suffirait de les soustraire au contact de l'air, pendant leur trajet des griffons aux lieux d'emploi.

Nous avons dit plus haut que les tuyaux, conduisant l'eau de la *Reine* du griffon aux lieux d'emploi, se recouvrent d'un dépôt de couleur de rouille. Ce dépôt se forme par couches suc-

TABLEAU XIX. — Composition élémentaire des sources de Baguères-de-Bigorre.

NOMS des SOURCES	Poids des matières fixes par kilog. d'eau.	Chlore.	Acide sulfurique	Soude.	Fer.	Chaux.	Magnésie.	Oxyde de manganèse.	Acide silicilique	Acide carbonique.	Arsenic.	Fluor.	Phosphates.	TOTAL
	g.	g.	g.	g.		g.	g.	g.	g.	g.				g.
Source de la Reine ...		0.1280	1.2812	0.1275	traces	0.7860	0.1250	traces	0.0900	0.0246	traces	traces	traces	2.5641
— du Dauphin,...	2.5823	0.1280	1.2806	0.1262	id.	0.7870	0.1257	0.0007	0.0900	0.0560	id.	id.	id.	2.5942
— de Salies	2.5939	0.1280	1.2680	0.1299	id.	0.7997	0.1269	0.0007	0.0896	0.0550	id.	id.	id.	2.5978
— du Foulon.....	2.5441	0.1280	1.2780	0.1252	id.	0.7858	0.1257	0.0007	0.0896	0.0680	id.	id.	id.	2.6010
— du Platane	2.5694	0.1278	1.2736	0.1287	id.	0.7850	0.1199	traces	0.0874	0.0570	id.	id.	id.	2.5794
— de St-Roch	2.5832	0.1280	1.2854	0.1234	id.	0.7848	0.1277	id.	0.0879	0.0560	id.	id.	id.	2.5932
— des Yeux	2.4425	0.1156	1.2397	0.1011	id.	0.7730	0.1227	id.	0.0843	0.0650	id.	id.	id.	2.5020
— Roc-de-Lannes	2.4750	0.1199	1.2347	0.1191	id.	0.7594	0.1175	id.	0.0779	0.0565	id.	id.	id.	2.4850
Fontaine Nouvelle.....	2.5625	0.1216	1.2829	0.1170	id.	0.7852	0.1249	id.	0.0849	0.0660	id.	id.	id.	2.5825
Source de la Rampe ...	2.6278	0.1236	1.3109	0.1226	id.	0.8002	0.1269	0.0006	0.0896	0.0580	id.	id.	id.	2.6324
— des Pauvres ...	2.5809	0.1280	1.2793	0.1277	id.	0.7855	0.1253	traces	0.0896	0.0555	id.	id.	id.	2.5909
— de Colomès nº 1	2.4900	0.1057	1.2492	0.1051	id.	0.7768	0.1170	id.	0.0892	0.0570	id.	id.	id.	2.5000
— de Colomès nº 2	2.4663	0.1205	1.2310	0.1162	id.	0.7584	0.1175	id.	0.0787	0.0540	id.	id.	id.	2.4763
— du Salut														

TABLEAU XX. — Groupements proposés des éléments trouvés dans les sources de Bagnères-de-Bigorre.

NOMS des sources	Sulfate de chaux.	Sulfate de magnésie.	Sulfate de soude.	Sulfate de potasse	Chlorure de sodium.	Carbonate de chaux.	Carbonate de magnésie.	Carbonate de fer.	Carbonate de manganèse	Matière organique.	Fluorure de calcium.	Phosphate de chaux.	Arséniate de soude.	Silicate de chaux.	Résidu total sur 1 kil. d'eau.
	g.	g.	g.		g.	g.	g.	g.						g.	g.
Source de la Reine....	1.7201	0.3670	0.0229	traces	0.2120	0.0570	0.0034	traces	traces	traces	traces	traces	traces	0.1377	
— du Dauphin ...	1.7332	0.3662	0.0314	id.	0.2120	0.0570	0.0034	0.0011	id.	id.	id.	id.	id.	0.1356	2.5399
— de Salies	1.7352	0.3727	0.0399	id.	0.2120	0.0580	0.0034	0.0011	id.	id.	id.	id.	id.	0.1350	2.5573
— du Platane	1.7313	0.3692	0.0292	id.	0.2120	0.0570	0.0034	0.0013	id.	id.	id.	id.	id.	0.1350	2.5584
— de St-Roch	1.7338	0.3517	0.0389	id.	0.2107	0.0560	0.0032	traces	id.	id.	id.	id.	id.	0.1315	2.5358
— Roc-de-Lannes.	1.7359	0.3750	0.0297	id.	0.2120	0.0560	0.0032	0.0005	id.	id.	id.	id.	id.	0.1323	2.5446
— de Foulon	1.6798	0.3603	0.0251	id.	0.1906	0.0660	0.0038	traces	id.	id.	id.	id.	id.	0.1375	2.4631
Fontaine Nouvelle	1.6791	0.3450	0.0350	id.	0.1977	0.0640	0.0031	id.	id.	id.	id.	id.	id.	0.1262	2.4501
Source de la Rampe...	1.7425	0.3670	0.0266	id.	0.2005	0.0490	0.0029	id.	id.	id.	id.	id.	id.	0.1274	2.5159
— des Pauvres ...	1.7619	0.3728	0.0443	id.	0.2037	0.0580	0.0031	0.0006	id.	id.	id.	id.	id.	0.1350	2.5794
— Colomès nº 1..	1.7290	0.3680	0.0350	id.	0.2120	0.0570	0.0030	traces	id.	id.	id.	id.	id.	0.1350	2.5390
— Colomès nº 2 ..	1.7108	0.3437	0.0299	id.	0.1742	0.0570	0.0038	id.	id.	id.	id.	id.	id.	0.1345	2.4539
— des Yeux	1.6840	0.3452	0.0250	id.	0.1986	0.0570	0.0034	id.	id.	id.	id.	id.	id.	0.1275	2.4403
— du Salut.......															

cessives, et prend une apparence feuilletée. Il a une consistance assez compacte, et diffère par sa forme de la plupart des dépôts que produisent les eaux ferrugineuses. L'analyse y décèle une quantité notable de fer, en partie à l'état de protoxyde, un peu de manganèse, de l'arsenic, des carbonates de chaux et de magnésie, de la silice hydratée, des traces de fluorures, de cuivre et de phosphates. 100 parties de ce dépôt, séché avec soin, ont donné :

Sesquioxyde de fer avec tr. de protox.	73.530
Carbonate de chaux..................	4.230
— de magnésie	traces
— de manganèse............	1.000
Silice.............................	20.780
Arseniate de chaux..................	0.460
Phosphates, Fluorures, Oxyde de cuivre	traces
	100.000

On conçoit combien il est important d'empêcher un pareil dépôt de se produire, puisqu'il est constitué en grande partie par des substances, qui sont incontestablement de nature à communiquer de l'activité au liquide thermal.

J'ai réuni dans les tableaux XIX et XX, les données relatives à la composition chimique des sources de Bagnères-de-Bigorre. On ne peut s'empêcher d'être frappé de l'identité de composition des sources principales. Je dis identité de composition, quoiqu'on observe de légères différences, parce que ces différences, plutôt apparentes que réelles, dépendent surtout de l'imperfection de l'analyse. Il est, en effet, impossible, je le répète, de n'éprouver aucune perte dans le cours d'une analyse, quand il s'agit d'isoler tous les éléments d'un liquide aussi complexe.

Je n'hésite pas à considérer les sources du *Dauphin*, de *Salies*, de la *Reine*, du *Platane*, de *St-Roch*, de *Roc-de-Lannes* et *Colomès n° 1*, comme ayant une origine commune. Leur identité ressort clairement du dosage des chlorures par une solution titrée d'azotate d'argent, de celui des sels de chaux par l'hydrotimétrie, et de l'essai alcalimétrique de l'eau. Les différences de température s'expliquent par la durée et les conditions diverses du trajet de chacun des filets dérivés de la source principale.

Je dois pourtant avertir ceux qui voudraient contrôler ces analyses, qu'ils pourraient obtenir des résultats différents, si, après avoir examiné l'eau d'une source, ils attendaient un certain temps avant d'analyser celle qu'ils voudraient lui comparer. J'ai observé, en effet, que, comme toutes les eaux minérales qui ont été bien étudiées, les eaux de Bagnères éprouvent, d'une époque de l'année à l'autre, des variations telles que toute comparaison serait impossible, si l'on ne prenait pas les eaux le même jour, et si l'on n'avait pas le soin de les mesurer après refroidissement.

III. *Emploi thérapeutique.* — Je considère donc les diverses sources de Bigorre comme ayant la même origine, mais je n'en conclus pas qu'elles puissent être substituées les unes aux autres sans inconvénient. En effet, les unes ont perdu pendant leur trajet une partie du fer, de l'arsenic et du manganèse, qu'elles contenaient primitivement, les autres ont conservé ces éléments actifs. Enfin, les températures de chacune d'elles sont différentes, et il faut tenir compte de ce dernier élément.

Je regarde comme précieuse l'association de l'élément ferrugineux à l'élément salin que l'on rencontre dans les eaux de Bagnères, et je suis persuadé que les malades qui ne supporteraient pas l'usage d'une eau simplement ferrugineuse, pourraient supporter une eau dans laquelle le fer est accompagné de quantités plus ou moins notables de sulfates de magnésie, de soude, de chaux. En effet les eaux minérales, dans lesquelles l'analyse chimique constate la présence d'une dose un peu forte de sulfate de chaux, de magnésie et de soude, produisent en général un effet purgatif. On sait d'autre part, que l'un des inconvénients fréquents de la médication ferrugineuse, est de produire une constipation, plus ou moins grande, obligeant les malades à suspendre l'usage des préparations de fer. Or, cet inconvénient me paraît devoir être très amoindri, lorsque l'élément ferrugineux est associé à l'élément salin. Les eaux de Bagnères offrent donc, sous ce rapport, au médecin, les ressources les

plus variées, puisque les unes sont simplement salines (*Foulon*);
d'autres salines, très légèrement ferrugineuses (*St-Roch*) ; d'autres, enfin, franchement ferrugineuses (*Salies, Dauphin, Reine.*)

Parmi les sources de Bagnères, quelques-unes se distinguent par une température moins élevée, une richesse
moindre en éléments minéraux, une alcalinité plus forte, et
l'absence presque absolue de fer. Je citerai celle du *Foulon*,
qui passe depuis longtemps pour jouir de propriétés sédatives,
que les autres sources ne possèdent pas, du moins au même
degré. En résumé, le groupe d'eaux salines sulfatées de Bagnères
est incontestablement le plus riche et le plus varié de tous ceux
qui existent dans les Pyrénées.

Les sources de Bagnères-de-Bigorre sont utilisées dans
divers établissements appartenant, à la ville, ou à des particuliers. L'établissement thermal municipal est alimenté par les
sources de la *Reine*, du *Dauphin*, de *Roc-de-Lannes*, du
Foulon, de *Saint-Roch* et des *Yeux*. Il possède des bains, des
appareils de douches, des salles de humage, un bain de vapeur
et des buvettes.

L'action thérapeutique des eaux de Bagnères-de-Bigorre est
la suivante : elles sont laxatives et diurétiques. Elles sont employées avec succès, surtout dans le traitement des maladies
chroniques du tube digestif, et de certaines affections cutanées.

Les eaux à température peu élevée (*Salut* et *Foulon*), exercent
une action hyposthénisante bien marquée sur la plupart des
malades. Les effets sédatifs remarquables des sources du *Salut*,
à 15 minutes de Bigorre, la rapprochent des eaux de Néris.
L'établissement spécial de ces sources, renferme 22 baignoires,
échelonnées de manière à former des bains à températures
décroissantes.

Les sources à température plus élevée sont, au contraire,
excitantes : elles ont cela de particulier, que, pendant les huit
à dix premières minutes du bain, elles produisent sur la peau,
une action à forme érythémateuse ; il s'opère ensuite une réaction
proportionnée au degré d'activité de la source. Il n'est peut-être
pas hors de propos de faire remarquer que les sources considérées comme les plus sédatives, sont dépourvues de fer, et que

la *Reine,* qui est signalée comme excitante et produisant à un haut degré cette affection particulière sur la peau, est l'une des plus ferrugineuses.

En nous résumant, nous dirons que Bigorre, dont la topographie et la climatologie, possèdent une action tonique, non excitante, se prête parfaitement à la médication thermale résultant de la composition de ses eaux. Aussi, voit-on traiter avec succès dans cette station, de nombreux malades anémiques, à système nerveux surexcité, ainsi que d'autres , affectés de maladies cutanées. Ces derniers sont soumis, depuis quelque temps, à l'action des bains prolongés dès piscines alimentées par l'eau de *Salies,* selon la méthode de Loueich, comme l'a exposé le Dr Dejeanne, inspecteur des Eaux, au Congrès d'Hydrologie de 1886. En outre, la réunion à Bigorre de sources ferrugineuses, arsenicales et même sulfurées (Labassère), justifie le choix de cette station pour le traitement des affections des voies digestives et respiratoires.

CAPVERN (H^{tes}-Pyr^{ées})

Capvern est situé dans le canton de Lannemezan, arrondissement de Bagnères-de-Bigorre, près d'une station de la ligne de Toulouse à Bayonne. On trouve dans cette localité deux sources salines séléniteuses. La première appelée *Hount Caoudé,* très abondante, est aménagée dans un magnifique établissement municipal, qui possède des bains, des appareils complets d'hydrothérapie, et surtout des buvettes qui résument les indications de la station. La source de *Bouridé* est conduite dans un établissement modeste, situé dans un vallon voisin de Capvern.

Les propriétés physiques et chimiques de ces eaux ont été étudiées avec soin par Latour de Trie, et Rosières. La température de l'eau de Capvern est de 24°,37 centigrades ; sa densité, 1.0050. Comme toutes celles de ce genre, les eaux de Capvern laissent dégager un gaz composé d'azote, d'acide carbonique et d'oxygène. Voici, d'après Latour, la composition de cette eau, pour 1 litre.

Gaz	Acide carbonique...........	49^{cc}
	Oxygène..................	18
	Azote	28
		95

		gr.
Substances fixes	Matière organique..........	0.076
	Hydro-chlorate de magnésie.	0.032
	— de soude......	0.044
	— de chaux	0.016
	Sulfate de magnésie........	0.464
	— de soude	0.072
	Carbonate de magnésie (sous)	0.012
	— de chaux (sous)...	0.220
	Sulfate de chaux...........	1.096
	Carbonate de fer...........	0.024
	Silice....................	0.028
		2.084

Les travaux de Tixier (de Lyon) et de Gérard Delfau, ont surtout appelé l'attention du monde médical, sur les vertus curatives de la source de *Hount Caoudé*. On traite, en effet, avec succès, par ces eaux diurétiques et légèrement laxatives, les affections chroniques des voies génito-urinaires, celles des voies biliaires, les engorgements abdominaux, et même les maladies de l'estomac, quand l'élément gastralgique fait défaut. L'eau d'*Hount Caoudé* étant excitante, les médecins de la station en suppriment souvent l'emploi comme bains et douches, pour prescrire celle du *Bouridé*, qui est, au contraire, sédative, peut-être à cause de son captage imparfait, et de son altération aux lieux d'emploi.

SAINTE-MARIE (H^{te}-Gar^{ne}.)

Dans l'une des plus jolies vallées des Pyrénées, sur les bords de la route de Toulouse à Bagnères-de-Luchon, comprise entre les villages de Bagiry et d'Esténos, se trouve un établissement dans lequel on utilise les sources de Sainte-Marie. Ces sources, comme celles que nous avons étudiées précédemment, sont salines séléniteuses ; mais l'analyse n'y décèle pas l'existence d'une quantité appréciable de fer.

D'après Save, l'eau de Sainte-Marie renferme dans 1 litre :

Gaz.......	Acide carbonique........	4^{cc}160
	Sulfate de chaux..........	$\overset{gr.}{1}$.430
Substances	— de magnésie.......	0.580
fixes	Carbonate de magnésie....	0.020
	— de chaux..........	0.370
		2.400

Les eaux de Sainte-Marie sont administrées, en boisson et en bains, dans des cas analogues à ceux que nous avons signalés à propos de Bagnères-de-Bigorre.

SIRADAN (H^{te}-Gar^{ne}.)

A une petite distance de Sainte-Marie, dans la même vallée, se trouve l'établissement de Siradan, qui est alimenté par des eaux salines, analogues à celles de Sainte-Marie, sauf la source du *Lac*, plus laxative. Ces eaux, naissent à peu de distance des points d'affleurement des ophites.

D'après l'analyse que j'en ai faite, un litre d'eau renferme :

Gaz.......	Acide carbonique.............	18^{cc}
	Bicarbonate de chaux.........	$\overset{gr.}{0}$.2000
	— de magnésie......	0.0255
Substances	Sulfate de chaux.............	1.3600
fixes	— de magnésie........	0.2800
	— de soude............	0.1090
	Chlorures de potassium, de sod.,	traces

Chlorure de calcium.................... 0.0500 gr.

Chlorure de magnésium, Oxyde de fer, Silice, Iode, Phosphate de chaux, Matière
organique......................... traces

____

2.0245

Cette station a été récemment l'objet d'installations plus con-
fortables.

____

AUDINAC (Ariège)

Les bains d'Audinac sont situés à 10 kilomètres de la ville de
Saint-Girons, dans un site gracieux. Ils sont alimentés par deux
sources thermo-minérales, que l'analyse classe parmi les eaux
salines de la variété ferrugineuses acidules. La principale,
appelée source des *Bains*, sert à la fois à la boisson et à l'alimen-
tation des bains et douches. La seconde, dite source *Louise*,
est exclusivement affectée à la boisson, surtout en raison des
gaz qu'elle renferme, et de sa teneur en sels de fer, qui la rapprochent de la source de *l'Hôpital* de Vichy.

La position géologique des eaux d'Audinac vient confirmer les
indications de l'analyse, et les classer parmi les eaux salines
thermales des Pyrénées ; elles jaillissent à la limite des forma-
mations crétacées supérieure et inférieure, sur la ligne même
des affleurements des ophites que l'on observe de Labastide-de-
Sérou à Salies, par Rimont, Mercenac et Bonrepos. Cette ligne
se rattache, vers l'ouest, à celle des affleurements ophitiques,
auxquels sont liées les eaux d'Aspet, Encausse, Sainte-Marie,
Bagnères-de-Bigorre, Saint-Christau, etc.

Voici les résultats des analyses que j'ai faites à la demande
des propriétaires de l'établissement d'Audinac.

Source des Bains. — L'eau est limpide, incolore ; elle exhale
une légère odeur d'acide sulfhydrique ; sa saveur est légèrement amère ; sa densité est de 1,0020 ; température 22°,75, l'air
extérieur étant 14°.

A des intervalles assez rapprochés, de grosses bulles gazeuses partent du fond de l'eau, et viennent crever à la surface. Le gaz est composé de :

	cc.
Azote...................	96.50
Oxygène................	1.50
Acide carbonique........	2
	100.00

Exposée à l'air, l'eau laisse déposer un sédiment rougeâtre composé de carbonates de chaux et de magnésie, et de sesquioxyde de fer. Un litre d'eau de la source des *Bains* contient :

	gr.
Chlorure de magnésium..	0.008
Sulfure de calcium......	traces
Iodure de magnésium......	traces
Carbonate de chaux......	0.200
— de magnésie...	0.010
Sulfate de chaux........	1.117
— de magnésie...	0.496
Oxyde de fer...........	0.003
— de manganèse..	0.008
Crénate de fer...........	traces
Alumine................	traces
Silicate de soude........	0.020
— de potasse......	traces
Matière organique	0.042
	1.983

	cc.
Acide carbonique........	36.30

Source froide ou Louise. — La température de cette source est de 22° ; sa densité, prise à 15°, 1,0019. Les caractères physiques et chimiques de l'eau sont exactement les mêmes que ceux de la source Chaude. Elle renferme les mêmes éléments, mais dans des proportions un peu différentes. Un litre de cette eau renferme :

	gr.
Chlorure de magnésium..	0.016
Iodure..................	traces
Carbonate de chaux......	0.150
— de magnésie...	0.004
Sulfate de chaux	0.935
— de magnésie...	0.464
Oxyde de fer...........	0.007
— de manganèse..	0.005
Alumine................	traces
Crénate de fer..........	0.008
Silicate de soude........	0.012
— de potasse.....	traces
Matière organique.......	0.058
	1.801

Acide carbonique........ 71^{cc}

Comme on le voit, cette source se distingue de la première par l'absence de l'odeur sulfureuse, par une quantité moindre de sels de chaux et une proportion un peu plus forte de sels de fer et d'acide carbonique. L'alcalinité légère de l'eau des deux sources paraît devoir être rapportée au silicate de soude. La source *Louise* renferme du carbonate de fer, dans une proportion suffisante pour qu'on puisse la rapprocher des sources qui doivent surtout leur activité au fer.

La source des *Bains* doit son odeur sulfureuse à un peu de sulfure de calcium. L'origine de ce sel est facile à concevoir, puisque l'eau contient du sulfate de chaux et une matière organique, qui peut transformer le sulfate en sulfure. La matière organique se compose d'acide crénique, et d'une substance que Magnes désignait sous le nom de bitume.

Il est à remarquer que le dépôt ferrugineux, recueilli à la source, ne renferme pas de traces d'arsenic, tandis que ce principe se retrouve dans presque tous les dépôts qu'abandonnent les eaux ferrugineuses. La proportion d'acide carbonique, dont l'analyse démontre l'existence, dépasse celle qu'il faut pour former des bicarbonates de chaux, de magnésie et de fer, avec les quantités de ces bases comptées comme carbonates neutres.

Les eaux d'Audinac peuvent donc être classées parmi les eaux thermales salines acidules ferrugineuses.

L'action thérapeutique des eaux d'Audinac rappelle celle des eaux ferrugineuses bicarbonatées.

AULUS (Ariège)

Aulus est un village situé au pied des Pyrénées, à l'extrême limite de l'arrondissement de Saint-Girons, à 33 kilomètres de cette ville. Les sources sont situées sur la rive gauche du Garbet, au pied de la montagne de Las Costos. Elle sourd au milieu d'un terrain noir et tourbeux ; elle dépose sur la paroi du bassin qui la renferme, un dépôt ferrugineux assez abondant.

I. *Composition chimique.* — L'eau d'Aulus est limpide, inodore ; sa saveur est légèrement amère ; sa densité, prise à 10° centigrades, est de 1,0027. Les buvettes de l'Etablissement thermal ont été longtemps alimentées par trois sources portant les noms de *Darmagnac, Trois-Césars* et *Bacque,* ayant une température de 20° ; elles le sont aujourd'hui par de nouvelles sources, qualifiées des mêmes noms que les anciennes, dont la température est de 13° seulement.

La composition chimique des anciennes sources était la suivante d'après mes analyses datant d'une trentaine d'années :

	gr.
Acide carbonique.......	0.0650
Chlorure de calcium....	0,0060
— de sodium....	0.0012
Sulfate de chaux........	1.8167
— de magnésie..	0.2093
— de soude	0.0120
Carbonate de chaux.....	0.1268
Carbonate de magnésie..	0.0386
Oxyde de fer	0.0046
Silice.................	0.0076
Acide crénique.........	0.0064
Manganèse, cuiv., arsen.	traces
	2.2942

Nouvelles sources. — MM. Calvet et Laporte ont découvert, il y a une dizaine d'années, plusieurs sources qui, par l'ensemble de leurs propriétés, paraissent de la même nature que les anciennes sources de l'établissement thermal. Elles ont été captées dans une galerie, creusée au pied de la montagne, où jaillissent les sources de l'ancien établissement, et à quelques mètres de ces dernières. Parmi ces eaux, il en est qui naissent dans les atterrissements ; d'autres, les plus abondantes, sortent d'une roche compacte.

La source la plus importante, qui est utilisée pour l'entretien de la buvette et des bains, a été captée à une profondeur de 45 mètres environ. Elle jaillit dans une roche, tapissée de magnifiques cristaux de gypse, recouverts, ainsi que la roche elle-même, d'une couche très mince d'argile douce et onctueuse au toucher. Ces cristaux ont été incontestablement formés par l'eau minérale elle-même, antérieurement aux travaux de recherche qui ont facilité son écoulement. L'eau minérale, ne trouvant pas une issue facile, s'évaporait lentement au sein des terres qu'elle humectait, y déposant le sulfate de chaux dont elle ne tardait pas à être saturée. Une partie de ce sel cristallisait aussi à la surface des parois de la cheminée d'ascension de l'eau. De nombreux cristaux de gypse ont été trouvés, en effet, au milieu des terres qu'on a dû extraire pour creuser la galerie, et la terre s'y trouve agglutinée par du sulfate de chaux. Les cristaux de gypse, sont souvent recouverts de sesquioxyde de fer hydraté.

On a trouvé dans la galerie deux sortes de roches : un schiste de couleur grise, légèrement verdâtre, doux au toucher ; une brèche dolomitique, pénétrée, sur divers points, par le schiste dont je viens de parler. Cette dolomie, dure, compacte, contient du carbonate de protoxyde de fer. Elle est visiblement corrodée, dans les points où elle subit l'action continuelle de l'eau minérale, et fournit à celle-ci des carbonates de chaux, de magnésie et de protoxyde de fer. Un échantillon de cette roche, pris dans la cheminée d'ascension de la source de la buvette, a donné à l'analyse :

Carbonate de chaux	45
Carbonate de magnésie......................	39
Carbonate de protoxyde de fer........	2
Résidu insoluble dans l'acide chlorhydrique.	14
	100

Le résidu insoluble se compose, en partie de débris du schiste dont il a été question plus haut, en partie d'argile semblable à celle qui tapisse la roche, et dont l'origine n'est pas douteuse.

L'eau de la source de la buvette *Calvet*, est limpide, incolore ; sa saveur est styptique. Elle se colore en violet par une solution de tannin, et en bleu clair quand on la mêle avec une dissolution de cyanure rouge de potassium et de fer ; elle décolore le permanganate de potasse, et réduit lentement les sels d'or. Elle ramène au bleu le tournesol rougi.

Sur son trajet dans l'intérieur de la galerie, et même au dehors, l'eau minérale laisse déposer un sédiment ferrugineux très abondant. Ce sédiment est essentiellement composé de sesquioxyde de fer hydraté, de carbonate de magnésie et d'argile. Un échantillon de ce dépôt, recueilli sur le sol de la galerie, renfermait :

Sesquioxyde de fer.....................	12.850
Carbonate de chaux.....................	0.200
Carbonate de magnésie.................	0.320
Argile	47.250
Sable	22.500
Arsenic	0.005
Eau et matière organique..............	16.875
	100.000

D'après mes analyses, un kilogramme d'eau de la source de la buvette *Calvet*, contient des éléments que je propose de grouper de la manière suivante :

		gr.
Acide carbonique libre		0.0641
Bicarbonate de chaux		0.0568
— de magnésie		0.1073
— de protoxyde de fer		0.0084
— de lithine, manganèse		traces
Sulfate de chaux		1.9423
— de magnésie		0.1020
— de potasse		0.0220
— de soude		0.0448
— de strontiane		traces
Chlorure de sodium		0.0028
Silice		0.0150
Ammoniaque (bicarbonate ?)		0.0027
Acide phosphorique (phosphate de chaux)		traces
Arsenic, matière organique, cuivre		traces
		2.3682

J'ai trouvé qu'un litre d'eau sature $0^{gr}101$ d'acide sulfurique. La composition qui précède satisfait, à très peu de chose près, à cette condition.

Il est, du reste, facile de constater que cette eau minérale laisse déposer des carbonates de chaux et de magnésie quand on la fait bouillir, en ayant soin de remplacer l'eau qui s'évapore, par une quantité égale d'eau distillée. On constate aussi, comme l'a fait la Commission des eaux minérales de l'Académie de médecine, que le carbonate de magnésie est plus abondant que le carbonate de chaux. Il en est de même pour le sédiment ferrugineux abandonné par l'eau sur son parcours. On peut s'assurer, enfin, que, concentrée, l'eau minérale, après avoir laissé déposer beaucoup de sulfate de chaux, fournit une eau mère, d'où l'on peut retirer par une nouvelle concentration du sulfate de magnésie cristallisé.

J'ai conclu de tous ces faits que l'eau des nouvelles sources d'Aulus, est exactement de la même nature que celle des anciennes sources de l'établissement thermal, analysées par O. Henry en 1851.

II. *Emploi thérapeutique.* — L'action diurétique et purgative des eaux d'Aulus, bien établie, leur a fait donner le nom d'*Eaux dépuratives*, et justifie leur emploi dans les affections cutanées (anciennes dartres), et celles produites par une altération mieux connue du sang, la syphilis. Néanmoins, comme le reconnaissent les médecins distingués de la station, Aulus pas plus que d'autres eaux du même ordre ou d'ordres différents, ne peut prétendre à une action antisyphilitique propre. Les préparations mercurielles et iodurées, restant les bases du traitement de la syphilis, les eaux minérales ne peuvent être que des adjuvants plus ou moins actifs. Aussi l'élargissement récent du champ thérapeutique de la station d'Aulus, préconisé par le Dr Alriq, a-t-il été combattu au congrès d'Hydrologie de Biarritz, par les défenseurs des eaux sulfurées.

ENCAUSSE (Hte-Garne)

Le village d'Encausse est situé sur la petite rivière du Jops, à 2 kilomètres de la route qui conduit de Saint-Gaudens à Aspet. Les sources minérales y sont au nombre de trois, deux appartiennent à la commune, et une à M. d'Argut. Les deux sources de la commune sont désignées sous les noms de *Grande* et de *Petite Source*.

I. *Composition chimique.* — J'ai fait sur la demande de la municipalité d'Encausse, l'analyse complète de ces eaux. En voici les résultats :

L'eau minérale d'Encausse est limpide, incolore, sans odeur ; sa saveur est légèrement amère. La densité, à 16°, est de 1,0042 ; la température a été trouvée de 22°,20. L'eau d'Encausse laisse dégager constamment, du fond de son réservoir, des bulles gazeuses, qui viennent crever à la surface, ce qui, au premier abord, pourrait les faire classer parmi les eaux gazeuses acidules. Un examen plus attentif montre que le gaz, contenu dans l'eau, est formé en grande partie d'azote et d'oxygène, avec une porportion assez faible d'acide carbonique. Elle ressemble, sous ce rapport, à celle d'Audinac. L'eau d'Encausse ramène légèrement au bleu la teinture de tournesol rougie.

Un litre d'eau de la *Grande Source* a fourni des éléments que je propose de grouper de la manière suivante :

		cc.
Gaz	Oxygène........................	4.50
	Azote.........................	19 00
	Acide carbonique...............	5.00
		28.50

		gr.
Substances fixes	Sulfate de chaux..............	2.1390
	— de potasse.............	traces
	— de soude................	0.0204
	— de magnésie...........	0.5420
	Chlorure de sodium...........	0.3202
	Carbonate de chaux...........	0.0270
	— de magnésie...........	0.0155
	Oxyde de fer, de manganèse....	traces
	Silicates de soude............	0.0100
	Matière organique, Arsenic....	traces
		8.0741

La *Petite Source* possède à peu près la même composition chimique.

La source de M d'Argut a la composition suivante :

		cc.
Gaz	Oxygène.......................	5.20
	Azote.........................	15.10
	Acide carbonique	5.00
		25 30

		gr.
	Sulfate de chaux.............	2.1130
	—. de magnésie...........	0.4610
	— de soude..............	0.0189
Substances fixes....	— de potasse...........	traces
	Carbonate de chaux...........	0.0258
	— de magnésie..........	0.0150
	Chlorure de sodium...........	0.3225
	Acide silicique...............	0.0120.
	Iode, Oxyde de fer, Mat. organ..	traces
		2.9682

Emploi thérapeutique. — Les eaux d'Encausse, par leur effet sur la circulation abdominale, pourront être utilement employées dans les cas de pléthore veineuse, d'obstruction des voies biliaires, et secondairement, dans le cours des fièvres intermittentes ayant entraîné des hypertrophies spleniques et hépatiques. Encausse peut ainsi, par son action tonique sur l'intestin, contribuer à la diminution d'embarras intestinaux et à leurs suites (constipations et hémorroïdes). L'action prolongée de ces eaux justifie, du reste, les améliorations constatées dans les cas de dyspepsies, causes de l'état atonique des organes.

BARBAZAN (H^{te}-Gar^{ne})

Le petit établissement thermal de Barbazan est situé dans le canton de Saint-Bertrand, à peu de distance de la route qui conduit de Saint-Gaudens à Bagnères-de-Luchon, à l'ouest du village de Barbazan. Les sources minérales y sont au nombre de trois : l'une d'elles, connue depuis longtemps, sourd dans l'intérieur de l'établissement lui-même ; les deux autres, à quelques mètres de distance, dans une prairie voisine.

D'après mes analyses, la source de l'établissement doit être classée parmi les salines séléniteuses, qui renferment une assez forte proportion de fer, pour qu'on puisse compter sur l'action de ce dernier élément. Cette eau est limpide, incolore, d'une saveur assez franchement atramentaire ; elle laisse dégager des quantités assez notables d'un gaz composé d'azote, d'oxygène et d'acide carbonique. On voit, sur les parois et sur le fond du réservoir, un sédiment de couleur ocracée. Un litre d'eau renferme :

	gr.
Sulfate de chaux..................	1.5040
— de magnésie..............	0.3080
— de soude...................	0.0180
Carbonate de chaux............ ...	0.1300
— de magnésie..............	0.0540
Chlorure de sodium................	0.0090
— de calcium..............	traces
— de magnésium...........	traces
Silice.........................	0.0140
Oxyde de fer....................	0.0015
Iode, Manganèse, Phosphates, Mat. organique......................	trace
	2.0385

Les deux autres sources, dites *du Saule* et *du Sureau*, ne sont pas ferrugineuses, et renferment moins de matériaux salins. Voici leur composition, pour un litre :

	Source du Saule	Source du Sureau
	gr.	gr.
Sulfate de chaux................	0.448	0.534
— de magnésie..............	0.190	0.220
Chlorure de sodium............	0.061	0.054
Carbonate de chaux............	0.079	0.087
— de magnésie............	0.017	0.015
	0.795	0.910

Les eaux de Barbazan jouissent des propriétés des eaux salines séléniteuses en général. Ce qui a été dit d'Encausse peut jusqu'à un certain point s'appliquer à cette station. Le petit établissement de Barbazan, est convenablement disposé ; les eaux y sont administrées en bains et en boisson.

DAX (Landes)

Les richesses hydrominérales de Dax peuvent se ranger dans deux catégories nettement distinctes, répondant à deux stations différentes, réunies dans le même lieu ; savoir : une Station sulfatée mixte, et boues minéro-végétales, et une station saliné.

I. *Composition chimique.* — Les sources sulfatées mixtes sont : la *Fontaine chaude*, 64°, qui alimente les Thermes, la fontaine des *Bagnots*,qui alimente l'établissement du même nom. L'analyse élémentaire de la source des *Bagnots*, m'a fourni des résultats, que je propose de grouper de la manière suivante, pour 1 litre :

Chlorure de sodium.................	gr. 0.2860
Bromure, iodure..................	traces
Fluorure de calcium...............	traces
Sulfate de potasse..................	0.0240
— de soude....................	0 1869
— de chaux...................	0.1880
Phosphate de chaux...............	traces
Carbonate de chaux...............	0.3332
— de magnésie.............	0.0016
— de protoxyde de fer......	0.0016
— de manganèse, lithine, baryte, strontiane.......	traces
Matière organique, cuivre, arsenic, antimoine......................	traces
Acide carbonique libre.......... ..	0.0500
	1.0723

L'une des eaux chlorurées-sodiques, celle de *Gamarde*, transportée à Dax, est sulfureuse.

Les boues produites, sous l'action du soleil, par le passage de sources très chaudes sur des végétaux inférieurs, au milieu des dépôts limoneux de l'Adour, renferment, d'après le Dr Barthe de Sandfort, après avoir été séchées à 100 degrés :

Silice	797
Alumine, fer et magnésie...........	146
Chlorure de sodium.................	1
Matière organique	51
Iode, brome, potasse....	5
	1.000

La culture des algues, alimentée par l'eau chaude de Dax, est faite spécialement aux nouveaux thermes et au *Trou des Pauvres*.

Toutes ces richesses hydrominérales sont utilisées dans quatre établissements : Les *Thermes* qui possèdent une installation complète d'hydrothérapie, d'inhalation et de bains de boues, l'établissement des *Baignots*, le petit établissement de *Saint-Pierre*, et enfin le *Trou des Pauvres*.

II. *Emploi thérapeutique.* — L'emploi des eaux de Dax, se fait en bains, douches, piscines, et même en boisson pour l'eau sulfurée de Gamarde. L'emploi thérapeutique des boues, comporte deux modes d'administration, en bains produisant des effets généraux, et en applications locales. On peut soutenir que les effets obtenus sont analogues à ceux des bains d'étuvues, en ajoutant, à la possibilité d'appliquer l'hyperthermalité, — les couches inférieures des bains de boues atteignent 44°, — l'effet du contact plus immédiat des agents minéraux, entraînant par suite des modifications de circulation et d'innervation, et les actions reflexes retentissant sur l'économie (Mora).

La spécialisation de la station peut se formuler de la manière suivante. La réunion dans le même établissement de sources diverses et des boues, doit attirer l'attention du médecin qui aura à combattre des affections scrofuleuses et rhumatismales, notamment l'hydarthrose et des rétractions tendineuses. Dax paraît mériter la préférence dans les cas très rebelles, qui exigent une médication énergique et prolongée. Les paralysies, autres que celles produites par une hémorrhagie cérébrale, y sont traitées aussi avec succès.

Le climat tempéré de Dax, avec cette atmosphère spéciale, due à ses fontaines chaudes et aux forêts de pins qui le séparent de la mer, réalise un ensemble de conditions favorables aux phthisies à manifestations éréthiques. Dax tient ainsi le milieu dans le Sud-Ouest entre Pau et Arcachon.

EAUX FERRUGINEUSES

On s'est peu occupé des eaux ferrugineuses des Pyrénées ; si l'on s'en rapportait aux ouvrages publiés sur les eaux minérales de la chaîne, on serait tenté de croire qu'elles y sont peu nombreuses ou peu importantes. Il n'en est pourtant pas ainsi

Anglada, qui a si bien étudié les eaux des Pyrénées-Orientales, a décrit un grand nombre de sources ferrugineuses, et laissé une analyse complète de quelques-unes d'entr'elles. Cet habile chimiste les divisait en *acidules ferrugineuses, acidules alcalino-ferrugineuses, ferrugineuses carbonatées simples*. Les premières sont fortement acidulées par l'acide carbonique ; les deuxièmes renferment, outre l'acide carbonique, une quantité sensible d'un carbonate alcalin ; dans les troisièmes, le fer et les carbonates alcalins sont tenus en dissolution, sans cependant avoir assez d'acide carbonique pour mériter le nom d'acidules.

Les eaux ferrugineuses des Pyrénées centrales que j'ai pu examiner, appartiennent presque toutes à la classe des eaux sulfatées ; des schistes, imprégnés de pyrite, subissant l'action de l'air et de l'eau, se délitent visiblement dans plusieurs endroits ; le sulfure de fer se transforme en sulfate, et se dissout ; la roche devient poreuse, friable, et cède à l'eau, indépendamment du composé ferrugineux, des silicates alcalins ou alcalinoterreux. Ce sont des eaux de ce genre qu'on rencontre à Bagnères-de-Luchon, dans les localités de Barcugnas, de Castelveil, de Trébons, d'Artigues, de Saleich, et à la *Source d'Angoulême*, à Bagnères-de-Bigorre.

Les eaux ferrugineuses des Pyrénées sont assez rarement employées, et l'on est loin d'en tirer tout le parti qu'on en pourrait attendre. On utilise cependant quelques sources, principalement en boisson. Leur action thérapeutique ne présente rien de particulier ; aussi puis-je me dispenser de la décrire. Il est évident qu'on peut les prescrire dans des cas analogues à ceux pour lesquels on prescrit les eaux ferrugineuses, qui sont réparties en grand nombre sur divers points de la France.

EAUX DU DÉPARTEMENT DES H^{tes}-PYRÉNÉES

BAGNÈRES-DE-BIGORRE (Source d'Angoulême)

Cette source est située au sud-ouest de Bagnères-de-Bigorre, sur le flanc de la montagne qui domine la ville de ce côté. Vauquelin, qui l'analysa le premier, en 1817, constata l'existence du fer, du carbonate de chaux, de la silice, du chlorure de potassium, et d'une matière végétale brune, rendue soluble par le carbonate de potasse. Cette matière organique était, sans aucun doute, l'acide crénique, dont la nature n'était pas encore bien déterminée. Boullay et O. Henry l'ont analysée en 1843.

L'eau est limpide ; sa saveur est atramentaire ; sa température est de 13°,75. Elle laisse déposer, dans le bassin qui la reçoit, une quantité notable d'un sédiment, couleur de rouille. D'après mes analyses, 1 kilogramme d'eau renferme :

	gr.
Carbonate de chaux......	0.0500
— de magnésie.............	0.0070
— de fer (mêlé de crénate)...	0.0017
Sulfate de chaux.................	0.0321
— de magnésie...............	0.0220
— de soude :.................	traces
Chlorure de sodium...............	0.0470
— de potassium	traces
Silicate de chaux.................	0.0230
Oxyde de manganèse, arsenic, cuivre, iode...........................	traces
	0.1828

Comme on le voit, cette source n'est pas beaucoup plus ferrugineuse que celles de *Salies* et du *Dauphin*; mais elle ne contient pas une aussi grande quantité de sels de chaux et de magnésie. Aussi, son usage peut-il être avantageux dans les cas où celui d'une eau saline présenterait des inconvénients.

Il est aisé de se rendre compte de l'origine de cette eau minérale, quand on parcourt les galeries creusées dans la montagne où elle jaillit. On trouve, en effet, une quantité considérable de fer oligiste, mêlé très souvent avec des pyrites. On conçoit aisément que les matières organiques provenant des eaux superficielles, réagissant sur l'oxyde de fer, en même temps que l'oxygène et l'acide carbonique de l'air, produisent le carbonate et le crénate de fer qu'on trouve dans cette eau.

SIRADAN

J'ai examiné deux sources ferrugineuses qui existent dans la commune de Siradan, et dont l'une est située dans une prairie qui appartient à M. Sarrieu ; l'autre coule sur un petit chemin, un peu au-dessus de cette prairie. Voici le résultat de mes analyses :

	Source Sarrieu	Eau du Chemin
	gr.	gr.
Acice carbonique	0.0633	0.0289
Chlorure de calcium	traces	traces
— de magnésium	0.0102	0.0120
Sulfate de magnésie	0.0214	0.0108
— de chaux	0.0340	0.0160
— de soude	0.0017	0.0030
Carbonate de chaux	0.0449	0.0602
— de magnésie	0.0055	0 0200
Oxyde de fer	0.0106	0.0200
— de manganèse	traces	traces
Silice	0.0050	0.0042
	0.1966	0.1751

EAUX DU DÉPARTEMENT DES PYRÉNÉES-ORIENTALES

Parmi les sources ferrugineuses du département des Pyrénées-Orientales, quatre ont été complètement analysées par Anglada. Ces sources contiennent toutes une quantité notable d'acide carbonique. Quelques-unes sont assez riches en matériaux salins, pour qu'on puisse considérer ces derniers comme devant jouer un rôle considérable dans leur action thérapeutique. D'après Anglada, ces sources sont composées comme il suit :

	SOURCES DE			
	Saint-Martin-de-Fenouillet	Boulou	Sorède	La Roque
	cc.	cc.	cc.	cc.
Gaz — Acide carbonique....	750	611		
	gr.	gr.	gr.	gr.
Carbon. de soude......	2.787	2.431	0.053	0.008
Sulfate de soude......	0.019	traces	0.026	0.031
Chlorure de sodium...	0.324	0.852	0.022	0.020
Carbonate de chaux...	0.448	0.741	0.607	0.136
Carbon. de magnésie..	0.159	0.215	0.059	0.057
Carbon. de fer........	0.050	0.032	0.050	0.030
Carbon. de manganèse.	»	»	traces	»
Potasse	traces	»	»	»
Silice	0.106	0.134	0.101	0.066
Matiére organique	0.022	»	0.021	0.003
Alumine..............	»	»	0.003	»
	4.019	4.405	0.967	0.363

(Colonne de gauche : Substances fixes)

La composition des deux premières est fort remarquable et établit un rapport marqué entre ces eaux et celles des sources ferrugineuses de Vichy, dont elles doivent très-probablement posséder les propriétés thérapeutiques.

EAUX DU DÉPARTEMENT DE L'ARIÈGE

Le département de l'Ariège renferme un grand nombre de sources ferrugineuses, dont la plupart sont à peine connues. La source la mieux étudiée est celle de *Sainte-Quiterie* de Tarascon, qui a été analysée par Magnes. Un litre de cette eau renferme :

	gr.
Acide carbonique	0.0265
Chlorure de sodium	0.0212
— de magnésium	0.0477
Sulfate de chaux	0.3339
— de magnésie	0.0954
Sous-carbonate de fer,	0.1272
Matière grasse résineuse	0.0212
Silice	0.0053
Perte	0.0371
	0.7155

Il faut ajouter à ces substances des traces de manganèse et d'arsenic, dont j'ai démontré, il y a quelques années, l'existence dans le dépôt ferrugineux que fournit cette eau. La source de *Sainte-Quiterie* est donc, sous le rapport de sa composition chimique, analogue à celles de Vals, de Forges, etc.

EAUX DU DÉPARTEMENT DE LA HAUTE-GARONNE

La partie pyrénéenne du département de la Haute-Garonne renferme un grand nombre de sources ferrugineuses. Celles qui sont situées dans la partie élevée de la chaîne, naissent presque toutes dans des schistes argileux pyritifères, et sont minéralisées par du sulfate de fer, mêlé quelquefois d'un peu de crénate. Celles situées dans la partie la moins élevée, naissent ordinairement dans le calcaire, et renferment du carbonate et du crénate de fer. Toutes les sources que j'ai examinées, renferment des traces d'arsenic.

BARCUGNAS, CASTELVIEL

Il existe dans le canton de Bagnères-de-Luchon plusieurs sources ferrugineuses ; quelques-unes jaillissent dans les galeries souterraines où sourdent les eaux sulfureuses. Ces sources renferment toutes du sulfate de fer. Les eaux de Castelviel et de Barcugnas, qui sont quelquefois utilisées par les médecins de Bagnères-de-Luchon, contiennent aussi un peu de crénate de fer. En analysant ces eaux à diverses reprises, j'ai constaté que leur composition chimique éprouve des variations notables aux différentes époques de l'année. Voici les résultats de l'analyse de l'eau ferrugineuse qui sourd dans la galerie de Richard tempérée supérieure pour un litre :

	gr.
Sulfate de chaux	0.1789
— de magnésie	0.0763
— de soude	0.0636
— de fer	0.0073
Silicate de chaux	traces
— de magnésie	traces
— de soude	traces
— d'alumine	0.0060
Chlorure de sodium	0.0161
Iode, arsenic, matière organique	traces
	0.3482

La composition des eaux de Barcugnas et de Castelviel est analogue à celle-ci ; mais elle est plus variable, parce que ces dernières sources ne sont pas aussi bien préservées des eaux d'infiltration. Voici les résultats de mes analyses :

Analyse élémentaire		*Groupements proposés*	
	gr.		gr.
Chlore............	0.0455	Chlorure de sodium.	0.0750
Acide sulfurique...	0.0548	Bicarb. de chaux..	0.0525
— silicique....	0.0450	— de magnésie..	0.0070
— carbonique..	0.0580	— de prot. de fer.	0.0171
Chaux.............	0.0514	— de sulfate fer.	0.0162
Magnésie.........	0.0022	Sulfate de chaux...	0.0753
Potasse...........	0.0020	— de potasse...	0.0043
Soude	0.0397	Silice.............	0.0450
Fer..............	0.0060	Iode, arsenic. cui-	
Ammoniaque......	0.0015	vre, lithine.....	traces.
Iode, arsenic. acide		Ammoniaque......	0.0015
phosphorique, li-		Acide carb. libre...	0.0015
thine, cuivre...	traces.	Mat. organique....	0.0020
	0.3061		0.2974

L'eau de Castelviel renferme 0 gr. 0054 de fer à l'état de sesquioxyde, par litre.

SALEICH

L'eau de Saleich, près de Salies, est limpide, inodore, elle possède une saveur atramentaire bien prononcée, qui l'a fait nommer par les habitants de la contrée, Fontaine du Chaudron, *Hount d'el Caoudè*. On aperçoit au fond du ruisseau, où l'eau s'écoule, un léger dépôt de sesquioxyde de fer hydraté. J'ai trouvé que la température de la source était de 14°,20, celle de l'air étant de 23°. La densité est de 1,0027.

La source jaillit, de bas en haut, à travers les fissures d'une roche calcaire mélangée de schiste. Des bulles gazeuses partent souvent du fond de la source, et viennent crever à la surface.

Composition chimique. — Gaz. — Soumise à l'action de la chaleur, l'eau de Saleich laisse dégager de petites bulles gazeuses, qui vont en augmentant à mesure que la température s'élève. Un litre d'eau, portée à l'ébullition, a fourni 99 centimètres cubes de gaz, composé de :

Acide carbonique......... ...   80^{cc}
Azote...................... ..   15
Oxygène   4

Action de divers réactifs. — L'eau de Saleich prend une teinte brune lorsqu'on la mêle avec de la teinture de noix de galle. Elle devient bleue à la longue, après son mélange avec du cyanure jaune de potassium et de fer. Le chlorure du baryum y produit immédiatement un précipité blanc, insoluble dans l'acide azotique. L'azotate d'argent y détermine un précipité blanc assez abondant, que l'acide azotique dissout en grande partie. La portion de ce précipité, qui ne se dissout pas dans l'acide azotique, possède toutes les propriétés du chlorure d'argent. Le chlorure de baryum ammoniacal y forme un abondant précipité blanc qui se dissout en grande partie dans l'acide azotique.

Acide carbonique. — Deux litres d'eau de Saleich ont été mélangés, aussitôt après avoir été puisés, avec un excès de chlorure de baryum ammoniacal ; il s'est produit sur-le-champ un abondant précipité blanc que j'ai recueilli sur un filtre, lavé, et fait sécher. J'ai déterminé la perte de poids qui s'est produite en faisant agir sur ce précipité de l'eau acidulée par l'acide azotique pur ; cette perte de poids, qui est due au dégagement de l'acide carbonique, a été trouvée de 0^{gr},820, qui représente la totalité de l'acide carbonique contenu dans deux litres d'eau.

Alumine, manganèse, fer. — Dix litres d'eau de Saleich réduits par évaporation à un demi-litre, ont donné un dépôt très abondant que j'ai isolé. Je l'ai lavé avec un peu d'eau froide et je l'ai soumis aux expériences suivantes :

Séché et pesé, son poids était de 5,520^{gr} ; traité par de l'acide azotique pur, il s'est dissous en produisant une vive effervescence, et il a éprouvé une perte en acide carbonique de 0^{gr},765.

La dissolution acide était colorée en jaune : saturée par l'ammoniaque, elle a fourni un précipité floconneux, de couleur de rouille ; j'ai recuilli ce précipité sur un filtre, et je l'ai lavé avec soin.

J'ai fait bouillir ce précipité avec de la potasse caustique, qui en a dissous une partie. La solution alcaline a été séparée, par filtration, du précipité insoluble ; ce dernier a été convenablement lavé, et les eaux du lavage ont été réunies à la solution de potasse. J'ai saturé cette dernière par de l'acide chlorhydrique pur, et j'ai versé ensuite de l'ammoniaque. J'ai obtenu ainsi un précipité blanc, gélatineux, qui possédait tous les caractères chimiques et physiques de l'alumine. La quantité était trop faible pour en faire un dosage exact.

La portion du précipité gélatineux, qui avait refusé de se dissoudre dans la potasse caustique, pesait, après avoir été séchée, $0^{gr},0720$. Je l'ai faite dissoudre dans de l'acide chlorhydrique pur, et j'ai versé dans la solution un excès de carbonate dé baryte artificiel. J'ai maintenu le mélange pendant longtemps à une douce chaleur ; j'ai filtré ensuite, et j'ai obtenu une liqueur incolore, dans laquelle le sulfhydrate d'ammoniaque a produit un précipité couleur de chair, qui pesait, après avoir été lavé et bien séché, $0^{gr},0170$.

Le précipité, resté sur le filtre, contenait l'excès de carbonate de baryte et la totalité de l'oxyde de fer. Je l'ai mis en digestion avec de l'acide sulfurique étendu, auquel il a cédé tout l'oxyde de fer qu'il retenait. La nouvelle dissolution, filtrée et mêlée ensuite avec un excès d'ammoniaque, a donné un précipité brun possédant tous les caractères du sesquioxyde de fer ; il pesait, après avoir été séché, $0^{gr},0500$.

Chaux, magnésie. — La solution ammoniacale au sein de laquelle s'était produit le précipité mixte d'alumine, d'oxyde de manganèse et d'oxyde de fer, tenait en dissolution la chaux, la magnésie et les bases alcalines. Cette dissolution, traitée par un courant d'acide sulfhydrique, a pris une teinte brune, et a laissé déposer, au bout de quelques heures, de légers flocons noirs, qui ont été lavés et recueillis avec soin. Ces flocons, mis en contact avec quelques gouttes d'acide azotique bouillant, ont fourni un liquide verdâtre que j'ai fait évaporer à siccité à une douce chaleur. Le résidu, humecté avec quelques gouttes d'une dissolution très étendue de cyanure jaune de potassium et de fer, a pris une teinte rose bien manifeste.

Le liquide, séparé des flocons noirs dont je viens de parler, a donné avec un excès d'oxalate d'ammoniaque un abondant précipité d'oxalate de chaux ; j'ai séparé ce précipité par filtration, l'ai lavé et l'ai rejeté. La liqueur, séparée de ce précipité d'oxalate de chaux, a donné avec le phosphate d'ammoniaque un précipité de phosphate ammoniaco-magnésien, qui pesait, après avoir été chauffé au rouge, 1^{gr},200.

Chlorures et sulfates. — J'ai dit plus haut que j'avais conservé l'eau qui avait laissé déposer le précipité de carbonate de chaux et de magnésie, d'oxyde de fer, de manganèse, de cuivre et d'alumine, dont je viens de rapporter l'analyse. Cette eau qui tenait en dissolution les chlorures, les sulfates solubles et les sels solubles de magnésie, a été soumise aux essais suivants :

J'ai versé dans ce liquide un excès d'azotate d'argent, et j'ai acidulé le mélange par de l'acide azotique pur ; il s'est formé un précipité blanc que j'ai recueilli et lavé avec soin ; je l'ai fait sécher ensuite, et j'ai déterminé son poids qui s'est trouvé de 0^{gr},0745.

J'ai séparé l'excès de réactif contenu dans la liqueur qui avait fourni le précipité précédent, par un excès d'acide chlorhydrique pur. J'ai filtré de nouveau, et, saturant la solution filtrée par de l'ammoniaque, j'y ai ajouté du phosphate d'ammoniaque ; un précipité blanc, floconneux, s'est manifesté sur-le-champ. Je l'ai recueilli sur un filtre où il a été lavé avec de l'eau ammoniacale ; je l'ai fait sécher ensuite. Ce précipité pesait, après avoir été chauffé au rouge, 0^{gr},6400.

Deux litres d'eau de Saleich ont été réduits par évaporation au dixième de leur volume. J'ai versé dans l'eau ainsi concentrée du chlorure de baryum et de l'acide azotique pur ; il s'est formé un précipité blanc, très lourd, que j'ai recueilli, lavé et séché ; il pesait 1^{gr},305.

Silice. — J'ai acidulé deux litres d'eau par de l'acide azotique pur ; j'ai fait évaporer le liquide à siccité, et j'ai obtenu ainsi un résidu que j'ai chauffé au rouge sombre. Ce résidu, épuisé avec de l'eau acidulée par l'acide azotique, a laissé une matière blanche, insoluble, rude au toucher, et possédant les caractères physiques et chimiques de la silice.

Deux autres litres d'eau minérale ont été réduits par évaporation au dixième de leur volume. Le liquide, ainsi concentré, a été fortement acidulé par l'acide chlorhydrique pur, puis saturé par de l'ammoniaque ; enfin le liquide a été filtré, pour séparer l'alumine et les oxydes de fer et de manganèse, et mêlé avec un excès d'oxalate d'ammoniaque. J'ai recueilli avec soin le précipité d'oxalate de chaux qui s'est formé ; je l'ai lavé, et fait sécher, et je l'ai calciné au rouge sombre. Il pesait alors $0^{gr},420$.

J'ai porté à l'ébullition pendant un quart d'heure, deux litres d'eau de la source de Saleich, en ayant soin de remplacer l'eau qui s'évaporait par une égale quantité d'eau distillée. Il s'est produit un dépôt que j'ai recueilli avec soin ; ce dépôt pesait $0^{gr},2416$.

L'eau séparée du dépôt précédent a été mêlée avec de l'eau de baryte en excès ; j'ai séparé par le filtre le précipité qui a pris naissance et je l'ai lavé avec soin.

Potasse et soude. — Le liquide filtré, réuni aux eaux de lavage, a été porté à l'ébullition ; j'y ai mêlé alors du carbonate d'ammoniaque tant qu'il s'est produit un précipité. J'ai filtré de nouveau, et lavé avec soin le précipité resté sur le filtre ; j'ai réuni les eaux de lavage au liquide clair, et j'ai fait évaporer le tout à siccité. Le résidu de cette opération consistait en un mélange de carbonates de potasse et de soude ; il pesait $0^{gr},0220$.

Ce résidu a été redissous dans de l'eau distillée, et saturé ensuite par l'acide chlorhydrique. J'ai versé alors dans le liquide un peu de chlorure de platine, j'ai fait évaporer le tout à siccité à une douce chaleur, et j'ai repris le résidu par un excès d'alcool à 85°. L'alcool a laissé, sans la dissoudre, une poudre d'un jaune serin, qui possédait les caractères du chlorure double de platine et de potassium ; la quantité en était si faible que je n'ai pas pu la déterminer.

Iode. — J'ai fait dissoudre dix grammes de carbonate de potasse pur dans dix litres d'eau de Saleich, et j'ai fait évaporer l'eau à siccité. Le résidu a été repris par l'alcool bouillant et a fourni une solution que j'ai fait évaporer à siccité. Le résidu de cette dernière opération a été calciné ; après refroidissement, je l'ai fait dissoudre dans quelques gouttes d'eau distillée ; j'ai mêlé à cette dissolution un peu de colle d'amidon, et j'y ai versé une goutte d'une dissolution d'hypochlorite de soude. Le mélange a pris sur-le-champ une légère teinte violette.

J'ai cherché si le dépôt ferrugineux qui se produit à la source ne contiendrait pas un peu d'arsenic, je n'ai pu en découvrir aucune trace.

Phosphates. — J'ai cherché également si le précipité dont je viens de parler ne contenait pas des traces de phosphates. Dans ce but, j'en ai pris une petite quantité que j'ai fait sécher avec soin, et que j'ai chauffée ensuite avec un globule de potassium. J'ai laissé refroidir le mélange et l'ai humecté ensuite avec quelques gouttes d'eau distillée ; il s'est dégagé un gaz incolore, inflammable, et possédant une odeur alliacée.

Matière organique. — Le résidu que laisse l'eau de Saleich se colore en brun quand on le chauffe fortement ; la couleur brune disparaît à la chaleur rouge. La matière organique, qui existe dans ce résidu, se comporte avec les réactifs comme l'acide crénique.

D'après ces analyses, l'eau de Saleich renferme les éléments suivants, sur un litre :

		cc.
Gaz	Oxygène	4
	Azote	15

		gr.
	Acide carbonique	0.4100
	— silicique	0.0300
	— sulfurique	0.2424
	— phosphorique, crénique	traces
	Chlore	0.0024
	Iode	traces
Substances fixes	Soude	0.1040
	Potasse	traces
	Chaux	0,2252
	Magnésie	0,0674
	Alumine	traces
	Oxyde de fer	0,0050
	Oxyde de manganèse	0,0022
	Oxyde de cuivre	traces
		0,9986

Je groupe ces éléments d'après les considérations suivantes

La chaux et la magnésie sont contenues, dans l'eau de Saleich, en partie à l'état de carbonates, et ces carbonates sont dissous à la faveur d'un excès d'acide carbonique. En effet, lorsqu'on fait bouillir un litre de cette eau, en ayant soin de remplacer l'eau qui s'évapore, par une égale quantité d'eau distillée, on obtient un dépôt dont le poids s'élève, pour un litre d'eau, à $0^{gr},2416$. Ce dépôt renferme $0^{gr},0050$ de sesquioxyde de fer, $0^{gr},0022$ de carbonate de manganèse, $0^{gr},0908$ de carbonate de magnésie, et $0^{gr},1426$ de carbonate de chaux ; nous avons montré d'ailleurs que l'acide carbonique libre abandonnait l'eau pendant la formation de ce dépôt. Nous pouvons donc admettre que le fer, le manganèse, la magnésie et la chaux, qui font partie de ce précipité, étaient contenus dans l'eau sous la forme de bicarbonate. Or, $0^{gr},0050$ de sesquioxyde de fer correspondent à $0^{gr},0100$ de bicarbonate de protoxyde, qui contiennent $0^{gr},0061$ d'acide carbonique.

$0^{gr},0022$ de carbonate de protoxyde de manganèse répondent à $0^{gr},0030$ de bicarbonate, contenant $0^{gr},0016$ d'acide carbonique, $0^{gr},0908$ de carbonate de magnésie correspondent à $0^{gr},129$ de bicarbonate de cette base, qui renferment $0^{gr},0850$ d'acide carbonique. Enfin, $0^{gr},1426$ de carbonate de chaux exigent, pour être transformés en bicarbonate, $0^{gr},0570$ d'acide carbonique, et donnent ainsi $0^{gr},2053$ de bicarbonate de chaux, contenant $0^{gr},1254$ d'acide carbonique. Il reste encore $0^{gr},0,1790$ d'acide carbonique, existant à l'état libre dans l'eau.

Le chlore peut être considéré comme combiné avec le potassium et le sodium. Si, en effet, on le considérait à l'état de chlorure de calcium, on serait obligé d'admettre l'existence du chlorure de calcium en présence des sulfates de potasse et de soude, ce qui serait peu probable d'après les lois de Berthollet, puisque le sulfate de chaux est moins soluble que les sulfates de potasse et de soude. Je dois ajouter que le résidu sec de l'eau de Saleich n'attire pas l'humidité de l'air. L'existence des chlorures de calcium ou de magnésium n'est donc pas vraisemblable. $0^{gr},0024$ de chlore correspondent à $0^{gr},0039$ de chlorure de sodium, qui représente $0^{gr},0022$ de soude ; il reste donc $0^{gr},0119$ de cette base.

Le reste de la soude est probablement combiné à une portion de l'acide sulfurique. Or, $0^{gr},0119$ de soude s'unissent à $0^{gr},0151$ d'acide sulfurique, et donnent $0^{gr},0270$ de sulfate de soude.

Nous avons vu que la magnésie était contenue dans l'eau, en partie à l'état de carbonate, en partie à l'état de sel soluble. Les $0^{gr},0230$ de magnésie que renferme un litre d'eau à l'état de sel soluble, peuvent être considérés comme s'y trouvant sous la forme de sulfate de magnésie ; ils correspondent à $0^{gr},0670$ de sulfate de magnésie, contenant $0^{gr},0440$ d'acide sulfurique.

Il reste $0^{gr},1833$ d'acide sulfurique, qui forment avec la chaux $0^{gr},3116$ de sulfate de chaux, contenant $0^{gr},1283$ de chaux.

Les $0^{gr},0170$ de chaux restant sont probablement unis à l'acide silicique.

L'alumine se trouve probablement dans l'eau à l'état de silicate. L'existence des silicates d'alumine et de chaux est d'autant plus probable, que ces silicates font partie du schiste que l'eau traverse dans son parcours.

Il est possible aussi qu'une partie de la chaux et de l'oxyde de fer soit unie à l'acide crénique, dont j'ai constaté l'existence dans l'eau ; mais ce ne serait que la minime partie.

D'après cela, un litre d'eau de Saleich renfermerait :

		cc.
Gaz	Oxygène	4
	Azote	15
	Acide carbonique	90.4

		gr.
Substances fixes	Bicarbonate de chaux	0.2016
	— de magnésie	0.1290
	— de fer	0.0100
	— de mangan..	0 0030
	Chlorure de sodium	0.0039
	— de potassium	traces
	Sulfate de soude	0.0272
	— de magnésie	0.0670
	— de chaux	0.3116
	Iode	traces
	Phosphate	tracés
	Silicate de chaux	0.0460
	— d'alumine	traces
	Matière organique	traces

$$0.9793$$

Il résulte de l'analyse qui précède que l'eau de Saleich peut être classée parmi les eaux ferrugineuses acidules froides ; sa composition la rapproche des eaux de Forges. La quantité de fer qu'elle renferme permet de prévoir qu'elle jouit d'une activité très-marquée ; l'action du manganèse, s'unissant à celle du fer, contribue à la rendre plus efficace ; enfin, la quantité d'acide carbonique libre, contenue dans cette eau, me paraît suffisante pour qu'on puisse compter cet acide comme l'un des éléments actifs de l'eau de Saleich.

EAUX DU DÉPARTEMENT DES BASSES-PYRÉNÉES

SAINT-CHRISTAU

Il existe à Saint-Christau, à 8 kilomètres d'Oloron, deux établissements : les Bains Vieux et les Bains de la Rotonde. Le premier est alimenté par une source très abondante, connue sous le nom des *deux Arceaux*. Il serait facile d'y conduire, si les besoins l'exigeaient, d'autres eaux de même nature, qui naissent à une petite distance, soit dans l'enceinte même des bâtiments, soit sur le chemin qui conduit aux Bains Vieux.

L'eau minérale qui entretient les bains de la Rotonde, est fournie par deux griffons situés à peu de distance l'un de l'autre, désignés sous les noms de *source douce* et de *source froide*. Au voisinage de l'établissement de la Rotonde, existe une buvette alimentée par une eau minérale, différente de celles que nous venons de mentionner, car elle est franchement sulfureuse, tandis que les premières ne le sont pas ; on l'appelle *source du Pêcheur*.

I. *Composition chimique.* — Je vais rapporter les résultats de l'analyse des eaux suivantes :

Source des *Arceaux* ; Source du *Chemin* ; Sources douce et froide de la *Rotonde* ; Source du *Pêcheur*. J'ai fait, auprès des sources, le dosage des gaz et celui de tous les éléments minéralisateurs qui étaient susceptibles de s'altérer pendant le transport. Afin de ne pas donner à ce travail une étendue trop considérable, je vais indiquer avec soin la marche que j'ai suivie pour analyser l'eau des *deux Arceaux* ; je me contenterai pour les autres, de rapporter les résultats définitifs. Cependant, pour la source du *Pêcheur*, j'entrerai dans quelques détails sur le dosage du sulfure de calcium, de l'hyposulfite de chaux et la recherche de l'acide borique.

Source des deux Arceaux. — L'eau est limpide, et sans couleur ; ordinairement sans odeur, elle contracte, à certaines époques de l'année, une odeur sulfureuse. Sa saveur est styptique comme celle des eaux ferrugineuses en général, et pourtant on n'aperçoit, ni dans le bassin de son griffon, ni dans les canaux qu'elle parcourt, de dépôt de couleur ocrée. Sa température est de 13°,50 centigrades.

Gaz. — J'ai fait bouillir dix litres d'eau, en ayant soin de laisser refroidir de temps à autre, pour que l'eau de la cloche rentrât par absorption dans le ballon. Un litre d'eau a donné 59,40 centimètres cubes de gaz, composé de :

	cc.
Acide carbonique....................	27.40
Azote.............................	24.60
Oxygène..........................	7.40
	59.40

Acide carbonique. — La proportion d'acide carbonique a été déterminée en ajoutant à un volume connu d'eau minérale un excès de chlorure de baryum ammoniacal. Le mélange a été renfermé dans des bouteilles qu'il remplissait en entier, et qu'on bouchait hermétiquement. Après deux jours de repos, le liquide clair, qui surnageait le précipité, a été rapidement décanté, et le précipité recueilli sur un filtre. Dix kilogrammes d'eau m'ont fourni 6^{gr},340 de carbonate de baryte, mêlé d'un peu de sulfate. Pour déterminer la proportion du sulfate, on a traité le mélange par de l'acide azotique étendu, qui l'a dissous presque en entier, en produisant une vive effervescence. Le poids de la partie insoluble, lavée et séchée, était de 0^{gr},188. Le précipité total contenait par conséquent 6^{gr},172 de carbonate de baryte, représentant 1^{gr},380 d'acide carbonique.

Chlore. — Dix kilogrammes d'eau minérale ont été réduits par évaporation à un litre. Dans le liquide concentré, on a versé successivement un peu d'acide azotique pur, et un excès d'azotate d'argent. Le précipité de chlorure d'argent a été fondu et pesé. Son poids était de 1^{gr},351 ; ce qui correspond à 0^{gr},334 de chlore.

Brome et Iode. — Dans 20 kilogrammes d'eau, j'ai fait dissoudre dix grammes de bicarbonate de potasse pur, et j'ai fait évaporer le tout à siccité. La matière saline, provenant de cette opération, a été réduite en poudre et épuisée par de l'alcool bouillant. Le soluté alcoolique ayant été lui-même évaporé à siccité, j'ai calciné au rouge sombre le résidu qu'il a fourni ; je l'ai traité ensuite par quelques gouttes d'eau distillée. La liqueur, ainsi obtenue, a été divisée en deux moitiés ; j'ai ajouté à la première, successivement, de la colle d'amidon et de très petites quantités d'acide azotique chargé de vapeurs nitreuses. J'ai obtenu aussi une coloration rose, tirant un peu sur le violet. J'ai versé dans la deuxième moitié, des quantités très faibles d'une solution d'hypochlorite de chaux, marquant un dixième de degré chlorométrique. Aucune trace de brome libre n'a paru dans le mélange.

Cuivre. — Après avoir acidulé dix kilogrammes d'eau par de l'acide chlorhydrique pur, on les a réduits par évaporation à un centilitre ; on a fait passer alors un courant d'acide sulfhydrique, et abandonné le tout au repos, vingt-quatre heures. Un léger précipité brun s'est rassemblé au fond du vase. Le liquide surnageant décanté, on a lavé le précipité à plusieurs reprises avec de l'eau chargée d'acide sulfhydrique, en ayant soin de le laisser déposer chaque fois et de décanter le liquide. Enfin, on a traité le précipité par un peu d'eau régale, à chaud, et on a décomposé la solution ainsi obtenue par de la potasse caustique. Il s'est produit un léger précipité noir qu'on a recueilli, lavé et séché avec soin. Ce précipité, qui pesait 0^{gr},0015, possédait toutes les propriétés de l'oxyde de cuivre.

Silice. — Dix kilogrammes d'eau minérale ont été acidulés par de l'acide chlorhydrique ; on a fait évaporer le mélange à siccité pour rendre la silice insoluble. On a repris la masse sèche par de l'eau faiblement acidulée, et recueilli sur un filtre la matière qui a refusé de se dissoudre ; on l'a soumise à des lavages réitérés avec de l'eau distillée. On l'a fait sécher ensuite, et calcinée au rouge sombre après l'avoir détachée aussi bien que possible du filtre, qui a été lui-même incinéré à part sur le couvercle du creuset. Le poids de la silice ainsi obtenue s'élevait à 0 gr. 0870.

Fluor. — J'ai consacré la liqueur acide, qui avait été séparée de la silice dans l'opération précédente, à la recherche du fluor. Pour cela, je l'ai saturée par l'ammoniaque, et j'ai. obtenu un précipité gélatineux, dans lequel devaient se trouver à la fois les phosphates terreux, l'alumine, le sesquioxyde de fer, l'oxyde de manganèse et les fluorures. Après avoir lavé ce précipité à plusieurs reprises, je l'ai mis dans un petit creuset de platine, et l'ai arrosé avec de l'acide sulfurique purifié avec un grand soin. Le creuset a été recouvert avec une lame de quartz bien polie, dont la face, tournée vers l'intérieur, était enduite d'une couche mince de cire, sur laquelle on avait gravé quelques traits de manière à dénuder le quartz en certains points. La face tournée vers l'extérieur du creuset a été recouverte d'eau froide. J'ai fait chauffer alors doucement le vase pendant trois quarts d'heure, et j'ai eu le soin de renouveler l'eau placée sur la plaque pour la maintenir à une basse température. Au bout de ce temps, j'ai enlevé le vernis de cire. L'examen le plus attentif ne m'a pas fait apercevoir le moindre vestige des traits que j'avais tracés. Il n'existe pas de fluor dans l'eau minérale.

Acide phosphorique. — Dix kilogrammes d'eau, acidulés par de l'acide azotique pur, ont été réduits à siccité. Le résidu, repris par de l'acide azotique étendu, a été filtré pour séparer la silice. J'ai versé alors un excès d'ammoniaque dans le liquide. et j'ai obtenu un précipité contenant le fer et les phosphates. Des recherches minutieuses, dont je supprime le détail, ne m'avaient pas permis de découvrir une quantité appréciable d'alumine dans l'eau *des Arceaux.* Après avoir lavé convenablement ce précipité, je l'ai redissous dans une quantité aussi faible que possible d'acide azotique. Dans la solution ainsi préparée, j'ai fait passer un courant d'acide sulfhydrique pour ramener le fer au minimum d'oxydation. J'ai éliminé ensuite l'excès d'hydrogène sulfuré au moyen d'un courant d'acide carbonique. Enfin, dans la liqueur ainsi préparée, j'ai ajouté de l'azotate de bismuth en solution étendue. J'ai obtenu ainsi un précipité de phosphate de bismuth, que j'ai rassemblé sur un très petit filtre, et lavé à plusieurs reprises ; je l'ai fait sécher, et j'en ai déterminé le poids. Il était de $0^{gr},0300$, et représentait $0^{gr},0070$ d'acide phosphorique.

Fer. — La solution, au sein de laquelle s'était précipité le phosphate de bismuth, contenait le fer. Traitée par un courant d'hydrogène sulfuré pour séparer l'excès de bismuth qu'elle retenait encore, elle a été filtrée, puis chauffée afin de chasser les dernières traces d'acide sulfhydrique ; enfin, on a fait passer quelques bulles de chlore pour porter le fer au maximum d'oxydation. L'excès de chlore a été éliminé par une ébullition peu prolongée ; j'ai saturé ensuite la liqueur avec un très grand soin par l'ammoniaque, et y ai versé du succinate d'ammoniaque. Il s'est produit un volumineux précipité de succinate de fer, qui a été recueilli sur un filtre, où il a subi des lavages multipliés ; je l'ai calciné ensuite pour le transformer en sesquioxyde de fer. J'ai obtenu ainsi $0^{gr},0220$ de sesquioxyde.

Manganèse. — En versant quelques gouttes de sulfhydrate d'ammoniaque dans la liqueur séparée par filtration du succinate de fer, j'ai obtenu des traces d'un précipité couleur de chair. Ce précipité a produit un peu de caméléon minéral, quand on l'a calciné avec un mélange de potasse et de chlorate de potasse.

Acide sulfurique. — L'acide sulfurique a été dosé à l'état de sulfate de baryte, suivant le procédé généralement adopté. Dix kilogrammes d'eau minérale m'ont donné $0^{gr},1688$ de sulfate de baryte, représentant $0^{gr},0580$ d'acide sulfurique.

Chaux. — On a versé dans dix kilogrammes d'eau, réduite par évaporation à un litre, du sel ammoniac et de l'oxalate d'ammoniaque. Le précipité d'oxalate de chaux qui s'est produit, a été recueilli, lavé, séché et transformé en carbonate, suivant la méthode ordinaire. Le poids du carbonate, ainsi obtenu, s'est élevé à $1^{gr},500$, représentant $0^{gr},840$ de chaux.

Magnésie. — On a utilisé, pour le dosage de la magnésie, la liqueur dépouillée de chaux provenant de l'opération précédente. Dans ce but, on y a versé de l'ammoniaque et du phosphate de soude. Il s'est manifesté sur-le-champ un précipité floconneux de phosphate ammoniaco-magnésien qui a été rassemblé sur un filtre, vingt-quatre heures après. On a lavé ce précipité avec de l'eau distillée contenant un sixième de son volume d'ammoniaque ; enfin, on l'a desséché et calciné au rouge vif. Le résidu de cette opération consistait en pyrophosphate de magnésie. Il pesait 0,5567 et représentait $0^{gr},2040$ de magnésie.

Matière organique. — J'ai fait évaporer à siccité, à une douce chaleur, dix kilogr. d'eau de la source *des Arceaux*. Le résidu de cette opération, soumis à une chaleur graduellement croissante, a pris une teinte brune, qui a disparu lorsqu'on a élevé la températare jusqu'au rouge sombre.

Alcalis. — En épuisant par l'eau distillée, le résidu sec de l'opération précédente, j'ai dissous les sels alcalins et les sels solubles de chaux et de magnésie qu'il renfermait. Dans la liqueur ainsi obtenue, j'ai versé de l'eau de baryte par petites portions, jusqu'au moment où une nouvelle addition du réactif n'a plus produit de précipité. J'ai filtré le mélange et éliminé, par du carbonate d'ammoniaque, l'excès de baryte contenue dans la solution. Le carbonate de baryte, qui s'est formé, a été séparé par filtration, et lavé à l'eau distillée. J'ai fait évaporer à siccité la liqueur claire, et le résidu a été soumis à une calcination prolongée, à la température du rouge sombre. On l'a laissé refroidir ensuite, et on l'a épuisé par de l'eau distillée ; la solution filtrée, a été acidulée par l'acide chlorhydrique pur évaporée à siccité. Le résidu pesait $0^{gr},2980$. Il consistait en chlorure de sodium contenant à peine quelques traces de chlorure de potassium.

Lithine. — La lithine a été recherchée dans les sels provenant du dosage des alcalis. On les a fait dissoudre dans une petite quantité d'eau distillée ; et on a versé successivement dans le soluté, de la soude caustique et du phosphate de soude. Il s'est formé un léger précipité de phosphate sodico-lithique. L'examen de ce précipité, au moyen du spectroscope, ne laissait pas de doute sur l'existence de la lithine dans l'eau minérale.

Baryte et Strontiane. — L'assortiment minéral des eaux de Saint-Christau était de nature à faire soupçonner qu'elles pourraient contenir des traces de baryte et de strontiane. J'ai inutilement cherché à les découvrir dans l'eau elle-même, soit par les moyens ordinaires, soit à l'aide du spectroscope.

Arsenic. — Je n'ai pas pu déceler l'arsenic dans la source *des Arceaux;* mais j'en ai trouvé une très-petite quantité dans le dépôt qui se produit dans la chaudière où on la fait chauffer.

C'est en vain que j'ai cherché à constater l'existence de l'acide borique dans cette eau.

En résumé, j'ai retiré d'un kilogramme d'eau de la source des Arceaux :

	gr.
Acide carbonique......................	0.1380
— silicique	0.0080
— sulfurique......................	0.0060
— phosphorique....................	0.0006
Soude	0.0158
Potasse	traces
Lithine	traces
Chaux...........	0.0835
Magnésie..........................	0.0190
Oxyde de fer	0.0020
— de manganèse....................	traces
— de cuivre......................	0.0001
Chlore	0.0329
Iode, matière organique, arsenic........	traces
	0.3059

La facilité avec laquelle cette eau minérale se dépouille par une ébullition prolongée, de la majeure partie de l'acide carbonique et de la chaux qu'elle renferme, autorise à penser qu'elle contient du carbonate de chaux. Cette présomption devient une certitude quand on examine la nature du dépôt qui s'y forme, lorsqu'on la fait bouillir pendant longtemps, en ayant soin de remplacer par de l'eau distillée les portions de liquide qui s'évaporent. En effet, ce dépôt est formé en entier de carbonate de chaux, de carbonate de magnésie et d'oxyde de fer. Le chlore, dont l'analyse décèle l'existence dans l'eau de Saint-Christau, me paraît devoir s'y trouver, au moins en partie, à l'état de chlorure de sodium ; mais sa quantité étant supérieure à celle qui serait équivalente à la soude, on est obligé d'admettre l'existence d'un peu de chlorure de calcium, ou de chlorure de magnésium. $0^{gr},0158$ de soude représentent $0^{gr},0297$ de chlorure de sodium, contenant $0^{gr},0180$ de chlore. Il reste donc $0^{gr},0149$ de ce dernier corps, correspondant à $0^{gr},0230$ de chlorure de calcium.

Si de la quantité totale de chaux, $0^{gr},0902$, nous réduisons celle que nous regardons comme provenant du chlore de calcium, $0^{gr},0120$, il reste $0^{gr},0782$ de cette base, à répartir entre les acides sulfurique, silicique, phosphorique et carbonique. $0^{gr},0080$ de silice exigent $0^{gr},059$ de chaux, pour former du silicate neutre de chaux.

D'autre part, $0^{gr},0060$ d'acide sulfurique en exigent $0^{gr},0090$ pour former du sulfate de chaux. Enfin, $0^{gr},0006$ d'acide phosphorique exigent $0^{gr},0024$ de chaux, pour produire du phosphate neutre de cette base.

Il reste en définitive $0^{gr},0609$ de chaux, qui fournit, en l'unissant à $0^{gr},0957$ d'acide carbonique, $0^{gr},1566$ de bicarbonate de chaux.

$0^{gr},0190$ de magnésie correspondent à $0^{gr}.0587$ de bicarbonate de cette base.

$0^{gr},0022$ de sesquioxyde de fer, représentent $0^{gr},0040$ de bicarbonate de protoxyde.

Je suppose que le cuivre existe dans l'eau *des Arceaux* à l'état de sulfate, parce que, selon toute apparence, il provient de l'oxydation de pyrites cuivreuses. $0^{gr},00014$ d'oxyde de cuivre correspondent à $0^{gr},00035$ de sulfate de cuivre anhydre.

En résumé, je crois pouvoir représenter ainsi qu'il suit la composition de l'eau de la source *des Arceaux* :

	gr.
Bicarbonate de chaux...............	0.1566
— de magnésie..........	0.0587
— de fer.................	0.0040
— de lithine.............	traces
— de manganèse..........	traces
Phosphate de chaux...............	0.0013
Silicate de chaux.................	0.0139
Sulfate de chaux.................	0.0096
— de cuivre.................	0.00034
Chlorure de sodium...............	0.0297
— de potassium............	traces

		gr.
Chlorure de calcium...............	0.0230
— de magnésium............	traces
Iode, arsenic, matière organique....	traces
Acide carbonique libre.............	0.0160
	0.3114

Source du Pêcheur. — Le dosage de l'élément sulfureux a été fait au moyen d'une dissolution titrée d'iode. Le degré sulfhydrométrique ayant été déterminé à la manière ordinaire, j'en ai vérifié l'exactitude en procédant à de nouveaux essais sur de l'eau additionnée de chlorure de baryum, et sur de l'eau désulfurée par l'acétate de zinc. Le chlorure de baryum n'a pas apporté de changement appréciable dans le degré sulfhydrométrique. L'eau désulfurée absorbait encore 0^{gr},0015 d'iode par kilogramme. Elle contenait donc des traces d'hyposulfites. D'après mes expériences, un kilogramme d'eau de la source du *Pêcheur* absorbe 0^{gr},0315 d'iode, ce qui représente 0^{gr},0089 de sulfure de calcium.

Ayant mis de l'eau sulfureuse en contact avec des feuilles d'argent, à l'abri du contact de l'air, je les ai vues noircir très-rapidement, et le degré sulfhydrométrique a baissé peu à peu au point de devenir presque nul. Ce fait semble indiquer la présence de l'acide sulfhydrique dans l'eau minérale ; mais l'analyse y décelant de l'acide carbonique libre, on peut se demander si l'acide sulfhydrique ne provient pas de la décomposition du sulfure de calcium que contiendrait cette eau par l'acide carbonique, et si une nouvelle quantité d'hydrogène sulfuré ne serait pas mise en liberté, au moment où celle qui préexistait aurait été détruite par le contact des feuilles d'argent. Je crois qu'il en est ainsi.

En traitant le résidu sec obtenu par l'évaporation d'un kilogramme d'eau sulfureuse par un excès d'acide chlorhydrique, j'ai obtenu un liquide qui a coloré en rouge le papier de curcuma, comme l'eût fait un mélange contenant de l'acide borique.

Un kilogramme d'eau de la source sulfureuse sature 0^{gr},2900 d'acide sulfurique anhydre. L'alcalinité du liquide est due presqu'en entier aux bicarbonates de chaux et de magnésie.

J'ai réuni dans les tableaux XXI et XXII l'ensemble des résultats fournis par l'analyse chimique des sources de Saint-Christau.

Tableau XXI. — Composition élémentaire des sources de St-Christau.

	SOURCES				
	des Arceaux	du Chemin	de la Rotonde (douce)	de la Rotonde (froide)	sulfureuse
Oxygène	cc. 7.40	cc. 7.60	cc. 8.10	cc. 8.20	cc. »
Azote	24.60	24.80	25.20	25.10	24.80
Acide carbonique	gr. 0.1380	gr. 0.1572	gr. 0.1320	gr. 0.1020	gr. 0.2400
Soufre	»	»	»	»	0.0046
Chlore	0.0329	0.0334	0.0180	0.154	0.0138
Iode	traces	traces	traces	traces	traces
Arsenic	traces	traces	traces	traces	»
Acide silicique	0.0080	0.0087	0.0064	0.0260	0.0210
Acide phosphorique	0.0006	0.0007	0.0004	traces	traces
Acide borique	»	»	»	»	traces
Acide sulfurique	0.0060	0.0058	0.0103	0.0075	0.0457
Potasse	traces	traces	traces	traces	traces
Soude	0.0158	0.0160	0.0146	0.0134	0.0140
Lithine	traces	traces	traces	traces	traces
Chaux	0.0827	0.0860	0.0744	0.0707	0.1180
Magnésie	0.0190	0.0204	0.0108	0.0041	0.0330
Oxyde de fer	0.0020	0.0022	0.0015	traces	traces
Oxyde de manganèse	traces	traces	traces	traces	traces
Oxyde de cuivre	0.00015	0.00015	0.00012	traces	traces
Matière organique	traces	traces	traces	traces	traces
	0.30315	0.33055	0.26852	0.2391	0.4901

Tableau XXII. — Groupements proposés des éléments trouvés dans les sources de St-Christau.

	SOURCES				
	des Arceaux	du Chemin	de la Rotonde (douce)	de la Rotonde (froide)	sulfureuse
Oxygène	cc. 7.40	cc. 7.60	cc. 8.10	cc. 8.20	cc. »
Azote	24.60	24.80	25.20	25.10	24.80
Acide carbonique libre	gr. 0.0004	gr. 0.0036	gr. 0.0110	gr. 0.0157	gr. 0.0510
Bicarbonate de chaux	0.1566	0.1600	0.1578	0.1275	0.1905
— de magnésie	0.0587	0.0641	0.0339	0.0128	0.1033
— de manganèse	traces	traces	traces	traces	»
— de lithine	traces	traces	traces	traces	traces
Chlorure de sodium	0.0297	0.0301	0.0272	0.0254	0.0227
— de calcium	0.0230	0.0236	0.0031	traces	traces
— de magnésium	traces	traces	traces	traces	traces
Iodure de sodium	traces	traces	traces	traces	traces
Sulfure de calcium	»	»	»	»	0.0103
Hyposulfite de chaux	»	»	»	»	traces
Sulfate de chaux	0.0096	0.0098	0.0175	0.0127	0.0777
— de cuivre	0.00034	0.00034	0.00020	traces	»
— de fer	0.0042	0.0046	0.0032	traces	»
Phosphate de chaux	0.0013	0.0015	0.0007	traces	0.0026
Arséniate de chaux	traces	traces	traces	traces	»
Silicate de chaux	0.0139	0.0140	0.0104	0.0420	0.0339
— de potasse	traces	traces	traces	traces	traces
Borate de soude	»	»	»	»	traces
Matière organique	traces	traces	traces	traces	»
	0.29774	0.31164	0.26500	0.2361	0.4920

Ces tableaux, montrent que les sources des *Arceaux*, du *Chemin* et de *la Rotonde*, présentent une analogie de composition telle qu'on peut les considérer comme ayant une origine commune.

Les sources du vieil établissement sont plus riches en sels de fer et de cuivre que celles de la Rotonde. Ces différences sont déjà dévoilées par la saveur plus styptique des premières. La présence du cuivre en quantité suffisante pour qu'on puisse en déterminer les proportions, me paraît le point le plus saillant de l'analyse des eaux de Saint-Christau. J'ai pu déceler le cuivre dans ces eaux, en opérant sur un décilitre. Il est inutile d'ajouter que j'ai pris les précautions les plus minutieuses pour éviter l'emploi de papiers ou de réactifs contenant du cuivre. Ces sources me paraissent donc devoir être considérées comme devant surtout leur activité au fer et au cuivre.

La source du *Pêcheur* appartient au groupe des sulfurées calciques ; elle contient une quantité de sulfure de calcium, qui n'est nullement inférieure à celle de beaucoup d'eaux sulfureuses qu'on regarde comme très actives. J'ai constaté d'ailleurs que cette eau, transportée à Toulouse, conservait encore la moitié de son degré sulfhydrométrique. On pourrait donc l'exporter.

Pour compléter mon travail, j'ai analysé les incrustations que l'eau de Saint-Christau dépose dans les chaudières où on la fait chauffer pour l'administrer en bains. Cent parties renferment :

	gr.
Argile	3.60
Sesquioxyde de fer	0.60
Carbonate de chaux	8.969
— de magnésie	1.75
Silice	4.45
Arsenic	traces

II. *Emploi thérapeutique.* — Les analyses qui précèdent, démontrent que les sources minérales de Saint-Christau contiennent des substances actives, en quantité suffisante pour qu'on puisse aisément se rendre compte de leur efficacité dans le traitement de plusieurs affections morbides, contre lesquelles on les emploie depuis longtemps avec succès. Saint-Christau est une eau ferro-cuivrique, dont Bazin se servait dans le traitement des affections cutanées. Le Dr Tillot a publié des observations qui justifient le choix du chef d'Ecole de l'hôpital Saint-Louis. La pulvérisation si perfectionnée de Saint-Christau, a rendu aussi de grands services dans les affections nasales. Le Dr Bénard, dans une communication récente à la société d'Hydrologie, est venu prouver à nouveau, que l'on pouvait attendre de bons effets de ces eaux dans les affections rebelles de la peau

TABLE DES MATIÈRES

Deuxième Section : Etude des principales sources d'eaux sulfureuses des Pyrénées

EAUX DU DÉPARTEMENT DE LA HAUTE-GARONNE

2ᵉ PARTIE : SOURCES SALÉES, EAUX SALINES ET FERRUGINEUSES

TABLE ALPHABÉTIQUE

DES NOMS D'AUTEURS

TABLE ALPHABETIQUE

DES NOMS DE LIEUX

ERRATA

Page 14, ligne 24, *au lieu de :* Marchant, *lisez :* Marchand.
— 14, — 34, — — — —
— 28, — 14, — quinze à vingt se- — cinq à quinze mi-
         condes,   nutes.
— 61, — 6, — peut être, — peut-être.
— 83, — 11, — Longchamps, — Longchamp.
— 87, — 29, — Duhourçau, — Duhourcau.
— 88, — 1, — — — —
— 89, — 12, — — — —
— 90, — 9, — Babuteau, — Rabuteau.
— 102, — 28, — celles, — celle.
— 116, — 14, — précité, — précipité.
— 138, — 20, — du, — de.
— 141, — 15, — il est, — il en est.
— 141, — 25, — due, — dû.
— 211, — 24, — températions, — températures.
— 216, — 34, — toute sur la, — toute la.
— 217, — 35, — j'admets, — j'émets.
— 234, — 15, — Le, — La.
— 240,   — folio 193, — folio 240.
— 249, — 33, — du, — de.
— 253, — 8, — quelles — qu'elles.
— 254, — 25, — déterminé, — déterminée.
— 286, — 30, — à près, — à peu près.
— 288, — 2, — tuberculeuse, — tuberculose.
— 302, — 17, — meuse, — mineuse.
— 319, — 17-18, — les rhumatisme, — le rhumatisme.
— 323, à la note, — Milliès, — Meillès.

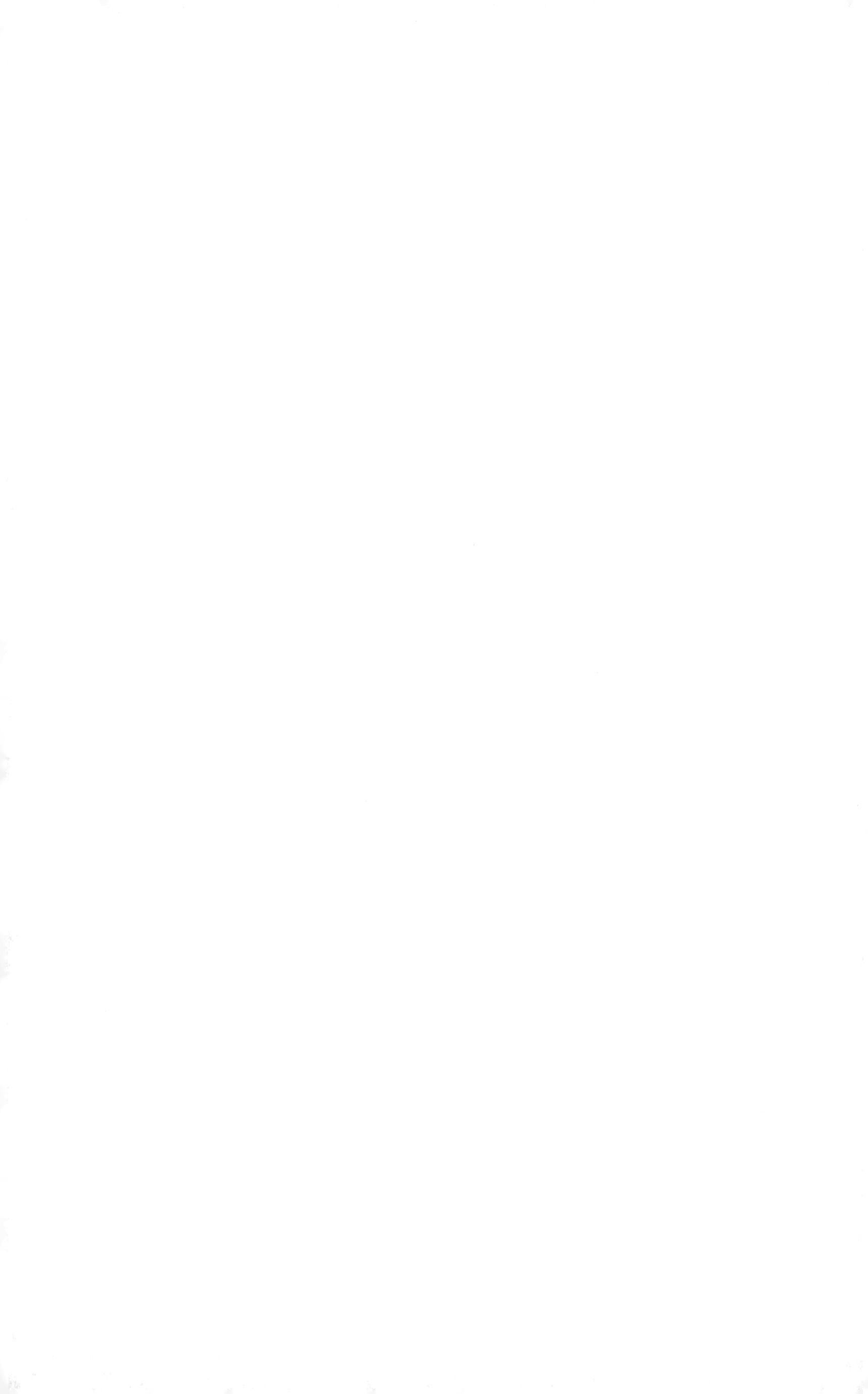